Les aliments pour rester jeune

ÉDITION DU CLUB QUÉBEC LOISIRS INC.
© Avec l'autorisation de Les Éditions de l'Homme
© Les Éditions de l'Homme, 1997
Titre original: Stop Aging Now
© 1995, Jean Carper
Dépôt légal — Bibliothèque nationale du Québec, 1997
ISBN 2-89430-297-5
(publié précédemment sous ISBN 2-7619-1329-9)

Imprimé au Canada

Jean Carper

Les aliments pour rester jeune

Traduit de l'américain
par Nicole Bureau-Lévesque

Remerciements

Depuis près de deux décennies, j'ai eu le privilège en tant que journaliste médicale d'avoir directement accès aux études scientifiques les plus récentes sur les rapports entre l'alimentation et la santé. J'ai ainsi été amenée à me familiariser avec les théories de l'heure sur les effets des radicaux libres, des antioxydants et d'autres substances alimentaires, sur la valeur thérapeutique des suppléments vitaminiques et minéraux et, plus récemment, sur le phénomène du vieillissement de l'organisme humain – question primordiale, s'il en est, qui est au cœur du présent ouvrage. Je me suis attachée, une fois de plus, à faire le pont entre le milieu scientifique et le lecteur, seule façon de favoriser la circulation des idées, en présentant une synthèse des données dont on dispose actuellement sur le sujet.

Des milliers de chercheurs ont contribué, de diverses manières, à cet ouvrage, et je leur en ai une vive reconnaissance; sans eux n'aurait pu être élaboré, cela va sans dire, le vaste éventail d'idées qui s'y déploie. Je remercie tout particulièrement:

- le Dr Denham Harman, professeur émérite de l'Université du Nebraska, qui a, le premier, formulé l'hypothèse, il y a une quarantaine d'années, de l'implication des radicaux libres dans le processus du vieillissement; en expérimentant depuis lors sur lui-même et sur son épouse les effets à long terme des suppléments vitaminiques et minéraux, il a non seulement validé ses théories novatrices, mais nous a appris comment atténuer les affres du vieillissement;
- John Weisburger, attaché de recherche à l'American Health Foundation, qui m'a fourni tous les éclaircissements dont

j'avais besoin sur les subtilités entourant l'action des antioxydants et des agents cancérigènes;
- Mary Enig, qui a mis en évidence dès le début des années 80, alors qu'elle était chercheur à l'Université du Maryland, les effets nocifs des graisses polyinsaturées et des acides gras *trans*;
- Dan Jones, professeur de biochimie et chercheur à la faculté de médecine de l'Université Emory, qui a étudié de près le rôle du glutathion et a bien voulu lever pour moi le voile sur les pouvoirs de cet antioxydant;
- William Lands, présentement au service des National Institutes of Health*, qui m'a tout appris sur l'action biochimique des acides gras, notamment des acides gras oméga-3 et oméga-6, et sur les effets déterminants qu'ils exercent sur l'organisme;
- les chercheurs de la Harvard's School of Public Health, en particulier le Dr Charles Henneken et Walter Willett, de même que ceux de l'U.S. Department of Agriculture's Human Nutrition Research Center on Aging de l'Université Tufts, en particulier Simin et Moshen Meydani ainsi que Jeffrey Blumberg, à qui nous devons les toutes premières études sur les rapports entre les nutriments, la santé et le vieillissement;
- Bruce Ames et Gladys Block, de l'Université de la Californie à Berkeley, et Roy Walford, de l'Université de la Californie à Los Angeles, autres pionniers de la recherche sur les radicaux libres, les antioxydants, le vieillissement et les maladies reliées à l'âge.

Toutes ces personnes ont joué un rôle de premier plan dans la mise au point des théories dont je rends compte ici.

Je remercie également tous les chercheurs qui ont participé à la révision scientifique de l'ouvrage avant qu'il ne soit mis sous presse. Je tiens à exprimer enfin toute ma gratitude à Thea Flaum, dont les précieux conseils m'ont aidée, tout au long de la rédaction du texte, à le peaufiner.

---

* N. D. T. Tous les organismes, instituts et centres de recherche auxquels il est fait référence dans l'ouvrage sont, sauf mention contraire, des établissements américains.

Avertissement

Cet ouvrage traite du phénomène du vieillissement et des stratégies alimentaires susceptibles, selon les plus récentes études consacrées à la question, d'en atténuer les effets. Les connaissances dont nous disposons à l'heure actuelle sur le processus physiologique du vieillissement n'étant encore que des hypothèses et le savoir scientifique étant dans ce domaine, comme dans tout autre champ d'exploration, en constante évolution, personne (y compris l'auteur de cet ouvrage, qui n'est ni médecin ni chercheur) ne saurait toutefois avoir la prétention de pouvoir répondre à toutes les questions que pose à la science un phénomène d'une telle complexité. Aussi les lecteurs qui, actuellement, souffrent d'une maladie ou prennent des médicaments devraient-ils demander avis à un médecin compétent avant d'absorber l'un ou l'autre des suppléments alimentaires suggérés dans ces pages. On prendra note également que les renseignements communiqués s'appliquent strictement aux adultes, sauf mention contraire. L'auteur et l'éditeur, Les Éditions de l'Homme, déclinent toute responsabilité quant aux effets ou réactions indésirables qui pourraient résulter de l'utilisation ou de l'application de l'information divulguée dans le présent ouvrage.

Introduction

S'il existait une potion magique garantissant une éternelle jeunesse, ne tenteriez-vous pas l'impossible pour vous en saisir? À en croire certains chercheurs, le moment n'est peut-être pas si éloigné où nous pourrons puiser à cette inépuisable source de vie... Certains élixirs auraient même déjà fait leurs preuves! On aurait en effet identifié à ce jour une grande variété de substances – dont plusieurs seraient même déjà à notre portée – permettant de ralentir et même de faire régresser la détérioration de l'organisme, processus considéré pourtant jusqu'à maintenant comme une manifestation normale du vieillissement. Chaque jour à travers le monde des études lèvent le voile sur les propriétés stupéfiantes de substances «antivieillissement» qui non seulement ne présentent aucun risque pour la santé, mais sont à la portée de tous.

Où trouver ces composés miraculeux? Dans votre assiette! Et vos flacons de vitamines! Sachez qu'ils coûtent peu en comparaison de ce qu'il vous en coûtera si vous négligez d'y avoir recours.

Si étonnant que cela puisse paraître, il est en votre pouvoir de maintenir ou de retrouver votre vitalité, votre bien-être et l'acuité de plusieurs facultés censées décliner avec l'âge. Signe des temps, on voit se manifester pour la première fois dans l'histoire de l'humanité une volonté de plus en plus marquée non seulement de s'attaquer aux causes des pathologies reliées au vieillissement, mais de trouver le moyen d'endiguer le processus du vieillissement, comme tel, c'est-à-dire en tant que destruction progressive de cellules affaiblies et sans défense qui, à long terme, entraîne la dégradation du corps et de l'esprit, phénomène aussi constarant que terrifiant.

Envisagé de ce point de vue, le vieillissement n'est plus considéré comme une phase obligée ou une manifestation naturelle de la vie humaine, conséquence inévitable de l'usure du temps, mais comme une *maladie* à part entière: l'ultime aboutissement des assauts répétés de l'environnement sur les cellules du corps, assauts qui entraînent la lente dégénérescence de l'organisme et finissent par perturber diverses fonctions biologiques pour donner lieu à ce qu'on a coutume d'appeler les «maladies chroniques». Il s'agit donc d'une maladie extrêmement complexe résultant de la conjugaison et de l'enchaînement de multiples facteurs.

Comme tout autre processus pathologique, le vieillissement peut être ralenti, et ses symptômes résorbés dans certains cas. On dispose de plus en plus de données suggérant en effet qu'il est possible *à tout âge* de freiner la détérioration du corps. Il n'est donc jamais trop tôt ni trop tard pour tenter de modifier le cours du processus.

L'investigation massive des causes et des traitements possibles du vieillissement à laquelle nous assistons présentement ouvre, certes, des perspectives aussi troublantes qu'emballantes; on ne s'étonnera donc pas qu'elle n'obtienne pas toujours l'assentiment général. Les scientifiques croient pouvoir affirmer, par exemple, sans le moindre doute, que le site de l'inatteignable fontaine de jouvence qui nourrit depuis toujours les rêves de l'humanité a enfin été localisé, du moins en partie. Où donc? Dans cette substance unique qui sert de support au code génétique de chacune de nos cellules: *l'acide désoxyribonucléique* (ADN). Bien des chercheurs croient en effet que c'est dans l'ADN que réside la cause première du vieillissement et que c'est vers cet élément névralgique qu'il convient dès lors d'orienter la recherche. Est-il nécessaire de préciser qu'une telle découverte peut avoir des répercussions importantes sur le contrôle de la longévité et de la destinée humaines?

Prenons aussi le cas des vitamines antioxydantes, dont on vante tant les vertus protectrices depuis quelques années: par un mécanisme d'action particulier, de nature à pouvoir réprimer le vieillissement provoqué par les lésions cellulaires, ces vitamines aideraient, dit-on, à prévenir le cancer, les maladies cardiovasculaires, l'arthrite et divers types de troubles neurologiques. C'est précisément parce qu'ils font obstacle au vieillissement cellulaire que certains aliments et certaines plantes peuvent, dans certains cas, contribuer à vaincre les maladies chroniques. Ce qui a amené plusieurs chercheurs spécialisés dans l'étude des rapports entre l'alimentation et la santé à se centrer sur un seul et même objet: *prévenir l'altération des cellules,* autrement dit mater l'ennemi avant qu'il n'entre en action.

En scrutant l'infiniment petit, les spécialistes de la biologie moléculaire espèrent arriver à cerner les facteurs clés du vieillissement et les moyens de désamorcer le processus en ayant recours d'abord et avant tout aux agents que la nature elle-même a mis à notre disposition.

Dans un article publié en 1993, le généticien-biochimiste Bruce Ames, professeur de biochimie et de biologie moléculaire à l'Université de la Californie à Berkeley, affirme que les dommages occasionnés à l'ADN sont un facteur déterminant du vieillissement et des maladies dégénératives dont le cancer, les cardiopathies, l'affaiblissement du système immunitaire et divers types de handicaps traduisant un dérèglement du cerveau et du système nerveux (maladie de Parkinson, sclérose amyotrophique, altérations du réseau vasculaire cérébral, etc.) auxquels est associée habituellement la *sénilité.* Grâce aux antioxydants contenus dans certains aliments, on pourrait, selon Ames, freiner partiellement les mutations de l'ADN et ralentir ainsi, de diverses manières, le processus de détérioration des cellules. Voilà une nouvelle encourageante!

Des chercheurs de l'Université Tufts ont réussi par ailleurs à identifier plusieurs types de manifestations physiologiques, relevées à différents stades de la vie, qui aideraient à détecter les terrains favorables à l'apparition de telle ou telle maladie. On sait qu'avec l'âge les cellules subissent diverses transformations biochimiques, lesquelles ont été pendant longtemps interprétées, à tort, comme étant des conséquences *inévitables* du vieillissement;

les chercheurs bostoniens se sont précisément attachés à démontrer que ces transformations sont des symptômes de dégénérescence et de maladie – plutôt que des signes de vieillissement, comme tel – qu'il est possible de faire rétrocéder par l'administration, à de très faibles doses dans certains cas, de nutriments spécifiques.

Prenons un exemple. À mesure que l'on vieillit, notre organisme produit une plus grande quantité d'homocystéine, substance qui favorise la coagulation. Or la formation de caillots sanguins est un facteur propice à l'infarctus (la «crise cardiaque»), comme chacun sait; on a déjà observé d'ailleurs que des personnes sujettes à l'infarctus présentaient un taux sanguin élevé d'homocystéine tout en affichant par ailleurs un taux de cholestérol parfaitement normal. Des recherches ont toutefois permis de démontrer que l'acide folique (vitamine du groupe B présente en abondance dans les épinards, entre autres) et la vitamine B_6, administrés à certaines doses, diminuent rapidement la quantité d'homocystéine circulant dans le sang; ces vitamines contribuent ainsi à éclipser le facteur de vieillissement en présence et à réduire, par le fait même, les risques d'infarctus.

Il est attesté également que le système immunitaire s'affaiblit avec les années; d'où la vulnérabilité accrue des sujets âgés aux infections et au cancer.

Une étude innovatrice menée par l'immunologiste Ranjit Kumar Chandra, de l'Université Memorial (Terre-Neuve), révèle qu'un apport complémentaire de 18 vitamines et éléments minéraux d'usage courant peut, même à des doses modestes, stimuler de façon notable le système immunitaire et réduire de moitié les maladies infectieuses. Cette découverte a d'ailleurs été saluée comme une percée majeure par la communauté médicale.

De même, le thymus, glande qui joue un rôle de premier plan dans la réponse immunitaire, diminue considérablement de volume à l'âge mûr, entraînant une réduction du taux sanguin de thymuline, hormone essentielle à la production et à l'action d'agents importants de l'immunité cellulaire, les *lymphocytes thymodépendants* ou *lymphocytes T*; or on sait que ces globules blancs remplissent une fonction importante dans la lutte contre les maladies.

Comment prévenir les effets de cette résorption? Si l'on se reporte aux données disponibles sur la question, il semble que l'on soit déjà parvenu, avec une dose quotidienne d'à peine 30 milligrammes (mg) de zinc, à régénérer le thymus de personnes âgées de plus de 65 ans, ramenant du coup leur taux sanguin de thymuline et leur production de lymphocytes T à des niveaux comparables à ceux de sujets de vingt ans plus jeunes.

Révélation plus stupéfiante encore, on serait sur le point de pouvoir corriger par des compléments vitaminiques et minéraux divers types de désordres cérébraux (confusion, amnésie, difficulté à se concentrer, etc.) assez fréquents chez les personnes âgées. Des recherches toutes récentes laissent en effet entendre que ces handicaps, toujours si tragiques, seraient souvent associés à des carences en vitamines, particulièrement en vitamines *du groupe B* (vitamines B_{12}, B_6 et acide folique notamment). Si l'on se reporte à plusieurs travaux sur la question, il semble que de 20 % à 30 % des diagnostics de maladie d'Alzheimer ou d'autres formes de démence sénile pourraient ainsi être reliés à un manque de vitamine B_{12}, facile à corriger. Il arrive souvent qu'avec l'âge l'organisme cesse de produire un type particulier d'enzyme dont l'estomac a besoin pour absorber la vitamine B_{12} présente dans les aliments; seuls des suppléments pourront alors venir combler cette lacune.

Aussi plusieurs spécialistes recommandent-ils maintenant que toute personne dont les fonctions mentales semblent défaillantes soit soumise à des tests permettant de vérifier si le taux sanguin de vitamine B est adéquat. «Une grande partie des cas de détérioration mentale associée à l'âge peuvent être prévenus ou inversés grâce aux vitamines», concède Irwin Rosenberg, directeur de l'U.S. Department of Agriculture's Human Nutrition Research Center on Aging (HNRCA) de l'Université Tufts.

Des médecins européens auraient, de leur côté, fait la preuve que l'extrait de ginkgo, arbre originaire de l'Extrême-Orient qui a le pouvoir, dit-on, de stimuler la circulation du sang dans le cerveau, peut rajeunir la mémoire et stimuler les facultés intellectuelles chez les gens âgés!

Comme on peut le voir, le vieillissement, défini comme association de changements physiologiques affaiblissant l'organisme d'un sujet au fur et à mesure qu'il prend de l'âge, est, pour une bonne part, une maladie de carence évolutive se déployant sur une très longue période de temps: elle s'amorce dès le début de l'âge adulte, prend de l'ampleur à l'âge moyen et s'accélère à partir de la cinquantaine.

Vous découvrirez dans cet ouvrage une grande variété de substances alimentaires qui, à défaut de vous garantir l'immortalité, peuvent vous aider à retarder le développement de cette «maladie». La nature a inscrit dans les cellules des mammifères, y compris l'homme, une durée de vie maximale, avoisinant les 120 ans: personne ne songerait aujourd'hui à contester cette hypothèse. Rien ne vous empêche toutefois d'avoir recours à tous les moyens qui sont en votre pouvoir pour éviter ce que Charles de Gaulle appelait le «naufrage» de la vieillesse ou, pour paraphraser l'acteur George Burns, pour ne pas prendre un coup de vieux sous prétexte que vous prenez de l'âge.

Ce livre vous invite à prendre les grands moyens pour préserver ou prolonger le plus longtemps possible l'état de bien-être que vous connaissez — du moins, faut-il le souhaiter — présentement. Comme tous ceux et celles qui participent déjà au renouveau de la médecine, vous y apprendrez à mettre l'accent sur la prévention plutôt que sur le traitement.

L'espérance de vie des hommes et des femmes est beaucoup plus longue qu'elle ne l'était jadis. La façon dont nous composerons avec cette nouvelle réalité fera cependant toute la différence.

On peut certes voir le vieillissement comme une fatalité, ou, ainsi que le voulait Shakespeare, comme la perte de tout ce qui nous définit en tant qu'êtres humains – ultime châtiment des mortels qui se seront trop accrochés à la vie –, et attendre tout bonnement que se réalise ce destin fatidique. Mais l'on peut aussi, à l'inverse, mettre en œuvre tous les moyens qui sont actuellement à sa portée pour maintenir ou retrouver sa vitalité, pour préserver ou restaurer l'équilibre biochimique de son organisme et l'empêcher de s'étioler.

Si, en prévision des besoins croissants de la vieillesse, vous avez besoin de plus d'antioxydants et d'autres substances pour compenser l'épuisement progressif de vos réserves, pourquoi hésiteriez-vous à en faire provision dès maintenant?...

Vous objecterez peut-être que les spécialistes ne sont pas encore parvenus eux-mêmes à se mettre d'accord sur la valeur thérapeutique des suppléments. Invoquant l'argument qu'il est trop tôt actuellement pour puiser à ces fontaines de jouvence, la science n'ayant pas encore établi de manière incontestable leur degré d'efficacité, ou que l'on peut mettre gravement en danger sa réputation en prescrivant au grand public des substances antivieillissement avant qu'elles n'aient été soumises à des expérimentations poussées chez l'homme au moyen d'épreuves en double aveugle randomisées*, comme le sont les produits pharmaceutiques, certains spécialistes recommandent en effet la prudence. Mais est-ce réaliste d'attendre ainsi d'avoir mis le point sur le dernier *i* et le trait sur le dernier *t* pour passer à l'action?... Une ou deux décennies peuvent s'écouler d'ici là – si jamais d'ailleurs de telles expérimentations sont jamais réalisées.

Il reste que bien des chercheurs, devançant toute confirmation, absorbent eux-mêmes de fortes doses de vitamines et d'autres potions antivieillissement pour minimiser les effets de l'âge. Gladys Block, épidémiologiste spécialisée dans la recherche sur le cancer, n'hésite pas, quant à elle, à opposer ouvertement aux pourfendeurs de l'usage des suppléments l'argument que «les essais

---

* N.D.T. Les *épreuves en double aveugle* (ou «en double insu» ou « en double anonymat») consistent à administrer, dans le cadre d'essais cliniques, une substance donnée à des sujets en la faisant alterner avec un produit placebo sans que les sujets qui participent à l'expérience ni le médecin ne sachent lequel des deux produits a été administré; la nature du produit n'est connue, au moment des épreuves, que d'une tierce personne. Cette méthode, qui vise à éliminer au départ tout élément subjectif dans l'appréciation des résultats, est employée par les chercheurs pour tester, par exemple, l'efficacité d'un médicament lors d'essais cliniques.

Le mot *randomisé* (de l'anglais *random*: «au hasard») s'applique à ce type d'essais comparatifs lorsque la répartition des groupes est faite au hasard.

cliniques mis en place pour tester les médicaments ne sont pas pertinents, de toute manière, pour évaluer les effets protecteurs des vitamines antioxydantes». «On ne connaîtra donc jamais le mot de l'énigme!» conclut-elle.

Le professeur Jeffrey Blumberg, directeur adjoint de l'HNRCA et chef du Laboratoire de recherche sur les antioxydants à l'Université Tufts, abonde dans le même sens: «Les maladies cardiovasculaires et le cancer sont responsables des taux effarants de décès prématurés chez les Américains. Devons-nous persister néanmoins à désapprouver systématiquement le recours aux suppléments? Des générations peuvent passer d'ici à ce que nous ayons trouvé réponse à toutes les questions que soulève leur utilisation!»

Une question vous brûle les lèvres en ce moment: La consommation régulière de suppléments vitaminiques ne comporte-t-elle pas, effectivement, certains dangers? La plupart des experts vous répondront que non, à l'instar du célèbre Walter Willett, de la Harvard School of Public Health, selon qui il serait insensé d'attendre, quand les enjeux sont si élevés et les risques si faibles: «Il y a de grandes chances pour que les suppléments contribuent au mieux-être – et ils sont de toute manière sans danger!» «Les effets secondaires des fortes doses de vitamines sont tout à fait négligeables. Parier sur ces substances, c'est en quelque sorte faire une gageure où la part d'inconnu est à peu près nulle», invoque le pathologiste Steven Harris, de l'Université de la Californie à Los Angeles, qui affirme prendre lui-même des vitamines E et C et, dit-il, «juste assez de bêta-carotène pour que la plante de [ses] pieds devienne jaunâtre». (Vous trouverez réponse à d'autres questions que vous pourriez vous poser au sujet des suppléments dans l'*Appendice* placé à la fin de l'ouvrage.)

Le prix à payer pour remettre l'adoption de cette mesure préventive aux calendes grecques pourrait être, selon eux, très élevé. Faut-il rappeler les ravages du scorbut, l'un des fléaux les plus dévastateurs du Moyen Âge? Les hommes de science pressentaient depuis près de deux siècles que le manque de fruits riches en vitamine C était en cause dans ce terrible fléau; il a toutefois fallu attendre le milieu du XVIIIe siècle pour que le fait soit établi avec certitude, et un autre demi-siècle pour que le gouvernement anglais donne mandat d'inclure systématiquement des limes et des citrons aux vivres des marins. Mais, dans l'intervalle, plus de 200 000 marins anglais mouraient du scorbut!

Serions-nous actuellement aux prises avec le même attentisme, comme d'aucuns le prétendent, à propos des antidotes au vieillissement? «Nous sommes en guerre: c'est la vie contre la mort. Du moment que nous commençons à vieillir, nous sommes tous sur la ligne de feu. Ne pas agir, c'est se laisser mourir», confiait sur un ton pathétique le gérontologue clinicien Ward Dan au magazine *Life*, en octobre 1992. Le Dr Roy Walford, professeur de pathologie et de gérontologie et directeur du Laboratoire de recherche en gérontologie à l'Université de la Californie à Los Angeles, est du même avis: «Certains chercheurs préfèrent attendre, "voir venir", comme ils le disent, avant d'agir. S'ils attendent trop longtemps, ils risquent de ne plus rien voir du tout!»

Pendant combien de temps faudra-t-il attendre encore, au risque qu'il soit trop tard pour agir?...

Vous seuls pouvez ultimement en décider pour vous-même.

PREMIÈRE PARTIE

Et si l'on pouvait reculer l'horloge biologique…

Symboles utilisés dans l'ouvrage

Unité internationale:	UI
Gramme:	g
Milligramme:	mg
Microgramme:	µg
Millimètre de mercure:	mm Hg

Si personne n'échappe au vieillissement ni à la mort – toute créature vivante y est soumise en vertu des lois cosmiques –, chacun peut cependant en retarder l'échéance. Il est en effet possible d'intervenir, beaucoup plus d'ailleurs qu'on ne saurait l'imaginer et que ne l'avaient envisagé il y a peu de temps encore les hommes de science, sur le rythme du processus physiologique du vieillissement et sur la durée de notre séjour terrestre.

On ne compte plus les études scientifiques qui paraissent chaque année sur le phénomène du vieillissement et sur les maladies qui l'accompagnent. Les découvertes stupéfiantes qui sont ainsi mises au jour ont des répercussions incommensurables non seulement sur la recherche et la science médicales mais sur notre existence même, car, ne l'oublions pas, la science dévoile ici un territoire jusque-là inexploré et pénètre toujours plus avant dans l'éclaircissement de la plus grande énigme qui soit, celle de la vie et de la mort. Cette investigation massive des assises biologiques du vieillissement laisse entrevoir, pour la première fois dans l'histoire de l'humanité, la possibilité de reculer les limites de la vie et d'atténuer les ravages du temps, pour vivre en pleine possession de ses moyens du matin jusqu'au soir de la vie.

L'IMPLICATION DES RADICAUX LIBRES DANS LE VIEILLISSEMENT

Il faut remonter jusqu'à la source, c'est-à-dire jusqu'à la cellule, pour comprendre les rouages secrets du vieillissement. Parmi les théories qu'a échafaudées la biologie moléculaire pour tenter d'expliquer le phénomène, celle qui apparaît aujourd'hui la plus recevable et qui s'appuie sur le faisceau de preuves le plus convaincant, même si elle n'explique pas *tous* les changements qui surviennent avec l'âge, est *la théorie des radicaux libres.*

Des particules chimiques – les radicaux libres – bombardent constamment les cellules de l'organisme, provoquant des lésions qui, à la longue, détruisent totalement et irréversiblement les cellules; l'organisme devient alors extrêmement vulnérable aux maladies de toutes sortes et, à plus ou moins brève échéance, succombe à ces agressions. La lutte perpétuelle que doivent livrer les cellules aux radicaux libres pour survivre et remplir adéquatement leurs fonctions en dépit de cette désintégration progressive de leur structure chimique constituerait en quelque sorte la genèse du vieillissement et des maladies qui s'ensuivent.

C'est au Dr Denham Harman, professeur émérite à la faculté de médecine de l'Université du Nebraska, que revient le mérite d'avoir, dès 1954, formulé cette hypothèse. Comme la plupart des idées avant-gardistes, elle restera toutefois lettre morte. Ce n'est que vers la fin des années 60 que la communauté scientifique commencera enfin, au vu et au su des expérimentations innovatrices du célèbre chercheur, à reconnaître la validité de sa théorie. Cette reconnaissance internationale donnera le coup d'envoi à une multitude d'études sur la question.

Les spécialistes s'entendent aujourd'hui pour reconnaître que la théorie des radicaux libres constitue un bond en avant d'une portée inestimable dans l'approfondissement du mystère du vieillissement. Des milliards de dollars sont aujourd'hui investis non seulement dans l'étude du vieillissement, comme tel, mais dans l'investigation des maladies qui y sont associées, tels le cancer et les maladies cardiaques, qui trouveraient leur source dans une seule et même cause: les radicaux libres.

La théorie radicalaire a une portée si étendue qu'elle s'applique, à la limite, à toute maladie qui se développe avec l'âge. Le vieillissement devient sous cet angle la principale et peut-être même l'unique maladie dont nous ayons vraiment à nous soucier. «Nous avons reculé les limites de la longévité humaine aussi loin qu'il était possible de le faire, dit le Dr Harman, sans jamais nous attaquer cependant aux *causes* du phénomène. Nous en sommes pourtant arrivés au point où le vieillissement est le plus grand facteur de risque auquel est exposé tout Américain âgé de plus de 38 ans.»

Qu'est-ce que les radicaux libres?

D'un point de vue biochimique, les radicaux libres sont des molécules qui ont perdu un de leurs électrons (les électrons sont des particules porteuses d'une charge électrique négative qui gravitent par paires autour du noyau de chaque atome). Pour combler cette lacune, et retrouver leur stabilité, les radicaux libres ratissent frénétiquement leur environnement immédiat jusqu'à ce qu'ils puissent arracher un électron aux molécules voisines ou céder l'électron célibataire. Ce faisant, ils sèment la pagaille autour d'eux, détériorant au passage les constituants fondamentaux des cellules.

Leurs cibles préférées sont les lipides, les protéines et le matériel génétique (l'ADN) des cellules. Si les radicaux libres s'attaquent aux lipides des membranes cellulaires, celles-ci peuvent se disloquer, et les cellules se désintégrer sous l'effet de réactions en chaîne quasi incontrôlables; si les radicaux libres s'attaquent aux protéines contenues dans les cellules, celles-ci risquent de se fragmenter et de ne plus pouvoir remplir leurs fonctions; si les radicaux libres s'attaquent à l'ADN ou aux mitochondries (petites usines cellulaires génératrices d'énergie), les réactions chimiques qui s'ensuivent peuvent provoquer de dangereuses mutations, coup d'envoi à une série de modifications imprévisibles.

Avec les années, ces ravages finissent par épuiser les défenses de l'organisme: des signes de vieillissement commencent à apparaître, les maladies les plus diverses s'installent.

Qui peut mater ces saboteurs? Seuls les antioxydants, substances capables de céder aux radicaux libres l'électron tant convoité – unique moyen de les stabiliser – sans pour autant provoquer de réactions chimiques dangereuses, sont en mesure de mettre un terme à cette action destructrice, dont la lente dégénérescence du corps qui définit le vieillissement est la manifestation la plus dramatique.

Les maladies dégénératives – cancer, cardiopathies, arthrite, sclérose latérale amyotrophique, maladie d'Alzheimer – ne sont pas des maladies isolées ou indépendantes l'une de l'autre, souligne le Dr Harman; elles constituent plutôt, selon lui, diverses formes (déterminées par le bagage génétique de chacun et divers facteurs environnementaux) de l'emprise des radicaux libres sur nos cellules à mesure que nous vieillissons. Il estime que l'action néfaste des radicaux libres pourrait être à l'origine de 80 % à 90 % de toutes les maladies dégénératives. Traiter chacune d'elles isolément n'apparaît pas plus sensé que de se contenter de prendre des aspirines pour abaisser la fièvre accompagnant une infection, plutôt que de prendre un antibiotique pour tuer la bactérie qui en est la cause; c'est, dans un cas comme dans l'autre, se tromper de cible.

Bref, presque toutes nos maladies seraient, en réalité, des formes variables de «vieillissement accéléré». Ralentissez le processus et vous éliminerez ou différerez bon nombre de vos problèmes de santé.

Comment se forment les radicaux libres? Comment prévenir ou contrer leurs attaques? Comment corriger leurs méfaits? Répondre à ces questions, c'est dégager le vrai terrain sur lequel se joue le phénomène du vieillissement et mettre en évidence les tactiques les plus élémentaires auxquelles on peut avoir recours pour empêcher le temps d'exercer prématurément ses effets dévastateurs.

DES MOLÉCULES QUI JOUENT DOUBLE JEU

Vous serez peut-être étonné d'apprendre que l'élément le plus souvent incriminé dans le procès des radicaux libres est l'oxygène. Si étonnant que cela puisse paraître, l'élément même qui entretient la vie finit par nous en priver un jour ou l'autre. Examinons le phénomène d'un peu plus près.

L'énergie indispensable au maintien de la vie dans notre organisme est produite par de toutes petites centrales, les *mitochondries*, situées dans chacune de nos cellules. Les mitochondries brûlent presque tout l'oxygène que nous inspirons. Mais il y a un prix à payer pour respirer, le saviez-vous? La combustion de l'oxygène (ou *oxydation*), réaction essentielle à la vie et à l'activité des êtres vivants, entraîne en effet la production de sous-produits (les radicaux libres de l'oxygène) qui, de toute évidence, ne se gênent pas pour jouer double jeu.

Votre organisme est-il la proie d'agents infectieux? Des troupes de radicaux libres se mobilisent rapidement pour tenter d'anéantir l'ennemi. Il arrive en revanche que les radicaux libres, y compris ces fauteurs de trouble que sont les *superoxydes* produits au cours de la respiration, se plaisent à jouer les anarchistes, rancissant les lipides, altérant les protéines, perforant les membranes et corrompant le code génétique des cellules jusqu'à ce qu'elles se détraquent, et même parfois jusqu'à ce qu'elles cèdent et s'éteignent. Ces agents impétueux, dont l'action est tantôt bienfaisante tantôt destructrice, joueraient un rôle fondamental dans le vieillissement.

Outre les radicaux libres de l'oxygène, les sources de radicaux libres nocifs les plus souvent mises en cause dans le vieillissement de l'organisme sont:

- la fumée de cigarette,
- les polluants atmosphériques,
- les radiations,
- les rayons ultraviolets.

Nous sommes donc bombardés tant de l'intérieur que de l'extérieur tout au long de notre vie par ces molécules qui à la fois nous font vivre et nous font mourir. Elles sont essentielles à notre survie; mais si, par malheur, elles se débrident, elles nous font vieillir avant le temps et finissent par avoir raison de nos forces.

LA FORCE DE FRAPPE: LES ANTIOXYDANTS

Heureusement, l'organisme est en mesure de faire face aux assauts des radicaux libres. S'ils se font trop menaçants, il appelle aussitôt à la rescousse une armée d'enzymes et d'autres antioxydants capables de dissuader le plus virulent agresseur. Sans relâche, ceux-ci feront obstacle à la production de radicaux libres, étouffant toute velléité que pourraient avoir ces molécules malfaisantes de semer le trouble ou répareront les dommages qu'elles auront causés. Deux forces antagonistes se livrent alors une lutte acharnée: d'un côté les renégats (les radicaux libres, en l'occurrence), de l'autre les forces de l'ordre (les antioxydants).

«Mille milliards de molécules d'oxygène traversent quotidiennement chacune de nos cellules, bombardant sans relâche nos gènes, à raison de 100 000 coups par attaque – autant de blessures occasionnées au matériel génétique stocké dans l'ADN, explique le généticien Bruce Ames, de l'Université de la Californie à Berkeley (UCB). Mais heureusement, des enzymes patrouillent sans arrêt l'organisme pour réparer les dommages. Ces valeureuses sentinelles ne peuvent cependant répondre à toutes les urgences à la fois. Malgré un taux d'efficacité remarquable (entre 99 % et 99,9 %!), elles voient néanmoins échapper chaque jour à leur vigilance un millier de nouvelles lésions cellulaires. C'est dire la multitude de blessures qu'auront subies les cellules au bout d'un certain nombre d'années! Avant l'âge de la vieillesse, les radicaux libres de l'oxygène peuvent provoquer plusieurs millions de lésions dans chaque cellule de l'organisme!» Cette série d'atteintes et cette accumulation de déchets cellulaires qui n'auront pu être totalement compensées par l'organisme alimenteraient, selon Ames, le mécanisme du vieillissement et réduiraient nos défenses contre la maladie ainsi que notre durée de vie.

Il n'y a pas que les gènes qui subissent les contrecoups des attaques des radicaux libres. On estime que 30 % des protéines qui entrent dans la composition des cellules se dégradent également sous l'impact des radicaux libres toxiques avant que nous touchions la cinquantaine. Les lipides (graisses) cellulaires, particulièrement ceux qui entrent dans la composition des membranes des cellules – membranes dont la structure peut facilement être disloquée –, sont très vulnérables, eux aussi, aux invasions des radicaux libres; les assauts répétés de ces molécules hautement réactives que sont les radicaux libres provoquent l'oxydation des lipides, de la même manière qu'un morceau de beurre laissé trop longtemps à l'extérieur du réfrigérateur ou un morceau de viande exposé durant une trop longue période à l'air et à la lumière se mettent à rancir.

Sous l'effet des réactions déclenchées par les radicaux libres, nous sommes donc constamment soumis à de petites radiations, pour reprendre l'analogie établie par le biochimiste Lester Packer, de l'UCB, qui étudie la question depuis plus de vingt-cinq ans. «Les radicaux libres nous pulvérisent littéralement à petit feu!» dit-il.

POURQUOI NE POUVONS-NOUS VIVRE ÉTERNELLEMENT?

Les mécanismes qui président au vieillissement sont programmés dans nos gènes: difficile d'y échapper, donc! Tout se passe comme si, une fois que nous avions franchi le cap des 40-50 ans, autrement dit une fois qu'ont été exécutées les fonctions reproductrices et qu'a été renouvelé le patrimoine génétique, la nature, imposant ses lois, n'avait plus cure de ce qu'il advient de ses créatures.

Deux phénomènes biologiques interviennent de façon déterminante dans l'accélération de ce processus inéluctable: d'abord, la vitesse à laquelle se produisent les réactions nocives provoquées par les radicaux libres s'accroît considérablement avec le temps; ensuite, notre système de *détoxication,* c'est-à-dire notre capacité innée de terrasser ces molécules toxiques ou de pallier leurs méfaits, perd peu à peu de sa vigueur. Par conséquent, plus on avance en âge plus se multiplient les lésions cellulaires – et plus s'étiole notre jeunesse.

Quant à savoir pourquoi telle ou telle maladie finit par avoir raison des forces et des défenses d'un individu, rien, sinon son bagage génétique et sa susceptibilité personnelle à certaines maladies – facteurs impossibles à prévoir –, ne permet pour l'instant de résoudre une fois pour toutes cette énigme. Les théoriciens ont chacun leur façon d'entrevoir la question.

Écoutons le Dr Harman:

«La manière dont la vie se termine tient pratiquement du hasard. Si un organisme ne meurt pas de cancer, il succombera tôt ou tard à une autre affection se dégradant rapidement, comme c'est le cas des maladies du système cardiovasculaire.»

Earl Stadtman, chef du laboratoire de biochimie au National Heart, Lung and Blood Institute et grand spécialiste de la question du vieillissement, a une vue plus systématique de la question:

«Le vieillissement est une maladie. La longévité d'un individu reflète le seuil à partir duquel les dommages occasionnés à ses cellules par l'action oxydante des radicaux libres ont dépassé la limite tolérable.»

Bruce Ames se montre plus optimiste:

«Avec le temps, la science finira par trouver le moyen de prolonger la vie durant une période beaucoup plus longue qu'il est possible aujourd'hui de le concevoir.»

COMMENT FREINER LE CYCLE DE LA DESTRUCTION

Plutôt que d'essayer de surmonter l'insurmontable, nous n'avons pas d'autre choix, à mesure que nous prenons de l'âge, que de faire provision d'antioxydants pour protéger notre organisme durant le plus grand nombre d'années possible des éléments susceptibles de l'affaiblir.

Les antioxydants peuvent prévenir, freiner ou réparer les actes de sabotage des radicaux libres: il apparaît alors évident que plus sont importantes les réserves d'antioxydants sur lesquelles peuvent compter les cellules pour protéger leurs fragiles membranes, leurs protéines et leur matériel génétique, moins les radicaux libres risquent de surgir et de semer partout l'anarchie – étant entendu que ces réserves ne doivent pas dépasser la limite au-delà de laquelle elles pourraient devenir elles-mêmes toxiques pour l'organisme. D'où l'importance de connaître les doses adéquates des substances à action protectrice qu'il convient d'injecter régulièrement dans nos cellules à mesure que s'affirme l'emprise du temps: il faut en réalité juste assez d'antioxydants pour que nos cellules puissent avoir en tout temps la main haute sur les radicaux libres, seule façon de les empêcher de se répandre dans les tissus et de tout détruire sur leur passage.

S'il arrive que la quantité d'*oxydants* (autre mot pour désigner les radicaux libres) dépasse celle des *antioxydants* dans les tissus, le corps se trouve exposé à un très grand risque: celui du «stress oxydant», déséquilibre qui porte invariablement atteinte aux cellules et donne le coup d'envoi à une série de réactions nocives dont les effets cumulatifs finissent par se manifester sous forme de symptômes de maladies ou d'autres signes de vieillissement.

Le vieillissement peut donc, pour une large part, être mis au compte d'une carence globale en antioxydants par rapport à la quantité de radicaux libres circulant dans l'environnement interne et externe des cellules de l'organisme. Plus les cellules sont vulnérables aux agressions des radicaux libres, plus vite s'altère l'organisme et apparaissent les stigmates de l'âge.

Compris? Veillez donc à fournir à vos cellules la quantité d'antioxydants dont elles ont besoin si vous voulez être en mesure de livrer bataille aux agents maléfiques qui sont en train de vous voler votre jeunesse. Les conseils suivants devraient vous aider à atteindre cet objectif.

- Intégrez à vos menus quotidiens beaucoup d'aliments riches en vitamine E, vitamine C, bêta-carotène et autres antioxydants moins bien connus qu'on retrouve, par exemple, dans les fines herbes, les épices, l'ail, le brocoli, les tomates et le thé.
- Évitez de manger des aliments qui s'oxydent facilement, c'est-à-dire qui sont rapidement altérés par l'oxygène, et susceptibles à ce titre d'engendrer des radicaux libres toxiques: l'huile de maïs, l'huile de carthame, la margarine et les œufs en poudre incorporés à une grande variété de préparations culinaires et d'aliments traités industriellement – pour ne nommer que les plus nocifs.
- Veillez à inclure à vos repas des substances (aliments, herbes aromatiques, suppléments vitaminiques, etc.) ayant la propriété d'inciter indirectement les enzymes à mettre en branle le système de détoxication de l'organisme – le brocoli occupant ici une place de choix, car il renferme du sulforaphane, composé chimique qui, selon des chercheurs de l'Université Johns Hopkins, stimulerait les mécanismes responsables de la destruction de plusieurs radicaux libres spécifiques.

COMMENT LES ANTIOXYDANTS PEUVENT RALENTIR LE VIEILLISSEMENT

Les études concluantes sur la capacité des antioxydants à stopper le vieillissement des cellules ne manquent pas. L'hypothèse n'ayant pu être vérifiée – le sera-t-elle jamais? – sur plusieurs générations d'humains, les données sur lesquelles s'appuient les scientifiques qui la défendent restent, bien sûr, partielles. Plusieurs expériences effectuées chez l'homme et chez l'animal attestent néanmoins que la théorie est biologiquement recevable.

Supposons que, dans un premier temps, vous modifiiez les gènes d'un être vivant de telle manière qu'il produise une plus grande quantité d'enzymes antioxydantes pour tenir tête aux radicaux libres. Que, dans un deuxième temps, vous constatiez que cette créature vit plus longtemps et vieillit moins vite que des créatures de même espèce non traitées aux revigorantes enzymes. Ne serait-ce pas une preuve convaincante que les radicaux libres entretiennent le vieillissement et qu'en leur opposant une plus forte résistance par l'intermédiaire des antioxydants, on peut ralentir le processus? demande l'éminent Earl Stadtman.

Pour vérifier ces hypothèses, deux spécialistes du génie génétique, William Orr et Rajindar Sohal, de la Southern Methodist University, à Dallas, ont procédé en 1994 à des expérimentations inédites sur des mouches à fruits. En gonflant à bloc, par manipulation génétique, la puissance des mécanismes de défense des insectes contre les oxydants, Orr et Sohal réussissaient à prolonger du tiers environ la durée de vie des bestioles; leur longévité a même atteint dans certains cas 90 jours, un record pour ces petites créatures! Et, à en juger par leur mobilité et leur vitesse de déplacement, elles n'avaient rien perdu de leur vigueur. Au contraire!

Un organisme gavé d'antioxydants est plus vigoureux et vit plus longtemps: c'est ce qu'il fallait démontrer. Ce qui ne signifie pas pour autant qu'il faille recourir au génie génétique pour permettre aux humains d'améliorer à leur tour leur qualité et leur durée de vie. Tout ce qui vit sur cette planète obéit néanmoins, en dernière analyse, aux mêmes principes de base, dit le Dr Harman. S'il est vrai que les radicaux libres sont en cause dans le vieillissement des mouches à fruits, il est possible qu'ils soient impliqués dans le vieillissement d'autres espèces animales, y compris l'homme. Et si les antioxydants peuvent sauver les mouches à fruits d'une mort hâtive et de la décrépitude, il y a gros à parier également que ces substances protectrices, que l'homme trouve pour l'instant dans son alimentation, pourront, à plus fortes doses, avoir les mêmes effets sur son organisme.

∂ UN EXPERT NOUS LIVRE SES SECRETS ∂

DR DENHAM HARMAN
*Professeur émérite à la faculté de médecine
de l'Université du Nebraska*

Le Dr Harman est en quelque sorte le père de la théorie des radicaux libres. Il lui a fallu toutefois mené une longue croisade et se prêter à d'innombrables expérimentations animales avant que la communauté scientifique n'endosse ses hypothèses avant-gardistes.

Pour retarder le vieillissement, le Dr Harman, qui a aujourd'hui près de 80 ans, absorbe chaque jour les nutriments suivants:

Vitamine E	150-300 UI
Vitamine C	2 000 mg (500 mg quatre fois par jour)
Bêta-carotène	25 000 UI (15 mg) tous les deux jours
Coenzyme Q10	30 mg (10 mg trois fois par jour)
Sélénium	100 µg (50 µg deux fois par jour)
Zinc	30 mg tous les deux jours
Magnésium	250 mg
Multivitamine, sans fer	1 comprimé, de faible dose

Où trouver la potion gériatrique administrée aux mouches à fruits par Orr et Sohal? Inutile de chercher, car même si elle était disponible (on trouve déjà dans certains magasins de produits diététiques des comprimés d'enzymes antioxydantes), vous ne pourriez en tirer aucun bénéfice. Pourquoi? Tout simplement parce que les enzymes très puissantes – connues sous le nom de *superoxydes-dismutases* et de *catalases* – dont les généticiens texans ont réussi à stimuler la production chez les mouches à fruits ne produisent aucun effet lorsqu'elles sont absorbées directement; elles seront tout simplement détruites par vos sucs gastriques. Seuls les antioxydants d'origine alimentaire peuvent en effet être absorbés par l'estomac et pénétrer dans les cellules.

Les expériences qu'ont menées John Carney, de l'Université du Kentucky, et Robert Floyd, de l'Oklahoma Medical Research Center Foundation, sur des gerbilles, petits rongeurs apparentés aux rats et aux souris, feront date, elles aussi, dans l'histoire de la recherche sur le vieillissement. Les deux chercheurs sont parvenus à démontrer que les antioxydants peuvent non seulement résorber des lésions cérébrales provoquées par les radicaux libres chez des gerbilles âgées, mais rétablir la mémoire immédiate (mémoire à court terme), fonction dont le dérèglement est souvent considéré comme faisant partie des pertes irréparables du vieil âge. Leurs observations donnent à penser que ces lésions pourraient être responsables des défaillances de la mémoire chez les animaux en question et que des substances antagonistes pourraient les corriger.

Voilà qui est de bon augure pour les humains! dit Carney. On a d'ailleurs constaté déjà, lors d'autopsies, que les dommages occasionnés aux protéines du cerveau par l'oxydation étaient de beaucoup supérieurs chez les sujets âgés que chez les sujets plus jeunes.

«Pour la toute première fois, souligne Stadtman en faisant référence aux essais de Carney et Floyd, on démontrait scientifiquement que le taux de protéines oxydées dans les cellules peut perturber les fonctions biologiques et qu'en limitant les méfaits des oxydants l'on peut "rajeunir" la chimie du cerveau et, dans ce cas-ci, restaurer la mémoire immédiate. Il n'était plus utopique, dès lors, de croire que l'on puisse arriver un jour à traiter ou à prévenir les troubles de la mémoire.» Des antioxydants spécifiques devraient pouvoir non seulement prévenir les défaillances de la mémoire, présume Carney, mais réhabiliter complètement cette fonction du cerveau, qui décline en général avec l'âge; ils contribueraient en outre à réduire les risques de lésions à la suite d'un accident vasculaire cérébral, comme l'a montré l'expérimentation du PBN (phénylbutylnitrone) sur les gerbilles.

Une autre expérience, réalisée cette fois sur des souris par Richard Cutler, du National Institute on Aging's Gerontology Research Center de Baltimore, a confirmé que le PBN a des propriétés régénératrices: le chercheur a réussi en effet, grâce à cette substance antioxydante, à prolonger de 20 % (proportion équivalente à une augmentation de quinze ans de la longévité d'une personne de 75 ans) la durée de vie de souris âgées. «Le PBN n'aurait pas seulement la propriété de ralentir le vieillissement, mais de faire rétrocéder ses symptômes, note Cutler. Incroyable, non?»

Comme l'indique Stadtman, les résultats obtenus en laboratoire grâce au PBN n'ont toutefois pas été permanents. Aussitôt interrompues les injections d'antioxydant, la mémoire des gerbilles et leur performance lors de l'épreuve du labyrinthe ont recommencé en effet à montrer des failles. Il convient alors de se demander si les antioxydants ne devraient pas être administrés sur une base *régulière* aux personnes âgées – peut-être même à tout le monde –, un peu comme l'insuline est administrée aux diabétiques. «On pourrait épargner des milliards de dollars si l'on pouvait retarder, ne serait-ce que de dix ans, l'apparition des maladies chroniques», allègue le professeur Jeffrey Blumberg, de Tufts, qui n'hésite pas pour sa part à recommander aux adultes de prendre des suppléments de vitamines antioxydantes.

Il n'existe donc pour l'instant aucun médicament capable, en une seule dose, d'arrêter ou de changer le cours du vieillissement. Nous devons donc continuellement fournir à nos cellules de bonnes quantités d'antioxydants si nous voulons ralentir le tic-tac de notre horloge biologique.

On ne peut déjouer entièrement le processus de la sénescence pour parvenir à l'immortalité ni vivre au-delà des limites de longévité imposées à l'espèce humaine – il n'y a pas à s'illusionner là-dessus. La sagesse ne saurait commander d'ailleurs de reculer les limites de la vie humaine si nous ne sommes pas en mesure d'en jouir véritablement. À quoi servirait en effet de prolonger l'espérance de vie si fait défaut, par ailleurs, ce qui permet de les bien vivre? Car il ne s'agit pas tant d'étendre la longévité de l'homme que d'allonger la période où il peut vivre en santé – corps et âme – et en pleine possession de ses moyens.

Deuxième partie

Des élixirs de longue vie

On trouve dans la nature plus d'agents de protection contre les radicaux libres que l'on ne saurait l'imaginer et que la science ne pourra sans doute en isoler au cours des siècles à venir. Vitamines, minéraux, enzymes naturelles et acides aminés, une panoplie de substances capables de contrer les effets de l'oxydation des cellules – facteur important du vieillissement, comme nous l'avons vu – est en effet à notre portée.

Les revues médicales les plus prestigieuses étalent à pleines pages depuis quelques années des comptes rendus d'études expérimentales réalisées dans des institutions dont la réputation n'est plus à faire (Harvard, Berkeley, Tufts, Johns Hopkins, Stanford, UCLA et Yale, pour ne nommer que celles-là) sur les vertus stupéfiantes de diverses substances antioxydantes dans la prévention, le ralentissement et même la régression des symptômes de dépérissement qui apparaissent avec l'âge, évidences dont on n'avait pas la moindre idée il y a dix ans à peine.

On soupçonnait déjà – depuis des siècles dans certains cas, depuis quelques années à peine dans d'autres cas – que certaines substances naturelles serties dans les aliments, les plantes et les herbes aromatiques peuvent contribuer à faire obstacle à l'usure du temps. Le rôle protecteur de la vitamine C et de la vitamine E, par exemple, est établi depuis longtemps. Nous sommes moins familiers toutefois avec le ginkgo, la coenzyme Q10 et le glutathion, qui monopolisent actuellement l'attention des chercheurs. Il est avéré maintenant que ces agents miraculeux exercent tous une activité antioxydante, qui contribue à retarder le déclenchement d'une grande variété de maladies liées au vieillissement. La vitamine E, la vitamine C et la coenzyme Q10, entre autres, travailleraient ainsi individuellement et collectivement à prévenir le cancer, de même que diverses formes de cardiopathies et de troubles reliés à l'affaiblissement des fonctions cérébrales.

À la lumière des nouvelles données dont nous disposons maintenant sur la théorie radicalaire du vieillissement et sur le mode d'action des antioxydants, il apparaît de plus en plus probable que les problèmes endémiques de vieillissement prématuré que nous connaissons actuellement aient à voir avec des carences importantes en antioxydants; des études ont clairement mis en évidence il y a quelques années des données étonnantes à ce propos. Notre vulnérabilité aux maladies chroniques et au vieillissement suggère en effet que nous souffrons tous, à des degrés divers, de carences qui nous empêchent d'exploiter au maximum notre potentiel de longévité. Aurions-nous évalué trop modestement nos standards de santé et notre espérance de vie?...

VITAMINES ET MINÉRAUX: UN TRAITEMENT «RÉVOLUTIONNAIRE»

Pourquoi avons-nous absolument besoin de plus de vitamines et de sels minéraux quand nous avançons en âge? Pour ne pas voir nos artères se détériorer, nos facultés mentales s'affaiblir, nos cellules se cancériser et notre système immunitaire péricliter – tout simplement! Il est maintenant établi en effet que les vitamines et les minéraux peuvent contribuer à atténuer ces manifestations physiologiques du vieillissement. Les preuves, toujours plus convaincantes, du rôle protecteur des micronutriments ont d'ailleurs amené certains chercheurs à considérer le vieillissement et bon nombre des symptômes qui y sont habituellement associés comme des indices d'une maladie de carence vitaminique insoupçonnée se déployant sur une très longue durée.

On assiste, de ce point de vue, à une véritable révolution dans le milieu scientifique; on a même parlé d'un glissement décisif («tremblement de terre», ont dit certains!) de la recherche vers «le paradigme des vitamines».

Finie l'époque où les vitamines et les minéraux étaient considérés tout au plus comme des éléments servant à renforcer l'ossature ou à prévenir les grandes maladies de carence, comme le scorbut; on est maintenant convaincu que l'administration de certaines vitamines clés en doses supérieures aux quantités que renferment les aliments offrirait une bonne protection contre le vieillissement et la maladie – de beaucoup supérieure même à ce qu'on aurait pu imaginer.

«Un tout nouveau champ d'investigation est en train de se définir», annonce le Dr Ishwarlal Jialal, professeur de médecine interne et de nutrition clinique à l'Université du Texas à Dallas et grand spécialiste des vitamines. «Les antioxydants, tels que la vitamine C, la vitamine E et le bêta-carotène, pourraient même être aussi efficaces pour enrayer certaines infections ou maladies que le sont les antibiotiques et les vaccins», n'hésite pas à déclarer pour sa part le chercheur Matthias Rath, ancien collègue du regretté Linus Pauling. «Les suppléments vitaminiques peuvent être bénéfiques, il n'y a plus à en douter», atteste pour sa part l'éminent biochimiste Earl Stadtman.

On ne compte plus les études confirmant que les personnes qui prennent des suppléments de vitamines retardent de diverses manières le développement des maladies du vieillissement ou en atténuent la gravité. Et les arguments invoqués sont si convaincants qu'il serait mal venu, insensé même, de ne pas tenir compte de ces avis – à moins d'aimer jouer avec le feu et de ne pas craindre de s'exposer à une mort prématurée. Citons quelques-uns de ces arguments:

- Les personnes qui prennent des vitamines, tout spécialement de la vitamine C et de la vitamine E, vivent plus longtemps que celles qui s'abstiennent d'en prendre.
- Les suppléments, par le moyen quelquefois d'un simple comprimé de multivitamine, peuvent «rajeunir» le système immunitaire.
- Les personnes souffrant de maladies cardiaques présentent habituellement des taux sanguins relativement peu élevés d'antioxydants alimentaires, y compris de vitamine E, de vitamine C, de bêta-carotène et de sélénium.
- Les sujets les plus vulnérables au cancer présentent des taux sanguins relativement faibles d'antioxydants alimentaires, y compris de vitamine E, de vitamine C, de bêta-carotène et de sélénium.
- Une carence en vitamine B peut hâter la sénilité, provoquer des lésions artérielles, favoriser l'infarctus et induire certains types de cancers.

- Une faible carence en chrome peut précipiter l'apparition du diabète et des maladies cardiovasculaires chez les sujets d'âge moyen.
- Une supplémentation adéquate en calcium et en vitamine D peut, en douze mois à peine, contribuer à prévenir les fractures, même chez une personne de 80 ans.
- Un apport régulier en vitamines réduit de 70 % les risques de cancer de la peau.
- Les personnes qui prennent régulièrement des vitamines réduisent de 27 % environ leur susceptibilité à la cataracte.

AU-DELÀ DES MESURES NUTRITIONNELLES

Comment expliquer que nous ayons besoin en vieillissant d'une quantité supplémentaire de vitamines et de minéraux pour nous maintenir en santé? La nature n'est-elle pas censée avoir pourvu à tous nos besoins en incorporant ces nutriments aux aliments? N'est-ce pas enfreindre les lois naturelles que d'ingérer des doses massives de vitamines et de minéraux par voie de comprimés?

Le dogme voulant qu'une bonne alimentation fournisse tous les nutriments essentiels aux besoins de la vieillesse est loin de faire l'unanimité aujourd'hui dans le milieu de la recherche médicale. Il ne s'agit pas tant de s'en prendre à la nature pour avoir omis de mettre à notre portée tout ce dont nous aurions besoin pour vivre plus longtemps que de reconnaître simplement que de nouvelles menaces, associées à certains aspects de la civilisation moderne, doivent maintenant être examinées sérieusement. Il est clair, pour bon nombre de chercheurs, qu'il faut augmenter l'apport en vitamines et en minéraux à la veille du «troisième âge», car nous sommes exposés de plus en plus à des facteurs favorables à l'engendrement de radicaux libres: polluants atmosphériques (pesticides, radiations nucléaires, gaz d'échappement des voitures, smog, etc.), aliments riches en graisses, produits chimiques entrant dans la composition des aliments fabriqués industriellement, pour ne nommer que ceux-là.

Ce nouveau paysage, cet environnement «dénaturé» qui s'est amplifié de lui-même, nous force à recourir à des mesures draconiennes pour accroître nos défenses biologiques et nos chances de survie, estime le professeur Emanuel Cheraskin, de la faculté de médecine de l'Université de l'Alabama, qui se fait depuis longtemps l'avocat de la vitamine C.

D'autres éléments entrent aussi en ligne de compte. Comme l'explique le Dr Denham Harman, grand spécialiste de la question, «il n'était pas prévu dans les plans de la nature que nous pourrions, grâce aux antibiotiques, vaincre aussi efficacement, et à un aussi jeune âge, ni que nous serions forcés de composer pendant d'aussi longues années avec les dommages cumulatifs des radicaux libres». «Nous sommes voués en fait, de par les lois naturelles, à dégénérer après l'âge moyen, c'est-à-dire une fois remplie notre fonction procréatrice, ajoute-t-il. Pour survivre au-delà de cette période tout en restant en parfaite santé, la nature a besoin d'un petit coup de pouce: un apport supplémentaire d'antioxydants, à des doses souvent massives. Car il ne faut pas oublier que, du strict point de vue de l'évolution des espèces, ce qui compte avant tout, c'est la transmission des gènes d'une génération à l'autre, et non une longue vieillesse à laquelle n'est attachée aucune fonction précise.»

«Si l'on ne tenait compte que des lois cosmiques, l'être humain ne devrait vivre en fait qu'une trentaine d'années environ, soit juste le temps qu'il faut pour atteindre la maturité sexuelle et mener ses rejetons à l'autonomie», fait remarquer, dans la même veine, Leonard Hayflick*, gérontologue et professeur d'anatomie à la faculté de médecine de l'Université de la Californie à San Francisco.

---

* Cf. *How and Why We Age*, New York, Ballantine Book, 1994.

✥ UN EXPERT NOUS LIVRE SES SECRETS ✥

EARL STADTMAN
*Chef du Laboratoire de biochimie
au National Heart, Lung and Blood Institute*

Earl Stadtman a mené d'innombrables études expérimentales visant à montrer que la sénescence se caractérise par une accumulation de lésions cellulaires attribuables aux radicaux libres. «Je conçois le vieillissement comme une maladie, un processus progressif de dégénérescence physique et mentale dont l'une des causes majeures est la production de radicaux libres, dit-il. Tout ce qui favorise les agressions des radicaux libres contribue de quelque manière à l'accélération du processus.»

Pour retarder le vieillissement, Stadtman, qui fêtait en 1995 ses 75 ans, consomme chaque jour les suppléments suivants:

Vitamine E	400 UI
Vitamine C	500 mg
Bêta-carotène	25 000 UI

Les apports quotidiens recommandés doivent-ils être réévalués?

Selon plusieurs experts, les taux quotidiens d'éléments nutritifs préconisés ou «apports nutritionnels recommandés» (ANR) par les autorités sanitaires, ceux qu'on recommande par exemple pour prévenir les maladies de carence telles que le scorbut et le rachitisme, sont nettement insuffisants. Si l'on vise vraiment à atteindre les plus hauts standards possibles en matière de santé publique, il convient, selon eux, de réajuster à la hausse les ANR; des doses de 10 à 200 fois supérieures aux apports suggérés jusqu'à maintenant pourraient même être nécessaires, avancent-ils. «Compte tenu des nouveaux problèmes de santé publique reliés au vieillissement et aux maladies chroniques, les ANR – qui, bien sûr, n'ont pas été définis au départ en fonction de la prévention des maladies cardiovasculaires, du cancer, de la cataracte, de l'arthrite et autres maladies reliées à l'âge – ne nous apparaissent tout simplement plus adéquats», allègue ainsi le professeur Jeffrey Blumberg, de l'Université Tufts.

Invoquant l'argument que les mégadoses de vitamines peuvent inciter les cellules de l'organisme à exploiter au maximum la capacité de rendement inscrite dans les gènes, ralentissant ainsi le processus de vieillissement et minimisant les maladies dégénératives, le célèbre Linus Pauling a toujours soutenu que les suppléments vitaminiques constituaient un progrès technologique qui ouvrirait la voie à une nouvelle ère, marquée par la volonté de vivre et de vieillir en pleine possession de ses moyens plutôt que de se contenter de survivre.

Les apports en vitamines sont déjà loin d'être conformes, chez la majorité des Américains, aux ANR tels qu'établis par les autorités sanitaires pour couvrir les besoins minimaux de tout un chacun – encore moins aux taux quotidiens permettant de connaître un état de bien-être optimal! Les carences sont particulièrement frappantes chez les personnes âgées; la situation est même lamentable, disent les analystes, à mesure qu'approche la période de vulnérabilité aux maladies chroniques. Aux dires du chercheur Robert Russell, de l'USDA's Human Nutrition Research Center on Aging, parmi les sujets âgés de 65 à 75 ans, très peu appliquent les directives du gouvernement quant aux ANR, si conservatrices soient-elles; les personnes âgées n'absorberaient même pas les deux tiers des apports préconisés en vitamines du groupe B et en vitamine C, pourtant essentielles à la santé.

Les normes à partir desquelles sont établis les seuils de carence apparaissent, elles aussi, dépassées – et assez peu pertinentes, du reste. Les analyses de sang conventionnelles ne permettant pas de mesurer adéquatement le statut vitaminique, il est tout à fait possible qu'une personne affichant des concentrations sanguines dites «normales» en vitamines puisse à son insu être affectée d'un grave déséquilibre sur le plan métabolique, c'est-à-dire ne pas disposer des réserves nécessaires au fonctionnement normal de l'organisme ou souffrir d'une carence dite «localisée» affectant les cellules de certains tissus (les tissus pulmonaires ou du col de l'utérus, par exemple); elle se trouve ainsi exposée à un risque plus grand d'être atteinte d'un cancer ou d'autres maladies chroniques.

L'impact des vitamines et des minéraux: mythes et réalités

Il faut se rendre à l'évidence: les apports en vitamines E, C, A et en bêta-carotène sont inférieurs aux ANR – déjà bien modestes! – chez la moitié des Américains âgés de plus de 60 ans, selon un relevé établi par des chercheurs de l'Université Tufts. Or les vitamines n'agissant plus aussi promptement avec l'âge, l'organisme en exige davantage, non seulement pour lui permettre de continuer à fonctionner normalement, mais pour contourner ou retarder les changements physiologiques et les maladies chroniques causés précisément par une incapacité à répondre à une demande accrue des cellules en vitamines. Les maladies cardiovasculaires, le cancer, l'arthrite, le diabète, la cataracte, voilà autant de manifestations du vieillissement prématuré induites par des déficits importants en vitamines et en minéraux.

Avant de prendre les mesures qui s'imposent pour mettre toutes les chances de votre côté, il importe toutefois que vous sachiez ce que vous pouvez – et ne pouvez pas – attendre des vitamines et des minéraux en tant qu'agents inhibiteurs du vieillissement cellulaire. Les données scientifiques les plus récentes sur la question peuvent être résumées en quelques points, que je m'empresse de vous communiquer.

- Pour prévenir le vieillissement, il n'y a rien de tel que de faire ample provision de vitamines et minéraux antioxydants, notamment de vitamine E, de vitamine C et de bêta-carotène.
- Les vitamines et les minéraux stimulent l'activité antioxydante de l'organisme, favorisant ainsi l'élimination des radicaux libres; ils peuvent contribuer en outre à maîtriser certains processus physiologiques entraînant la maladie, l'invalidité et la mort.
- La fonction des vitamines et des minéraux n'est pas seulement de prévenir les maladies de carence, telles que le scorbut ou le rachitisme, mais de faire obstacle également à cette épidémie de cardiopathies et de cancers qui fait tant de ravages dans la population âgée.

- Plusieurs types de vitamines et de minéraux agissent en complémentarité pour protéger l'organisme contre l'oxydation cellulaire; aucun nutriment ne saurait garantir à lui seul une bonne protection contre le vieillissement. Diverses études ont montré que certains types d'antioxydants agissent davantage lorsqu'ils sont combinés avec d'autres antioxydants qu'ils n'agissent individuellement, de l'avis de Carl Cotman, directeur de l'Irvine Brain Aging Unit à l'Université de la Californie.
- L'affirmation voulant que les aliments nous fournissent toutes les vitamines et tous les éléments minéraux dont nous avons besoin pour freiner le processus de vieillissement n'apparaît pas fondée, selon les plus récentes études menées sur le sujet.
- Les ANR ne peuvent, à eux seuls, fournir la quantité de nutriments nécessaires pour opposer sur tous les fronts une résistance adéquate; il peut arriver, dans certains cas, que de faibles doses contribuent néanmoins à inverser l'action de certains facteurs de dégénérescence.
- Il est possible et même probable que vos apports vitaminiques et minéraux soient en dessous des ANR, ce qui vous expose, comme la majorité d'entre nous, au vieillissement prématuré.
- Contrairement à ce que l'on entend dire habituellement, l'administration de vitamines et de minéraux en doses judicieusement mesurées pour agir efficacement contre le vieillissement ne présente aucun danger et ne s'accompagne d'aucun effet secondaire.
- Compte tenu de tous les effets positifs qu'ils ont sur la santé et des économies qu'ils permettent de réaliser sur plusieurs plans (médicaments, frais médicaux, frais d'hospitalisation et coûts reliés aux interventions chirurgicales faisant appel à la haute technologie), les vitamines et les minéraux sont peu coûteux.

Des données stupéfiantes sur les pouvoirs des antioxydants

Vous persistez à mettre en doute les vertus prophylactiques des vitamines et minéraux antioxydants? Les données qui suivent devraient vous convaincre une fois pour toutes des prouesses dont sont capables ces vaillants petits guerriers.

Des cancers de la peau réduits de 70 %!

Les suppléments vitaminiques, en particulier la vitamine A, la vitamine C et la vitamine E, contribueraient à diminuer de 70 % – soit une réduction de 350 000 cas sur le territoire américain – le risque d'être atteint du cancer le plus courant, l'épithélioma cutané basocellulaire ou carcinome basocellulaire (un type particulier de cancer de la peau), si l'on se reporte aux conclusions d'une étude réalisée en 1994 à l'Université Johns Hopkins.

Des taux de mortalité réduits de 50 %!

Au terme d'une étude portant sur 10 000 sujets dont l'âge variait entre 67 et 105 ans, des chercheurs du National Institute on Aging ont conclu qu'ils avaient réduit de 50 % les risques de décès associés à des maladies de toutes sortes en leur administrant des comprimés de vitamine C et de vitamine E combinées. Ils rapportent avoir relevé en outre trois fois moins de décès par maladie cardiaque chez les sujets qui prenaient les deux vitamines en question que chez ceux qui n'en prenaient aucune.

Des pronostics vitaux améliorés de 50 %!

Des mégadoses de vitamines ont déjà contribué à freiner le développement de certains cancers. Le Dr Donald Lamm, chef du département d'urologie de l'Université West Virginia, à Morgantown, rapporte que des suppléments vitaminiques ont contribué à réduire de moitié les cas de récurrence du cancer de la vessie et à doubler presque la durée de survie des patients.

Pour les besoins de l'étude, 65 patients avaient reçu du BCG, traitement d'immunothérapie bien connu, l'autre moitié recevant en plus du BCG des doses quotidiennes de vitamines antioxydantes comprenant: 40 000 UI de vitamine A, 100 mg de vitamine B$_6$, 2 000 mg de vitamine C, 400 UI de vitamine E et 90 mg de zinc. Après deux ans environ, 80 % des sujets qui n'avaient reçu que du BCG ont développé de nouvelles tumeurs, par rapport à 40 % chez les sujets du groupe qui avaient reçu à la fois le BCG et les suppléments de vitamines. Ce qui donne à penser que les suppléments contribueraient à stimuler le système immunitaire, croit le Dr Lamm. Il va de soi qu'une thérapie anticancéreuse de ce type doit être effectuée sous surveillance médicale.

Un système immunitaire plus fort: des infections réduites de 50 %!

Un simple comprimé de multivitamine par jour aurait contribué, rapportent des chercheurs de la New Jersey Medical School, à stimuler les fonctions immunitaires chez des personnes âgées; il faut préciser que les sujets étaient en bonne santé, suivaient un régime alimentaire équilibré et ne souffraient d'aucune carence particulière. Au terme d'une autre recherche innovatrice, dirigée par Ranjit Kumar Chandra, de l'Université Memorial, à Terre-Neuve, on a constaté qu'une combinaison de 18 vitamines et minéraux en doses assez modestes avait réduit de 50 % environ, en un an seulement, les maladies infectieuses chez des personnes âgées.

Des taux d'infarctus et d'accidents vasculaires cérébraux réduits de 50 %!

Des essais à double insu actuellement en cours à Harvard, avec la participation de 22 000 médecins de sexe masculin, visent à mettre en évidence les effets bénéfiques de la consommation régulière de bêta-carotène. En analysant les données accumulées depuis le début de l'étude sur 333 des sujets qui présentaient des symptômes de maladies coronariennes, dont l'angine de poitrine, les chercheurs se sont aperçus, à leur grande stupéfaction, que parmi les sujets qui prenaient du bêta-carotène depuis six ans, on relevait deux fois moins de cas d'infarctus, d'accidents vasculaires cérébraux, de pontages et d'accidents cardiaques mortels que chez ceux à qui avait été administré un médicament placebo. On notera que l'action protectrice du bêta-carotène est devenue manifeste après deux années d'expérimentation à peine.

Une autre étude, menée cette fois par une équipe de l'Université Laval, à Québec, auprès de 2 226 sujets de sexe masculin, a révélé que l'absorption de vitamine E pendant une période de dix ans avait contribué à réduire les décès par maladie cardiovasculaire de 78 % et à diminuer les infarctus de 58 %, les accidents cardiaques primaires de 40 % et les cas d'angine de 15 % par rapport aux sujets qui n'avaient absorbé aucun supplément vitaminique durant la même période. Une autre étude d'envergure menée à travers les États-Unis (*U.S. Government's First National Health and Nutrition Examination Survey*) a démontré que les Américains qui prenaient régulièrement des suppléments de vitamine C étaient beaucoup moins exposés (le taux de risque étant inférieur ici de 37 %) aux accidents vasculaires cérébraux fatals.

Des taux de cataractes réduits de 27 à 36 %!

Des travaux publiés par des chercheurs de Harvard font état d'une action protectrice réelle des multivitamines contre la cataracte. On a observé en effet que des sujets masculins à qui on avait administré des multivitamines étaient moins vulnérables (le taux risque étant inférieur de 27 % dans ce cas) à la cataracte que ceux qui n'en prenaient pas; l'étude portait sur 17 000 médecins de sexe masculin âgés de plus de 45 ans. D'autres études, réalisées à Linxian, en Chine, par le National Cancer Institute des États-Unis, révèlent que le taux de cataractes embryonnaires a chuté de 36 % chez des sujets âgés de plus de 35 ans qui avaient pris une multivitamine réunissant 36 vitamines et éléments minéraux en doses moyennes, soit de 1,5 à 3 fois la dose recommandée habituellement par les autorités sanitaires.

Des taux de cancer réduits de 13 %!

Des travaux expérimentaux de grande envergure effectués en 1993 dans le comté de Linxian, en Chine, par des chercheurs du National Cancer Institute ont fait ressortir, comme jamais auparavant, la puissance spectaculaire des antioxydants dans la lutte contre le cancer. L'étude, qui portait sur un échantillon d'environ 30 000 personnes âgées de plus de 40 ans, visait à démontrer l'efficacité d'un mélange d'antioxydants composé de 15 mg de bêta-carotène, de 30 mg de vitamine E et de 50 μg de sélénium. Les résultats obtenus sont tout simplement renversants. En cinq ans à peine, les taux de mortalité (toutes causes confondues) ont diminué de 9 %! Il faut relever les victoires impressionnantes remportées contre le cancer: les mortalités par cancer ont en effet diminué globalement de 13 % (le cancer du poumon a diminué de 45 %, le cancer de l'estomac de 21 %, le cancer de l'œsophage de 4 %, et tous les autres types de cancers réunis de 20 %!). On fait état également d'une baisse de 10 % des accidents vasculaires cérébraux, ce qui est loin d'être négligeable. Les investigateurs ont été frappés en particulier par la chute rapide des taux de mortalité: de douze à quatorze mois de traitement expérimental aux antioxydants auront suffi en effet à réduire notablement les cas de décès par cancer! On présume que les antioxydants agissent en protégeant les cellules contre les agressions des radicaux libres.

D'AUTRES AGENTS DE RAJEUNISSEMENT ET TONIQUES DE LONGÉVITÉ NATURELS

Les vitamines et les minéraux sont loin d'être les seules substances naturelles capables d'entraver le phénomène d'oxydation cellulaire, de retarder le vieillissement et de prévenir ou de soulager une grande variété de maladies. De nombreuses plantes et maints extraits naturels regorgent d'antioxydants et d'autres produits chimiques biologiquement actifs; on en trouve notamment dans les feuilles, les tiges et les racines d'une grande variété de plantes, tant comestibles que non comestibles. Plusieurs sont d'ailleurs utilisées comme herbes médicinales depuis des milliers d'années; le quart au moins des médicaments sur ordonnance sont en fait issus des plantes.

On prend de plus en plus conscience dans le milieu scientifique que pour pallier la baisse des réserves de l'organisme en enzymes, en hormones, en acides aminés et autres agents protecteurs à mesure que l'on avance en âge, on peut recourir, grâce à la technique du clonage, à des reproductions identiques de ces composés biochimiques, et ainsi rajeunir les tissus et redonner à l'organisme sa vigueur d'antan – souvent même à un degré étonnant! Ce n'est pas parce que, avec les années, l'organisme épuise les moyens de défense qu'il a lui-même mis au point que l'on doit abandonner tout espoir de les renouveler, de se constituer de nouvelles réserves. En vertu de quel principe devrait-on se laisser dépérir tout bonnement, sans protester, sans réagir?…

En Europe et au Japon, il n'est pas rare qu'on prescrive certaines substances naturelles pour prévenir les ravages du temps. L'extrait de ginkgo et la coenzyme Q10 (ou ubiquinone-10) en sont des exemples. Le ginkgo contribuerait, dit-on, à stopper le déclin des facultés et de l'énergie mentales avant que des conséquences plus dramatiques du vieillissement ne se manifestent. De même, la coenzyme Q10, substance synthétisée en petites quantités par l'organisme à mesure que l'on vieillit, aurait des vertus antioxydantes analogues à celles des vitamines: elle aiderait les cellules, en particulier celles d'un cœur vieillissant, à mieux remplir leurs fonctions, peut-être même à retarder le moment de sa première défaillance. (Nous reviendrons plus loin sur les propriétés de ces substances.)

L'usage de substances naturelles pour prévenir ou soulager la maladie est cependant soumise, tant en Europe qu'au Japon, à l'approbation de services gouvernementaux chargés de veiller à l'application des règlements en cette matière. On ne s'étonnera donc pas d'apprendre que la majeure partie des études expérimentales sur les agents naturels aptes à retarder le vieillissement et à prolonger la vie paraissent en Allemagne ou au Japon.

Les centres de recherche les plus prestigieux aux États-Unis ont emboîté le pas à leurs homologues européens; les résultats obtenus jusqu'à maintenant confirment la validité des recherches entreprises en Europe dans ce secteur particulier. Des chercheurs de l'Université de la Californie à Berkeley, dont Bruces Ames, Lester Parker et d'autres éminents scientifiques, orientent actuellement leurs investigations vers les antioxydants synthétisés par l'organisme (la coenzyme Q10, par exemple) et vers les plantes antioxydantes (tel le ginkgo).

Un grand nombre de substances naturelles à action antioxydante en vente dans les magasins de produits diététiques peuvent protéger vos cellules des attaques des radicaux libres. De plus en plus de médecins les recommandent d'ailleurs à leurs clients.

MIEUX MANGER POUR MIEUX VIEILLIR

Ce que vous mangez chaque jour depuis que vous êtes tout petit a un impact profond et durable non seulement sur votre santé, mais également sur la façon dont vous vieillirez et sur votre longévité, comme telle. Les aliments sont des ensembles très complexes d'agents pharmacologiques extrêmement puissants qui, en pénétrant dans vos cellules, en modifient la composition chimique et le fonctionnement. Les éléments dont vous nourrissez vos cellules peuvent en faire des forteresses capables de résister aux pires assauts des radicaux libres et aux premiers signes de vieillissement ou, au contraire, affaiblir vos moyens de défense et permettre ainsi l'invasion sur tous les fronts d'agents destructeurs

Le jardin d'éternité

Pour conserver à vos cellules leur jeunesse et leur vigueur et pour vous prémunir, autant que faire se peut, contre les handicaps et les maladies liés au vieillissement, consommez une grande quantité de fruits et de légumes.

Bruces Ames, grand spécialiste des antioxydants, n'y va pas par le dos de la cuillère: «Vous ne mangez pas de légumes? demande-t-il, ironique. Sachez qu'en agissant ainsi, vous vous exposez aux irradiations [des radicaux libres] – purement et simplement! Vous détruisez inutilement vos cellules, et augmentez vos risques d'être victime du cancer!» John Potter, de l'Université du Minnesota, va dans le même sens: «L'incidence élevée du cancer aux États-Unis est attribuable à une consommation insuffisante de légumes dans un très grand nombre de familles américaines.»

Des travaux scientifiques ont confirmé l'un après l'autre qu'en mangeant *cinq portions ou plus* de fruits et de légumes par jour, on peut réduire de moitié les risques d'être atteint d'un cancer et augmenter ses chances de survivre à toutes sortes de maladies.

Des chercheurs de l'Université du Texas à Houston ont ainsi observé, durant une période d'investigation de vingt-quatre ans, une baisse de 28 % des taux de mortalité chez des sujets masculins en liaison avec un apport journalier de bêta-carotène équivalent à la quantité contenue dans une seule carotte et à un apport de vitamine C équivalent à la quantité contenue dans deux oranges et demie tout au plus; la mortalité par cancer a aussi chuté de 50 % et les maladies cardiaques de 18 % sous l'effet de cette mesure. Une étude finlandaise établit par ailleurs une corrélation directe entre d'une part une consommation plus grande de vitamines E et C et de caroténoïdes présents dans les fruits et les légumes, et d'autre part une réduction importante des décès dus aux maladies cardio-vasculaires.

---

capables de perpétrer les pires massacres et de mutiler sans retenue vos cellules, réduisant du coup vos chances de retarder leur vieillissement et d'allonger votre durée de vie.

À mesure que vos cellules vieillissent, votre corps vieillit lui aussi. La rapidité avec laquelle se déroule ce processus dépend en grande partie de ce que vous consommez. Mangez-vous surtout des aliments pauvres en antioxydants et riches en radicaux libres? Vous accélérez ce processus. Mangez-vous beaucoup d'aliments riches en antioxydants? Vous faites ce qu'il y a de mieux pour le ralentir.

Certains aliments sont des sources exceptionnelles d'antioxydants et de divers autres agents aptes à stimuler l'activité des antioxydants. On est loin d'ailleurs d'avoir complété l'analyse des composants chimiques des aliments. (L'aura-t-on jamais complétée?…) De nombreuses études ont toutefois confirmé les vertus antioxydantes bien réelles de plusieurs types de fruits, de légumes, de céréales à grains entiers et d'huiles. De plus, des centaines de travaux scientifiques sur les rapports entre l'alimentation et la santé ont identifié une série d'aliments propres à combattre la maladie et le vieillissement.

1
La vitamine E: un petit extincteur qui fait merveille!

Sachant qu'il est à peu près impossible pour un adulte qui prend de l'âge de trouver dans son alimentation toute la vitamine E dont l'organisme a besoin pour prévenir les maladies cardiovasculaires et le cancer et pour empêcher le système immunitaire de s'affaiblir – à moins d'absorber chaque jour plus de 5 000 calories provenant en grande partie des graisses alimentaires, solution peu recommandable –, la supplémentation en vitamine E apparaît pratiquement inévitable. Si vous êtes de ceux qui préfèrent s'en tenir au strict minimum en matière de suppléments, optez donc en priorité pour la vitamine E.

DEMANDEZ au célèbre basketteur Michael Jordan quel est son moyen de défense contre le vieillissement: il vous répondra qu'il a opté depuis longtemps pour la vitamine E, le meilleur adjuvant qui soit dans la chasse aux radicaux libres. Demandez aux chercheurs les plus futés à travers le monde quel supplément vitaminique joue le rôle le plus important pour combattre les maladies du vieillissement: ils vous répondront, eux aussi, presque à l'unanimité, que c'est la vitamine E ou *alpha tocophérol*.

Les bienfaits de cet antioxydant en doses supérieures à celles que contiennent les aliments sont chose connue. Les résultats stupéfiants dont font état de plus en plus d'études sur les suppléments de vitamine E ont contribué plus que tout autre facteur à ébranler la traditionnelle assomption des médecins qu'une saine alimentation fournit tous les nutriments dont nous ayons besoin. La supplémentation en vitamine E fait maintenant partie, à ce qu'il semble, des stratégies de base mises de l'avant pour faire face aux problèmes de vieillissement propres à notre civilisation.

COMMENT AGIT LA VITAMINE E

La vitamine E est un antioxydant extrêmement puissant. Il faut savoir toutefois qu'elle se dissout seulement dans les lipides: on l'appelle pour cette raison une vitamine *liposoluble*. C'est ce qui explique qu'elle soit particulièrement efficace dans les régions de l'organisme où ces corps gras sont le plus concentrés. Elle joue d'ailleurs à ce titre un rôle de tout premier plan dans la prévention de la détérioration du cerveau, des artères et du système immunitaire. (Rappelons que les membranes des cellules du cerveau et des cellules responsables de l'immunité sont remplies de lipides. On sait également quels dommages les lipides alimentaires peuvent causer aux artères.)

La vitamine E agirait, en quelque sorte, comme un petit extincteur en étouffant dans les cellules les réactions en chaîne déclenchées par les radicaux libres, micro-bombardements qui ont pour effet d'oxyder (rancir) les lipides des cellules du cerveau et du sang. Or bien des chercheurs présument, comme nous l'avons vu précédemment, que l'oxydation est l'élément déclencheur des dérèglements de l'organisme et de l'usure prématurée des tissus attribués traditionnellement au vieillissement.

COMMENT LA VITAMINE E PEUT CONTRIBUER À FREINER LE VIEILLISSEMENT

La vitamine E vous aide à rester jeune de multiples manières:
- elle protège vos artères;
- elle contribue à prévenir l'infarctus;
- elle augmente votre résistance aux infections;
- elle aide à combattre le cancer;
- elle soulage l'arthrite;
- elle retarde le développement de la cataracte sénile;
- elle ralentit le vieillissement des cellules du cerveau et du sang.

La vitamine E: un petit extincteur qui fait merveille ❧ 57

Voilà autant de promesses qu'elle saura tenir pour peu que vous lui en fournissiez les moyens!

Une excellente protection contre l'athérosclérose

L'athérosclérose tue près d'un demi-million d'Américains par année, dont la majorité sont des personnes âgées. La maladie se caractérise par l'obstruction et le durcissement graduels des artères dus à l'accumulation de dépôts graisseux; ces dépôts commencent à se former dès le plus jeune âge puis se transforment progressivement, à mesure qu'approche la cinquantaine, en plaques jaunâtres (athéromes) qui ralentissent le flux sanguin.

Les nouvelles données qu'a mises au jour la recherche médicale ont grandement contribué à améliorer la compréhension de l'athérosclérose et à dégager de toute autre perspective quant à la prévention et au traitement de ses symptômes. Il est établi maintenant qu'elle est attribuable en grande partie à la transformation chimique du cholestérol LDL (le «mauvais» cholestérol, pour reprendre l'appellation courante) sous l'action des radicaux libres: les attaques répétées de ces substances toxiques auraient pour effet d'oxyder les molécules de cholestérol LDL, qui pénètrent ensuite dans les parois artérielles – premier pas vers la formation de plaques d'athéromes sur la tunique interne des artères.

En stoppant cette réaction, autrement dit en empêchant le cholestérol de s'oxyder ou de rancir, on devrait pouvoir tuer dans l'œuf toute velléité des radicaux libres de s'attaquer aux artères, se sont dit les chercheurs; on pourrait ainsi prévenir le rétrécissement, l'oblitération et la désintégration graduelles de ces vaisseaux sanguins.

Mais comment y parvenir? C'est ici que la vitamine E, un puissant inhibiteur, entre en scène. Des essais ont révélé que sa capacité à prévenir les effets néfastes des concentrations excessives d'oxygène sur les fonctions cellulaires dépassait même de beaucoup celle des autres vitamines antioxydantes. En pénétrant dans les molécules de cholestérol LDL, la vitamine E inhibe toute réaction d'oxydation nocive, désamorçant ainsi, *avant même qu'il ne s'enclenche,* le processus qui est à l'origine des maladies coronariennes.

Une étude réalisée à l'Université du Texas à Dallas sous la direction d'Ishwarlal Jialal révèle qu'un apport quotidien de 800 unités internationales (UI) de vitamine E durant trois mois peut en effet réduire de 40 % l'oxydation du cholestérol LDL – et, par le fait même, les risques de lésions artérielles et de cardiopathies. «Il est clair que la vitamine E est l'antioxydant le plus puissant qui soit à notre portée pour prévenir l'oxydation du cholestérol LDL», en conclut Jialal. Les résultats de ses expériences suggèrent qu'il faut au moins 400 UI de vitamine E par jour pour opposer une résistance assez forte aux agents responsables de l'oxydation des LDL.

Non seulement la vitamine E prévient le rétrécissement et l'obstruction des artères, mais elle aurait aussi le pouvoir de leur redonner une nouvelle jeunesse, s'il faut se fier à des expérimentations effectuées tant chez l'homme que chez l'animal.

Un groupe de chercheurs de l'Université du Mississippi spécialisés dans l'étude de l'athérosclérose ont observé qu'en administrant à des singes 108 UI de vitamine E par jour, durant trois ans, ils étaient parvenus à ralentir et même à faire régresser le processus d'obstruction des artères. Le degré d'obstruction artérielle chez les animaux qui, tout en étant soumis à un régime riche en graisses, avaient reçu des suppléments de vitamine E s'est avéré être de 20 % inférieur à celui des animaux qui n'avaient pas reçu de suppléments pour remédier aux effets néfastes de ce régime. Qui plus est, la vitamine E aurait contribué à réduire de 60 % la plaque de tissus cicatriciels accumulés sur les parois artérielles des animaux déjà atteints d'athérosclérose et à réduire de 20 % (passant de 35 % à 15 %) le degré d'obstruction des artères des animaux malades!

Des résultats analogues ont été enregistrés chez l'humain par un chercheur californien. Howard Hodis s'est rendu compte en effet que la vitamine E semblait pouvoir retarder et même faire régresser le développement des plaques d'athéromes chez des hommes d'âge mûr ayant subi un pontage coronarien: les artères des patients à qui avait été administrée depuis deux ans une dose minimale de 100 UI de vitamine E par jour (en même temps que d'autres médicaments qui leur étaient prescrits par leur médecin) étaient moins étroites que celles des patients ayant absorbé une dose moindre de vitamine E au cours de la même période. Et ce n'est pas tout! Les angiographies [radiographies des vaisseaux sanguins après injection d'un liquide opaque] ont permis de constater que les plaques athéromateuses avaient diminué chez quelques-uns des sujets qui avaient avalé quotidiennement la dose de 100 UI de vitamine E à l'essai – ce qui laisse entendre que l'athérosclérose avait bel et bien régressé.

Les carences en vitamine E: un facteur de risque aussi grand que la cigarette

Une étude de grande envergure menée récemment par des chercheurs de Harvard en vue de confirmer les bienfaits de la vitamine E dans la prévention des maladies cardiaques a semé beaucoup d'émoi dans la communauté scientifique. Il faut dire que les résultats des essais, qui mettaient à contribution 87 000 infirmières, dépassèrent de beaucoup ce qu'on en attendait. Après la seconde année d'expérimentation, on constata entre autres que:

- le taux de troubles cardiaques graves était inférieur de 41 % chez les sujets qui avaient pris chaque jour des comprimés de vitamine E (les doses variant entre 100 et 250 UI) durant plus de deux ans, comparativement aux sujets qui n'avaient pas pris de suppléments durant la même période;
- les risques d'être victime d'un accident vasculaire cérébral étaient inférieurs de 29 % chez les consommatrices de suppléments de vitamine E par rapport à celles du groupe témoin;
- les taux de mortalité avaient, d'une manière générale, diminué de 13 % chez les infirmières qui prenaient chaque jour un comprimé de vitamine E.

Mêmes conclusions, ou presque, au terme d'une étude menée cette fois-ci auprès d'un groupe d'hommes: parmi 40 000 sujets de sexe masculin d'âge mûr, ceux qui avaient absorbé plus de 100 UI de vitamine E par jour durant plus de deux ans ont été beaucoup moins vulnérables – le taux de risque étant inférieur dans ce cas-ci de 37 % – aux troubles cardiovasculaires majeurs, y compris à l'infarctus. Des doses supérieures à 250 UI n'auraient produit toutefois aucun effet additionnel.

Il ne faut pas s'attendre, bien entendu, à ce que la vitamine E fasse effet du jour au lendemain. Les auteurs de l'étude, le Dr Meir Stampfer et Eric Rimm, laissent entendre qu'il faut compter deux bonnes années avant que ne commence à se manifester l'action protectrice de la vitamine E contre l'infarctus. Ils insistent en outre sur le fait que les aliments, à eux seuls, ne peuvent fournir assez de vitamine E pour offrir une protection valable contre ce dramatique accident et qu'il faut consentir à prendre des suppléments pour pouvoir profiter de ses bienfaits.

Peut-on vraiment se permettre de *ne pas* suivre les recommandations de Stampfer et Rimm à ce propos? Le prix à payer pourrait être lourd, selon eux: «Le fait de s'abstenir de prendre des suppléments de vitamine E nous semble constituer, en dernière analyse, un facteur de risque aussi grand que celui que représente la cigarette.» La supplémentation en vitamine E constituerait même une meilleure protection contre l'infarctus, soutiennent-ils, que les mesures visant uniquement à abaisser une tension artérielle ou un taux de cholestérol trop élevés!

Une vaste étude chapeautée par l'Organisation mondiale de la santé et portant sur des sujets masculins issus de diverses villes européennes (16 au total) est venue confirmer que des taux élevés de vitamine E dans le sang constituent une protection encore plus efficace contre l'infarctus à issue fatale que des mesures ciblant essentiellement l'hypercholestérolémie.

UN EXPERT NOUS LIVRE SES SECRETS

DR WALTER WILLETT
*Professeur d'épidémiologie et de nutrition à la
Harvard University School of Public Health*

Le Dr Willett est l'auteur d'innombrables études sur l'influence du régime alimentaire, et plus particulièrement des antioxydants, sur la susceptibilité aux maladies chroniques, telles que les maladies cardiaques et le cancer.

Pour protéger sa santé, il prend lui-même chaque jour 400 UI de vitamine E ainsi qu'une multivitamine avec minéraux (pour un apport complémentaire en folate et en vitamines du groupe B). «Ces doses sont sans danger, dit-il, et le coût des suppléments vraiment minime. Alors, pourquoi ne pas prendre ces précautions de base?...»

Il souligne par ailleurs qu'il ne mange pas de viande, ni de margarine, et privilégie le régime de type méditerranéen, où l'huile d'olive, les fruits et les légumes occupent une place de choix.

Des essais probants sur l'action de la vitamine E sur le système immunitaire

Pour avoir testé elle-même auprès d'un groupe de personnes âgées de plus de 60 ans les effets de suppléments de vitamine E, à des doses assez élevées (400 à 800 UI par jour), une immunologiste-nutritionniste de l'Université Tufts n'hésite pas à vanter les mérites de cette substance antioxydante dans le rajeunissement du système immunitaire. Bien que la vitamine E n'ait pas agi avec la même vigueur chez tous les sujets, «les réponses immunitaires enregistrées au cours des essais étaient, dans l'ensemble, d'un niveau pratiquement équivalent à celles de tout jeunes sujets», rapporte-t-elle, enthousiaste. Certaines fonctions immunitaires se seraient même améliorées de 80 à 90 %! D'autres processus de l'immunité, telle la prolifération des leucocytes (globules blancs), se sont améliorés de 10 à 50 % en moins de trente jours!

La vitamine E aiderait à prévenir l'oxydation des lipides membranaires des cellules responsables de l'immunité, cellules particulièrement vulnérables à l'action nocive des radicaux libres. Il est important de préciser que les sujets qui ont participé à l'expérience ne souffraient au départ d'aucune carence (si l'on se base, du moins, sur les standards courants) en vitamine E. On voit donc, conclut l'immunologiste, que pour redonner au système immunitaire des personnes âgées sa vigueur d'antan, il faut avoir recours à des doses excédant de beaucoup la posologie officiellement recommandée.

La vitamine E: anticancéreuse?

Des concentrations sanguines trop faibles en vitamine E pourraient accroître tous les types de cancers, rapportent des auteurs finlandais au terme d'une très vaste étude sur la question. Une autre étude, portant cette fois sur un groupe de 35 000 femmes de l'Iowa, révélait il y a quelques années que les sujets âgés de moins de 65 ans qui avaient absorbé le plus de vitamine E (provenant en grande partie de suppléments) étaient moins exposés au risque d'être atteints du cancer du côlon, leur degré de vulnérabilité à la maladie étant de 68 % inférieur à celui des sujets à qui avait été administrée, pour les besoins des essais, une quantité moindre de vitamine. Des chercheurs du National Cancer Institute rapportent, quant à eux, que l'administration de vitamine E, durant six mois à peine, aurait contribué à réduire de 50 % les risques d'être atteint d'un cancer des voies buccales. Des travaux récents, réalisés cette fois à Yale, font état d'une diminution de 50 % également des risques d'être victime d'un cancer du poumon chez des non-fumeurs en relation avec la consommation de suppléments de vitamine E.

À quoi attribuer ces effets magiques? Aux prouesses de la vitamine E en tant qu'activateur du système immunitaire et à la capacité étonnante de cette vitamine d'inhiber l'accroissement des cellules cancéreuses, comme il l'a été démontré tout récemment. «Des centaines de milliers de personnes meurent chaque année dans notre pays du cancer ou d'une maladie de cœur, rappelle Jeffrey Blumberg, de l'Université Tufts. La preuve a été faite pourtant que la vitamine E peut réduire, sans effets indésirables à ce qu'il semble jusqu'à maintenant, la souffrance des personnes atteintes et diminuer considérablement les frais médicaux qu'entraîne le traitement de ces maladies.»

La vitamine E soulage l'arthrite

On relève dans quelques comptes rendus d'études cliniques que des doses allant jusqu'à 1 200 mg de vitamine E se sont avérées aussi efficaces qu'un anti-inflammatoire connu à soulager la douleur, l'œdème et la raideur articulaire matinale associés à l'arthrite rhumatoïde. Les faibles concentrations sanguines en vitamine E, souvent observées chez les arthritiques, seraient-elles en cause dans l'apparition de ces symptômes? Auraient-ils besoin de plus de vitamine E qu'on en recommande normalement pour compenser la grande demande de l'organisme en vitamine E pour combattre les agressions des radicaux libres sur le site même des articulations? Les conclusions de ces essais le laissent croire.

Deux fois moins de cataractes grâce à la vitamine E

Des expérimentations animales ont montré que la vitamine E peut aussi freiner et même faire régresser le développement des cataractes. Les résultats obtenus lors d'essais cliniques suggèrent que l'administration de suppléments de vitamine E pourrait même diminuer de 56 % le risque de souffrir de cette maladie de l'œil. La vitamine C serait également très efficace, sinon plus, sur ce plan. (Nous y reviendrons au chapitre suivant.)

La vitamine E retarde l'altération des cellules et favorise la circulation sanguine

Les agressions répétées des radicaux libres laissent nécessairement des traces dans les cellules. Des chercheurs ont découvert, par exemple, qu'un pigment jaunâtre, appelé *lipofuchsine*, apparaît avec l'âge. Or les concentrations de ce pigment dans les tissus de personnes âgées pourraient facilement être réduites par des suppléments de vitamine E, si l'on se reporte aux données actuelles sur la question.

La vitamine E exercerait de même une action bienfaisante sur la circulation du sang dans le cerveau; ce n'est pas sans raison que certains scientifiques croient que cet antioxydant peut contribuer à retarder certaines manifestations du vieillissement cérébral, notamment la maladie d'Alzheimer.

STRATÉGIE À ADOPTER POUR METTRE
TOUTES LES CHANCES DE SON CÔTÉ

1. Évaluer ses besoins

«Les adultes devraient prendre de 100 à 400 UI de vitamine E par jour», recommande l'Alliance for Aging Research, organisme de recherche à but non lucratif dont le siège est situé à Washington. Il faut en effet 100 UI de vitamine E par jour (au moins), selon la plupart des études recensées, pour obtenir une protection réelle contre l'infarctus. Une prise quotidienne de 400 UI serait toutefois nécessaire pour bloquer l'oxydation du cholestérol LDL, première mesure qui s'impose pour prévenir l'oblitération des artères; l'effet d'un apport de cet ordre devrait se faire sentir également sur le système immunitaire.

2. Cibler les bonnes sources de vitamine E

Les aliments de choix. – La vitamine E étant liposoluble, on la trouvera en très fortes concentrations dans les aliments riches en matières grasses:

- huiles végétales (l'huile de soya, l'huile de maïs et l'huile de tournesol arrivant ici en tête)
- noix
- graines
- céréales à grains entiers
- germe de blé

On en trouve aussi, en moindre quantité toutefois, dans certains légumes.

Les suppléments. – Il est à peu près impossible, soutiennent des spécialistes du domaine, de trouver exclusivement dans les aliments la quantité de vitamine E nécessaire pour retarder le vieillissement, la quantité maximale que fournit une alimentation normale se situant aux alentours de 25 UI. Pour obtenir 400 UI de vitamine E – dose des capsules courantes –, il faudrait ingurgiter près de deux litres environ d'huile de maïs ou manger plus de 2 kilos de germe de blé ou encore avaler pas moins de 8 tasses d'amandes ou 28 tasses d'arachides, explique Alan Chait, chercheur à l'Université de Washington spécialisé dans l'étude des maladies cardiaques. Est-il nécessaire de dire qu'une telle quantité d'arachides représente énormément de calories (les 28 tasses en question représentent rien de moins que 22 520 calories) et de matières grasses (1 912 grammes)! Si vous voulez profiter de la protection complémentaire qu'offre la vitamine E contre le vieillissement, il apparaît donc indiqué de prendre des suppléments, en tenant compte des remarques suivantes:

- les préparations de vitamines courantes ne fournissant habituellement que 30 UI environ de vitamine E, vous aurez sans doute à prendre une capsule de vitamine E à part pour être sûr d'obtenir la dose nécessaire;
- les suppléments de vitamine E en comprimés devraient toujours être pris au moment des repas;
- répartissez la dose en plusieurs prises au cours de la journée plutôt que de prendre une dose unique de 400 UI, afin de maintenir constamment à un niveau assez élevé votre taux sanguin de vitamine E.

Sous quelle forme les suppléments de vitamine E sont-ils le plus facilement assimilables? Naturelle ou synthétique? En comprimés ou en capsules à base d'huile? Ces différences n'influent pas vraiment sur les effets, disent les spécialistes. La forme sous laquelle la vitamine E est le plus active biologiquement reste néanmoins l'*alpha tocophérol*: la mention «d-alpha tocophérol» indique qu'il s'agit de vitamine E de source naturelle, tandis que la mention «dl-alpha tocophérol» indique qu'il s'agit de vitamine E synthétique. Selon des travaux récents, la vitamine E synthétique (dl-alpha tocophérol) – la moins coûteuse, du reste – bloque la dangereuse oxydation du cholestérol LDL tout aussi efficacement que la vitamine E de source naturelle (d-alpha tocophérol). Certains chercheurs persistent toutefois à croire que la vitamine E de source naturelle serait plus efficace.

3. Savoir doser

Les doses quotidiennes variant entre 400 et 800 UI ne présenteraient aucun risque, selon les données recensées sur la question. Aucun effet toxique n'a, du moins, été rapporté à ce jour en relation avec de telles doses. Aucune réaction indésirable n'a été relevée non plus au cours d'essais portant sur des doses de 2 000 UI de vitamine E par jour, comme le révèle une étude auprès de 800 patients. Évitez néanmoins de prendre chaque jour des doses excédant 1 000 UI, comme le recommande Jialal, grand spécialiste de la question.

Symptômes de toxicité. – Des réactions telles que maux de tête, diarrhée et élévation de la tension artérielle se sont déjà manifestées avec des prises quotidiennes de 3 200 UI.

Effets secondaires. – Il faut savoir que la vitamine E, administrée à des doses excédant 400 UI, liquéfie légèrement le sang, comme le fait l'aspirine. Une étude finlandaise rapporte même avoir observé chez des fumeurs des cas d'hémorragie cérébrale associés à des doses de 50 UI; la plupart des experts qui se sont prononcés sur la question ont dit douter fortement toutefois qu'une aussi faible dose puisse à la longue avoir quelque effet, bénéfique ou nocif, sur la coagulation du sang.

MISE EN GARDE

Les personnes qui doivent prendre des anticoagulants ou celles qui se préparent à subir une intervention chirurgicale ou qui suspectent le moindre problème de saignements anormaux devraient toujours consulter un médecin avant de prendre des suppléments de vitamine E, car la vitamine E peut, à certaines doses, avoir un effet anticoagulant.

2
La vitamine C: gage de longévité

«Un homme qui, à 35 ans, consomme beaucoup d'aliments riches en vitamine C et prend chaque jour un supplément de vitamine C réduit de plus de 60 % le risque de mourir d'une maladie de cœur et augmente de 6,3 ans son espérance de vie.» (James Enstrom, chercheur attaché à l'Université de la Californie à Los Angeles.)

DES PREUVES SCIENTIFIQUES viennent chaque jour renforcer les hypothèses du célèbre Linus Pauling, deux fois Prix Nobel, qui s'est évertué pendant de longues années à vanter les vertus de la vitamine C [acide ascorbique] dans la lutte contre la maladie et dans le prolongement de la vie.

«Je dois attribuer mon état de santé, à ce moment-ci de ma vie, à ma consommation régulière de vitamines et de minéraux», disait Pauling, peu avant sa mort en 1994, à l'âge de 93 ans. Bien qu'il ait été lui-même emporté par le cancer, il a toujours prétendu que le fait d'avoir pris des suppléments vitaminiques pendant un demi-siècle avait contribué dans son cas à retarder d'une vingtaine d'années au moins l'apparition de la maladie. En 1941, il commençait à prendre un comprimé de vitamine C par jour. Il décidait plus tard d'augmenter la dose à 18 000 mg par jour. C'est à ces doses étonnamment élevées, prises à partir de 1965, qu'il attribuait le fait qu'il n'eût point contracté depuis le moindre rhume. Selon lui, nous pourrions vivre de douze à dix-huit ans de plus si nous prenions l'habitude d'absorber entre 3 200 et 12 000 mg de vitamine C par jour (il faudrait manger de 45 à 170 oranges pour obtenir une telle quantité!).

Des observations qui font réfléchir...

- Environ 25 % des Américains ne consomment pas la quantité minimale de vitamine C, soit 60 mg, dont les cellules de l'organisme ont besoin quotidiennement pour remplir leurs fonctions de base.
- À peine 9 % des Américains mangent les cinq fruits et légumes par jour (portion représentant de 200 à 300 mg de vitamine C) recommandés avec insistance par le National Cancer Institute.
- Selon une étude, environ 20 % des personnes de plus de 50 ans, en bonne santé, et 68 % des patients âgés non hospitalisés présentent des taux sanguins insuffisants de vitamine C dans leurs globules blancs.

Des données récentes émanant des bastions de la médecine institutionnelle américaine ont confirmé que l'espérance de vie peut faire un bond prodigieux grâce à la vitamine C, même à petites doses!

«Nous disposons maintenant des tout premiers éléments de preuve que la vitamine C peut allonger la vie», déclare Morton Klein, chercheur à l'Université de la Californie à Los Angeles, qui, avec son collègue James Enstrom, a recensé dans une vaste étude épidémiologique toutes les données gouvernementales disponibles sur les apports alimentaires de 11 000 Américains.

Ils ont été à même de constater que la consommation de 300 milligrammes (mg) par jour de vitamine C, dont la moitié environ sous forme de suppléments, allonge de six ans la durée de vie des hommes et de deux ans celle des femmes – et ce, que les sujets soient aux prises ou non avec des problèmes tels que le tabagisme, l'excès de poids, le manque d'exercice ou même un régime alimentaire déficient. «Chez les sujets de sexe masculin qui prennent de la vitamine C, les décès attribuables aux maladies cardiovasculaires ont, à eux seuls, chuté de 40 %!» précise Klein. «Ces résultats remarquables dépassent de beaucoup ceux que l'on peut attendre de mesures isolées telles que la réduction du taux de cholestérol sanguin et de la consommation de matières grasses», invoque Enstrom, de son côté.

Peut-être une carence en vitamine C grève-t-elle déjà vos belles années, votre santé et votre espérance de vie, comme chez la majorité des Américains. Le Dr Emanuel Cheraskin, de l'Université de l'Alabama, qui concentre actuellement ses recherches sur la vitamine C, déclare sans ambages: «À peu près personne n'absorbe la quantité de vitamine C nécessaire à ses besoins.»

COMMENT AGIT LA VITAMINE C

Contrairement à la vitamine E, la vitamine C est un antioxydant *hydrosoluble*; elle s'affaire, à ce titre, à traquer et à désarmer les radicaux libres dans les parties aqueuses des tissus. Elle est apte également à venir à la rescousse de la vitamine E et du glutathion, deux antioxydants indispensables à l'organisme, et à inciter certaines enzymes à faire la chasse aux radicaux libres. «La vitamine C exerce des effets multiples, et d'une extrême complexité, sur une grande variété de processus biologiques, lit-on dans un compte rendu du National Cancer Institute daté de 1990. Le spectre d'action de cette vitamine est peut-être même plus étendu que celui de tout autre nutriment.» Il est donc primordial de fournir une quantité suffisante de vitamine C à vos cellules si vous voulez freiner leur vieillissement.

La vitamine C et la vitamine E travaillent en étroite collaboration — tout en exécutant chacune leurs fonctions spécifiques — à protéger le corps de ces dangereux envahisseurs que sont les radicaux libres. L'organisme ne pouvant toutefois emmagasiner les vitamines hydrosolubles, il faut en absorber régulièrement pour éviter que les cellules en soient dépourvues.

COMMENT LA VITAMINE C PEUT CONTRIBUER À FREINER LE VIEILLISSEMENT

La vitamine C joue un rôle primordial dans le prolongement de la vie. Il a été démontré en effet qu'elle:

- immunise contre le cancer;
- prévient l'obstruction des artères et, par le fait même, l'hypertension;

- stimule les défenses immunitaires;
- agit sur l'horloge biologique;
- rajeunit les spermatozoïdes et favorise la fertilité;
- aide à prévenir les troubles ou maladies de l'appareil respiratoire;
- combat la gingivite;
- prévient la cataracte.

Un vaccin contre le cancer

De par sa capacité (1) à inhiber la formation d'agents cancérigènes, (2) à empêcher les radicaux libres de s'attaquer au matériel génétique des cellules et les agents infectieux (gènes et virus) de mettre en marche le processus d'enclenchement du cancer, (3) à réguler les mécanismes immunitaires et (4) à ralentir la croissance des tumeurs, la vitamine C agit en quelque sorte comme une sorte de vaccin contre le cancer. L'analyse de 120 études sur le sujet permet de dégager en effet une corrélation constante entre un apport important de vitamine C et une susceptibilité beaucoup moins grande (de 50 %, selon les essais) au cancer, en particulier aux cancers de l'estomac, de l'œsophage, du pancréas, des voies buccales, et possiblement du col de l'utérus, du rectum et du sein, selon un compte rendu de l'épidémiologiste Gladys Block, de Berkeley.

Cinq portions quotidiennes de fruits et légumes assurent un apport de 200 à 300 mg de vitamine C – suffisamment, donc, pour prévenir le développement d'un cancer. Pour plus de sécurité, Block recommande toutefois, et s'assure elle-même, de toujours viser à obtenir un apport complémentaire de vitamine C sous forme de supplément, pour une consommation totale de 2 000 à 3 000 mg par jour.

Savoir prévenir le vieillissement des artères

La vitamine C offre une excellente protection contre la détérioration des artères. De diverses manières. Des quantités modestes de vitamine C peuvent:

- accroître le taux sanguin de cholestérol HDL (le «bon» cholestérol), qui aide à prévenir l'obstruction des artères;
- réduire le taux de cholestérol LDL (le «mauvais» cholestérol), responsable de la destruction des artères;
- diminuer le taux sanguin de cholestérol Lp(a), autre lipide dangereux pour la circulation sanguine;
- réduire une tension artérielle trop élevée;
- renforcer les parois des vaisseaux sanguins et prévenir les lésions;
- éclaircir le sang;
- contrarier les modifications induites par le cholestérol LDL, facteur important de l'obstruction des artères.

S'appuyant sur une série d'études qu'il a lui-même coordonnées à l'Université Tufts, le chercheur Paul Jacques indique qu'une consommation insuffisante de vitamine C peut augmenter la vulnérabilité à l'hypertension. Il a observé, entre autres, que des personnes consommant chaque jour une quantité de vitamine C inférieure à celle que fournit une orange, par exemple, affichaient en moyenne une pression systolique* de 11 points supérieure à la normale et une pression diastolique de 6 points supérieure à la normale; chez les sujets présentant de faibles concentrations sanguines de vitamine C, les hausses globales de pression étaient de 16 % pour la pression systolique et de 9 % pour la pression diastolique.

Des tests du ministère de l'Agriculture des États-Unis auprès d'un groupe de femmes font état de taux supérieurs de cholestérol HDL en liaison avec un apport journalier de vitamine C équivalent à la quantité contenue dans trois oranges; la même

---

* N. D. T. La pression *systolique* est la pression créée par le passage du sang dans les artères lorsque le muscle cardiaque se contracte; c'est à cette pression, aussi appelée «pression maxima», que correspond le chiffre supérieur par lequel votre médecin ou toute autre personne habilitée à prendre votre tension artérielle vous indique où en est votre tension. La pression *diastolique* est la pression créée lorsque le cœur et les artères se dilatent; on l'appelle aussi «pression minima», indiquée par le chiffre inférieur. L'une et l'autre sont mesurées en millimètres de mercure ou *mm Hg*.

constatation a été faite également auprès d'un groupe d'hommes, en rapport cette fois avec une absorption de vitamine C équivalente à la consommation de cinq oranges. Il est intéressant de noter que les sujets qui ont le mieux répondu au traitement étaient les personnes âgées, notamment les hommes. Une corrélation a pu être établie en outre par les chercheurs du Ministère entre un apport de 600 mg ou plus de vitamine C par jour et un sang moins épais, et donc moins apte à former des caillots.

Saviez-vous que la vitamine C contribue aussi, à l'instar de la vitamine E, à garder vos artères jeunes, souples et dégagées en bloquant la conversion du cholestérol LDL en une substance toxique qui pourrait adhérer à vos parois artérielles? Des expérimentations sur des singes ont montré que des doses modérées de vitamine C peuvent effectivement ralentir l'obstruction des artères et contribuer à dégager les vaisseaux sanguins endommagés par des régimes trop riches en matières grasses.

La vitamine C:
gardienne du système immunitaire

Pour résister aux corps étrangers qui l'assaillent sans relâche, l'organisme a recours à plusieurs tactiques. La première consiste à mobiliser une armée de globules blancs, appelés *lymphocytes*. Or la vitamine C peut accroître notablement le nombre de ces cellules guerrières qui forment un premier rempart contre les agents oxydants. Une étude du National Cancer Institute visant à tester l'efficacité d'un apport de 5 000 à 10 000 mg par jour en a déjà fourni la preuve. «La vitamine C agit en quelque sorte comme un antibiotique», n'hésite pas à déclarer le Dr Cheraskin.

D'autres études expérimentales ont également mis en évidence les effets impressionnants de la vitamine C sur les concentrations sanguines en glutathion, antioxydant essentiel au fonctionnement normal du système immunitaire et ennemi redoutable des radicaux libres.

Des essais réalisés auprès d'un groupe d'hommes par des chercheurs du ministère de l'Agriculture ont révélé, par exemple, qu'une dose de 500 mg de vitamine C pouvait accroître de 50 % les taux sanguins de glutathion! On s'est aperçu qu'une consommation insuffisante de vitamine C – les doses mises à l'essai ne représentant que le tiers des apports quotidiens recommandés – avait eu pour effet, en revanche, en moins de neuf semaines, de faire chuter de 50 % les taux sanguins de glutathion! Même une carence légère en vitamine C pourrait provoquer, disent les auteurs, une baisse rapide des défenses immunitaires du corps.

Une équipe britannique est parvenue, de son côté, à faire la preuve que la vitamine C peut redonner aux globules blancs de sujets âgés leur vigueur d'antan. Une étude auprès d'un groupe de personnes âgées de 76 ans, en moyenne, révèle en effet qu'une dose de 120 mg de vitamine C, administrée chaque jour pendant deux semaines, avait suffi à élever les concentrations sanguines en leucocytes à des niveaux comparables à ceux de sujets de 35 ans environ.

Au terme d'autres épreuves en double aveugle des plus convaincantes, on s'est rendu compte également que des doses de 30 à 50 mg par jour avaient produit les mêmes effets revivifiants chez des personnes âgées hospitalisées. Fait étonnant, les leucocytes paraissaient, dans ce cas-ci, «biochimiquement plus jeunes» que ceux de sujets de 35 ans!

Une orange par jour pour prévenir les malformations congénitales

Une étude déterminante menée par des chercheurs de Berkeley suggère que les déficiences de toutes sortes pouvant affecter les spermatozoïdes, ainsi que les malformations congénitales qui peuvent s'ensuivre, pourraient être reliées à des carences en vitamine C. Les auteurs disent avoir observé, dans un premier temps, une augmentation de 50 % des dommages causés par les radicaux libres au matériel génétique (l'ADN) des spermatozoïdes chez des sujets dont la consommation de vitamine C avait été réduite à 5 mg par jour, soit la quantité que renferme une cuillerée à thé de jus de citron. Dès qu'ils passèrent à des doses de 60 mg ou de 250 mg, selon le groupe expérimental auquel ils appartenaient, on vit décliner tout à coup, en un mois, les lésions occasionnées à l'ADN. C'est donc dire qu'une seule orange par jour pourrait – chez les *non-fumeurs,* du moins – protéger le sperme des agressions toxiques des radicaux libres et aider à prévenir les malformations congénitales résultant des anomalies génétiques des spermatozoïdes victimes de ces radicaux.

D'autres essais, réalisés cette fois à l'Université du Texas, ont fait la preuve qu'il est possible, dans certaines circonstances, grâce à des apports bien dosés en vitamine C (200 mg, dans ce cas-ci), de corriger un problème d'infertilité.

Respirez mieux!

Vos poumons remplissent d'autant mieux leurs fonctions que leurs tissus sont gavés de vitamine C: ne l'oubliez jamais! Une carence en vitamine C pourrait d'ailleurs être impliquée dans bon nombre de cas de bronchite chronique et d'asthme, selon Joel Schwartz, de l'U. S. Environmental Protection Agency. Une vaste étude visant à tester les effets de doses de 100 et de 300 mg de vitamine C auprès de 9 000 adultes a démontré que la dose de 300 mg avait réduit de 30 %, par rapport aux sujets qui avaient reçu une dose trois fois moindre, le taux de susceptibilité à ces affections pulmonaires.

La vitamine C freinerait en outre la tendance des leucocytes à s'agglutiner et à coller aux parois des vaisseaux sanguins, caractéristique commune à l'emphysème et à l'athérosclérose.

Vos gencives saignent?

Nombre d'études ont confirmé que la vitamine C protège les gencives contre les assauts des radicaux libres. Une équipe finlandaise révélait, tout récemment encore, que les troubles affectant les gencives (poches parodontales, saignements, résorption) étaient trois fois et demie plus fréquents chez les personnes dont les taux sanguins étaient faibles en vitamine C que chez celles qui ne présentaient aucune carence manifeste de ce point de vue.

✥ UN EXPERT NOUS LIVRE SES SECRETS ✥

DR WILLIAM CASTELLI
Chercheur spécialisé dans la recherche sur les maladies cardiaques

«Je suis le seul membre de ma famille à avoir passé le cap des 45 ans sans avoir été victime d'une maladie coronarienne!» déclare avec beaucoup de fierté le Dr Castelli, coordonnateur de la célèbre *Framingham Heart Study*.

Pour prévenir le vieillissement prématuré, il prend chaque jour les suppléments suivants:

Vitamine C	500 mg
Vitamine E	400 UI
Acide folique	1 000 µg (1 mg)
Multivitamine avec minéraux	1 unité

Protégez vos yeux des effets de l'oxydation

Il a été démontré que la vitamine C s'oppose aux effets oxydatifs des radicaux libres sur les yeux, prévenant ainsi la cataracte et d'autres maladies oculaires reliées à l'âge. Selon les estimations de chercheurs canadiens, la probabilité que les personnes souffrant d'une cataracte aient pris des suppléments de vitamine C est de 30 % seulement, comparativement aux personnes qui n'ont jamais souffert de cette maladie.

STRATÉGIE À ADOPTER POUR METTRE TOUTES LES CHANCES DE SON CÔTÉ

1. Évaluer ses besoins

Pour prévenir les symptômes de vieillissement prématuré, The Alliance for Aging Research suggère d'absorber entre 250 et 1 000 mg de vitamine C par jour.

2. Cibler les bonnes sources de vitamine C

Les aliments de choix. – Contrairement à ce qu'il en est de la vitamine E, il est assez facile de trouver dans les aliments la quantité de vitamine C recommandée. En consommant chaque jour cinq portions, au moins, de fruits et de légumes riches en vitamine C, vous devriez obtenir un apport suffisant pour faire obstacle aux maladies chroniques, telles que la cataracte et le cancer. Parmi les valeurs sûres, figurent les aliments suivants:

- poivrons vert et rouge
- agrumes et jus d'agrumes
- kiwi
- brocoli
- tomate et jus de tomate
- choux de Bruxelles
- cantaloup
- piment doux
- papaye
- fraises

Les suppléments. – Pour une protection optimale, prenez en plus (mais *jamais en remplacement* des fruits et des légumes, car ces aliments renferment quantité d'autres antioxydants indispensables pour retarder le vieillissement) un supplément de vitamine C: cette mesure préventive devrait vous aider à mieux répondre aux demandes croissantes de vos cellules avec l'âge.

Certains chercheurs, convaincus que des apports plus importants que ceux qui sont habituellement recommandés procurent des antidotes supplémentaires au vieillissement, n'hésitent pas eux-mêmes à avaler chaque jour plusieurs milliers de milligrammes de vitamine C. «De toute évidence, quelques grammes de vitamine C par jour ne peuvent qu'ajouter plusieurs années à la vie, et certes beaucoup de vie aux années», dit le Dr Cheraskin, qui en absorbe lui-même 500 mg par jour. Il ajoute: «Nos ancêtres de l'âge de pierre puisaient à peu près 400 mg par jour de vitamine C dans les légumes verts et les fruits sauvages. Ne devrions-nous pas en faire autant?»

Il est vivement conseillé de répartir son quota journalier de vitamine C en plusieurs prises (trois ou quatre) plutôt qu'en une seule, pour la simple raison qu'une dose élevée, prise en une seule fois le matin ou à un autre moment de la journée, ne fait que leurrer vos cellules, la vitamine C étant en grande partie excrétée par l'urine: les doses élevées seront éliminées par l'organisme en moins de douze heures, tandis que les préparations à libération lente le seront en seize heures. La seule manière de maintenir en permanence le taux sanguin de vitamine C à un niveau élevé est d'en consommer 500 mg à toutes les douze heures, selon le biochimiste Alfred Ordman, professeur à Beloit College (Wisconsin).

3. Savoir doser

La vitamine C est considérée en général comme étant sans danger.

Symptômes de toxicité. – On a déjà rapporté néanmoins des cas de diarrhée, de nausées et de brûlures d'estomac associés à des surdoses de cette vitamine. La tolérance du système digestif à une dose donnée de vitamine C dépend de chacun. On ne devrait pas rencontrer de problèmes particuliers avec des doses inférieures à 1 000 mg par jour, surtout si l'on doit combattre une maladie. Sur huit études parues récemment sur la question, pas une ne fait état de réactions indésirables vraiment sérieuses, même à raison de 1 000 mg par jour durant plusieurs années.

Effets secondaires. – L'affirmation voulant que les calculs rénaux soient attribuables à la vitamine C ne s'appuierait, semble-t-il, sur aucune preuve scientifique valable, pas plus d'ailleurs que des doses élevées de vitamine C ne sont responsables, jusqu'à nouvel ordre du moins, des surcharges en fer [accumulation nocive de fer dans l'organisme] chez les sujets sains, si l'on se reporte à une recension du Dr Charles Butterworth, professeur émérite à l'Université de l'Alabama à Birmingham.

MISE EN GARDE

Les suppléments de vitamine C peuvent exacerber la toxicité du fer chez les personnes aux prises avec une incapacité héréditaire à métaboliser le fer normalement – celles qui souffrent notamment d'*hémochromatose*. Il va de soi que toute personne affectée par une anomalie génétique de ce type devrait consulter un médecin avant de prendre un complément de vitamine C.

3
Le bêta-carotène: gardien de la cellule

La vitamine E et la vitamine C sont de formidables auxiliaires dans la lutte contre les agents qui précipitent le vieillissement. Mais elles ne peuvent, à elles seules, venir à bout de ces fauteurs de trouble. Un troisième antioxydant, vaillant comme pas un, devra pouvoir leur prêter main-forte: le bêta-carotène. Une infusion quotidienne de bêta-carotène dans vos cellules par le biais d'aliments judicieusement choisis ou de suppléments bien dosés vous permettra d'optimiser vos chances de vieillir en forme et en beauté.

IL Y A un siècle et demi, on isolait dans la carotte un pigment orangé doté de propriétés si puissantes qu'il peut intervenir là où d'autres vitamines ou tout autre antioxydant n'auront pu tenir le coup: le bêta-carotène. La documentation scientifique révèle en effet que le bêta-carotène s'est montré étonnamment efficace à prévenir ou à faire rétrocéder les symptômes de cancer, de maladie coronarienne, de cataracte ou de défaillance immunitaire – à intervenir en somme sur tous les sites où s'amorce insidieusement la détérioration de l'organisme.

En s'attaquant aux radicaux libres, notamment à l'un des plus voraces d'entre eux, l'oxygène singulet – élément chimique capable de corrompre le matériel génétique, d'oxyder les lipides et d'ébranler l'architecture cellulaire –, le bêta-carotène prévient les dommages susceptibles de porter gravement atteinte à la structure fondamentale des cellules.

Il a aussi le pouvoir de se transformer dans l'organisme en vitamine A, vitamine qui remplit elle aussi une variété de fonctions bien déterminées dans la prévention du vieillissement, dont le renforcement des défenses immunitaires.

COMMENT LE BÊTA-CAROTÈNE PEUT CONTRIBUER À PRÉVENIR LE VIEILLISSEMENT

Les vertus protectrices du bêta-carotène contre le vieillissement prématuré sont bien connues. Il contribue notamment à:

- faire obstacle au cancer;
- prévenir l'infarctus et l'accident vasculaire cérébral;
- augmenter la résistance aux infections.

Un pigment aux vertus chimiopréventives

Le taux sanguin de bêta-carotène est un excellent indicateur de la susceptibilité au cancer, disent les spécialistes.

Une centaine d'études au moins établissent une relation directe entre des concentrations sanguines élevées en bêta-carotène et une capacité plus marquée (de 50 % environ) à se protéger du cancer du poumon; des chercheurs de l'Université Johns Hopkins ont démontré qu'un déficit important en bêta-carotène multiplie par quatre la susceptibilité à un type particulier de cancer du poumon induit par la cigarette.

Le bêta-carotène participerait également à la prévention des cancers de la bouche, de la gorge, de l'œsophage, du larynx, de l'estomac, du sein et de la vessie.

Trois équipes australiennes ont établi, pour leur part, une corrélation indiscutable entre la fréquence du cancer du col de l'utérus et la concentration du sang en bêta-carotène. Grâce à des mégadoses de bêta-carotène, les chercheurs australiens auraient réussi à faire régresser par ailleurs, dans des proportions de 50 % à 70 %, le développement de lésions précancéreuses des voies buccales. Ils seraient parvenus en outre, avec des doses de 30 milligrammes (mg) par jour à réduire de 44 % en deux semaines seulement, et de 57 % en prolongeant le traitement jusqu'à neuf semaines, l'activité des cellules favorisant la croissance du cancer du côlon chez des sujets de sexe masculin; le bêta-carotène aurait même continué d'agir durant près de six mois après l'interruption des essais. Les auteurs mentionnent enfin avoir enregistré, au terme d'une étude étalée sur six ans, des taux de survie au cancer du sein 12 fois plus élevés chez les grandes consommatrices de bêta-carotène que chez celles qui en avaient consommé le moins au cours de cette période.

Ces expériences révèlent que le bêta-carotène possède des vertus chimiopréventives, soutient le gastroentérologue J. Kikendall, du Walter Reed Army Hospital Medical Center, et qu'il peut stopper la prolifération des cellules cancéreuses.

Il ne faut pas s'attendre toutefois – encore moins si l'on a l'habitude de fumer – à ce que le bêta-carotène agisse du jour au lendemain: administré à fortes doses, le bêta-carotène peut prendre jusqu'à douze ans à avoir raison des cellules instigatrices du cancer du poumon.

Moins d'infarctus et d'accidents vasculaires cérébraux grâce au bêta-carotène

Il est maintenant établi que le bêta-carotène fait obstacle aux maladies cardiovasculaires, probablement grâce à sa capacité d'inhiber l'oxydation du cholestérol, facteur important de l'obstruction des artères.

Après avoir mis à l'essai durant une période de six ans l'administration d'une dose de 50 mg de bêta-carotène tous les deux jours auprès d'un groupe de médecins de sexe masculin, des chercheurs de Harvard ont constaté que le traitement avait réduit de 50 % en moyenne, par rapport au groupe qui avait reçu un placebo tout au long de l'expérience, les infarctus, les accidents vasculaires cérébraux (AVC) et autres maladies du système cardiovasculaire à issue fatale; il faut préciser toutefois que les sujets n'ont commencé à répondre au bêta-carotène que deux ans après le début des essais.

Le bêta-carotène aurait pour effet de ralentir la formation de plaques d'athéromes sur les parois artérielles, présume le

Dr Charles Hennekens, professeur à Harvard, qui a piloté cette importante étude.

Même constat à la suite d'une étude effectuée en Europe dans plusieurs centres de recherche: les sujets qui consomment le moins de bêta-carotène courent un risque beaucoup plus élevé – de 260 %! disent les auteurs – d'être victime d'un premier infarctus que ceux qui en consomment le plus.

D'autres travaux d'envergure ont confirmé les vertus protectrices du bêta-carotène. Citons par exemple la fameuse étude qu'a menée une autre équipe de Harvard auprès de 90 000 infirmières. Les résultats sont concluants: chez les femmes qui avaient consommé 11 000 unités internationales (UI) par jour de bêta-carotène on a relevé un taux de risque d'être atteinte d'une maladie de cœur de 22 % inférieur à celui des femmes qui n'en avaient consommé que 3 800; de même, le taux de susceptibilité aux AVC était de 37 % inférieur chez les sujets du premier groupe.

Un autre traitement mis à l'essai par les chercheurs bostoniens auprès du même groupe d'infirmières a confirmé la validité de l'hypothèse voulant que le bêta-carotène constitue une bonne protection contre l'AVC. Le traitement n'avait cette fois rien de compliqué: cinq carottes par semaine, au moins, pour les sujets du groupe expérimental et une carotte par mois chez les sujets du groupe témoin. Résultats? Un taux de vulnérabilité à l'AVC inférieur de 68 % chez les sujets du groupe expérimental!

Les épinards feraient merveille, eux aussi: ils pourraient réduire de 40 %, rapporte une autre étude, les risques d'être victime d'un AVC. Selon JoAnn Manson, professeur-chercheur à Harvard, de même que la vitamine E est championne dans la prévention de l'infarctus, de même le bêta-carotène est l'antioxydant le plus puissant qui soit contre l'AVC.

Il faut savoir, ici encore, que les fortes doses de bêta-carotène ne commencent à agir vraiment sur le système cardiovasculaire que deux ans après le début du traitement.

Les vertus anti-infectieuses du bêta-carotène

Un apport supplémentaire de bêta-carotène peut contribuer à renouveler complètement l'arsenal des cellules chargées d'assurer la défense de l'organisme contre les agents infectieux – les cellules tueuses naturelles ou lymphocytes NK (*natural killer cells*), les lymphocytes T auxiliaires et les lymphocytes activés –, comme l'ont montré des tests menés à l'Université de l'Arizona. Soixante hommes et femmes, âgés de 56 ans en moyenne, ont participé à l'expérience. Sous l'effet de doses quotidiennes de 30 à 60 mg de bêta-carotène, administrées durant deux mois, ces cellules clés de l'immunité ont augmenté sensiblement en nombre. «Ces divers types de globules blancs forment un premier rempart contre les cellules cancéreuses et contre les infections virales et bactériennes», explique Ronald Watson, coordonnateur de l'étude.

D'autres essais, effectués à l'Université Tufts, auprès d'un groupe de médecins de Harvard, ne laissent pas de doute non plus quant aux vertus anti-infectieuses du bêta-carotène: des doses de 50 mg administrées à tous les deux jours durant une période donnée ont provoqué une hausse significative des taux sanguins de lymphocytes NK.

BÊTA-CAROTÈNE, VITAMINE E ET VITAMINE C: UN TRIO GAGNANT

L'un ou l'autre des antioxydants dont il a été fait mention dans les pages précédentes, qu'il s'agisse de la vitamine E, de la vitamine C ou du bêta-carotène, vous aidera de diverses manières à rester jeune même si vous prenez de l'âge, chacun de ces nutriments ayant la propriété de juguler les assauts destructeurs des radicaux libres. Sachez toutefois qu'ils forment une équipe du tonnerre quand vient le temps d'inactiver ces empoisonneurs.

La fameuse étude auprès d'un vaste groupe d'infirmières à laquelle nous faisions allusion précédemment est extrêmement révélatrice à ce propos. Après s'être aperçus qu'un apport quotidien de 200 UI de vitamine E avait permis de réduire chez les sujets de l'échantillon le risque d'être victime d'une maladie cardiovasculaire grave de 34 %, comparativement à des baisses de 22 % en ayant recours uniquement au bêta-carotène, et à 20 % en administrant seulement de la vitamine C, les expérimentateurs ont pu constater, à leur grande surprise, que la conjugaison des trois vitamines avait permis d'enregistrer de bien meilleurs résultats, soit une réduction du taux de risque de 50 %!

Même constat à propos des AVC: un apport important en vitamine E, en vitamine C et en bêta-carotène *combinés* a réduit chez les femmes participant à l'expérience les risques d'AVC de 54 %, taux impossible à obtenir en ne faisant appel qu'à une seule des trois vitamines.

Les auteurs présument que les effets cumulatifs des trois antioxydants retardent davantage l'obstruction et la détérioration permanentes des artères – symptômes de l'athérosclérose – qu'une seule de ces substances agissant isolément; ils contribuent ainsi à prévenir beaucoup plus énergiquement l'infarctus et l'AVC que ne pourrait le faire chacune des trois vitamines prises isolément. Pour deux raisons.

D'abord, les trois antioxydants travaillent de concert à inhiber l'oxydation des lipoprotéines LDL (le «mauvais» cholestérol) qui est à l'origine des plaques athéromateuses, facteur important de l'obstruction des artères; on s'est aperçu, par exemple, lors d'une série d'expériences effectuées en Australie, qu'un apport quotidien de 900 mg de vitamine C combiné à 200 mg de vitamine E et à 18 mg de bêta-carotène, avait, après trois mois d'essais, retardé de plus de 25 % le déclenchement de l'oxydation des LDL, et encore davantage (28 %) après six mois de mise à l'essai du trio vitaminique.

Ensuite, les trois vitamines participent de manière séquentielle et complémentaire aux réactions contribuant à retarder l'oxydation des LDL: quand la vitamine E est à bout de souffle, le bêta-carotène prend la relève, à moins que les cellules soient bien pourvues en vitamine C, auquel cas la vitamine E retrouve son énergie initiale.

Il n'y a donc pas de doute qu'elles sont plus efficaces à prévenir l'oxydation des LDL lorsqu'elles travaillent ensemble que lorsqu'elles agissent chacune de leur côté.

Des chercheurs de Harvard affirment avoir relevé des effets semblables à propos du cancer. Ils sont arrivés, dans un premier temps, à faire régresser et même à stopper dans certains cas le développement du cancer chez des hamsters avec des suppléments de vitamine E; ils ont constaté en revanche, dans un deuxième temps, qu'un mélange de vitamine E, de bêta-carotène, de vitamine C et de glutathion était de beaucoup plus efficace à éclipser les cellules cancéreuses que ne pouvait le faire, à elle seule, la vitamine E, ou que n'y parvenaient deux de ces éléments réunis.

STRATÉGIE À ADOPTER POUR METTRE TOUTES LES CHANCES DE SON CÔTÉ

1. Évaluer ses besoins

The Alliance for Aging Research recommande aux adultes de prendre – et ce, jusqu'à la fin de leur vie – de 10 à 30 mg de bêta-carotène (entre 17 000 et 50 000 UI) par jour.

2. Cibler les bonnes sources de bêta-carotène

Les aliments de choix. – Vous trouverez du bêta-carotène en abondance dans une grande variété de fruits et de légumes (voir l'encadré intitulé: «Les meilleures sources alimentaires de bêta-carotène»). Prenez soin toutefois de ne pas trop les cuire, car une cuisson prolongée annule les effets thérapeutiques de ce précieux nutriment.

Les suppléments. – Les bonnes sources alimentaires de bêta-carotène ne manquent pas, loin de là! Il appert toutefois, si l'on en croit du moins les résultats obtenus lors de tests effectués par des chercheurs du ministère de l'Agriculture, que le bêta-carotène serait plus facile à absorber sous forme de supplément. À titre d'assurance complémentaire contre le vieillissement, certains spécialistes recommandent donc de prendre chaque jour un comprimé de 10 à 15 mg (17 000 – 25 000 UI) de bêta-carotène, en tenant compte des indications suivantes:

LES MEILLEURES SOURCES ALIMENTAIRES DE BÊTA-CAROTÈNE

Aliment	Portion	Teneur en ß-carotène par portion (mg)
Jus de carotte	1 tasse	24,2
Patate douce	1 (moyenne)	10,0
Abricots, secs	10 moitiés	6,2
Chicorée sauvage, crue	1 tasse	6,2
Carotte, crue	1 (moyenne)	5,7
Épinards, cuits	½ tasse	4,9
Cantaloup	⅛ fruit	4,0
Feuilles de navet, cuites	½ tasse	3,9
Citrouille, cuite	½ tasse	3,7
Chou cavalier, cuit	½ tasse	3,4
Bette à carde, cuite	½ tasse	3,2
Chou vert frisé, cuit	½ tasse	3,0
Courge d'hiver, cuite	½ tasse	2,9
Abricots, frais	2 fruits	2,5
Épinards, crus	1 tasse	2,3
Jus de tomate	1 tasse	2,2
Courge spaghetti, cuite	½ tasse	1,9
Feuilles de moutarde, cuites	½ tasse	1,9
Feuilles de betterave, cuites	½ tasse	1,8
Pamplemousse, rose ou rouge	½ fruit	1,6
Mangue	½ fruit	1,4
Feuilles de pissenlit, cuites	½ tasse	1,4
Poivron rouge, cru	½ tasse	1,1
Laitue romaine, crue	1 tasse	1,1
Melon d'eau	1 tranche	1,1
Brocoli, cuit	½ tasse	1,0

- bien s'assurer, en lisant attentivement les indications inscrites sur l'emballage, qu'il s'agit bien de bêta-carotène, et *non de vitamine A,* comme telle, car la vitamine A peut être toxique;
- prendre le supplément de bêta-carotène au moment des repas, autant que possible, les graisses alimentaires étant indispensables à son absorption, ne l'oubliez jamais: *l'effet des suppléments de bêta-carotène est absolument nul s'ils ne sont pas combinés à une petite quantité de matières grasses;*

- répartir la dose quotidienne mentionnée précédemment en trois prises, correspondant aux trois repas de la journée, mesure qui aurait pour effet de faire grimper les concentrations de cet antioxydant à un niveau trois fois plus élevé que ne le fait une seule et unique dose journalière;

3. Savoir doser

De toutes les vitamines, le bêta-carotène (qui est en fait une «provitamine», c'est-à-dire un précurseur de la vitamine A) est celle à laquelle ont été associés le moins de risques de toxicité. Des centaines de comptes rendus émanant de centres de recherche situés un peu partout à travers le monde ont confirmé, sur la base d'expérimentations menées chez l'animal (en Italie, notamment, où des doses de 90 mg ont été, avec succès, mises à l'essai), l'innocuité de cet antioxydant.

Symptômes de toxicité. – Certains auteurs rapportent toutefois avoir noté que des doses élevées avaient, dans certains cas, provoqué un jaunissement de la peau, symptôme qui aurait toutefois disparu dès l'interruption du traitement.

Effets secondaires. – Une équipe finlandaise a causé beaucoup d'émoi au sein de la communauté scientifique en révélant en 1994 qu'une dose quotidienne de 20 mg de bêta-carotène avait eu pour effet d'augmenter de 18 % chez des fumeurs invétérés les risques de cancer du poumon.

La validité de ces observations, d'un point de vue scientifique, a été mise en doute par de nombreux spécialistes du domaine – pour des raisons multiples, et trop complexes pour être débattues ici. «L'idée qu'un supplément de bêta-carotène de dose équivalente à la consommation de sept ou huit carottes par jour puisse causer le cancer n'a absolument aucun sens, d'un point de vue biologique», invoque Julie Buring, de Harvard. «L'étude finlandaise n'invalide pas les bienfaits associés aux vitamines antioxydantes ni ne leur impute aucun effet dommageable», souligne, quant à lui, le Dr Henneken. «Nous sommes profondément convaincus que le bêta-carotène n'est pas toxique», affirme avec conviction Philip Taylor, directeur des National Cancer Institute's Division of Cancer Prevention Studies.

Une étude menée en Chine par des chercheurs du National Cancer Institute a fait la preuve qu'un apport quotidien de 15 mg de bêta-carotène, conjugué à certaines doses de vitamine E et de sélénium, pouvait réduire l'incidence du cancer du poumon chez les fumeurs.

Une chose est sûre: le bêta-carotène ne peut, à lui seul, même à de très fortes doses administrées durant plusieurs années, éclipser chez les gros fumeurs les risques de développer un cancer du poumon. Par mesure de prudence, certains spécialistes du domaine recommandent aux fumeurs de s'abstenir de prendre des suppléments de bêta-carotène jusqu'à ce que l'on dispose de suffisamment de preuves infirmant ou confirmant les corrélations établies par les chercheurs finlandais.

MISE EN GARDE

Il ne faudrait pas confondre le bêta-carotène avec la vitamine A du type *rétinol*, présente uniquement dans les produits d'origine animale, le foie par exemple. De nombreuses préparations multivitaminiques renferment de grandes quantités de vitamine A sous forme de rétinol. Or il est important de savoir que le rétinol peut avoir des effets toxiques sur votre propre foie. Les adultes ne devraient jamais consommer plus de 5 000 à 10 000 UI de rétinol par jour, sauf sur recommandation d'un médecin.

4
Les vitamines du groupe B: le parfait antidote à la «sénilité»

Sachant que les risques d'effets secondaires associés aux suppléments de vitamines du groupe B sont pratiquement nuls, il apparaît tout simplement insensé de négliger de les ajouter à son régime alimentaire quand on sait les enjeux déterminants et les conséquences souvent dramatiques d'une carence sur ce plan.

CE QUI INQUIÈTE le plus dans le fait de vieillir, c'est, pour la plupart d'entre nous, la crainte de voir défaillir ce que l'on a de plus précieux, ce qui est le moteur de notre être et le définit en propre: notre cœur et notre esprit. Est-il utopique de croire que l'on puisse contourner le problème, prévenir cette éventualité? On l'a cru pendant longtemps, jusqu'au jour où des études expérimentales sont venues confirmer qu'il est bel et bien possible, grâce aux vitamines du groupe B, d'empêcher le cœur de flancher et le cerveau de se dérégler malgré le cumul des années.

Le mode d'action des substances qui forment ce complexe vitaminique est extrêmement sophistiqué, à tel point que si l'une manque à l'appel, les autres se trouvent paralysées et ne peuvent plus exercer leurs pouvoirs. Pour freiner le vieillissement, il faut donc pouvoir compter sur toutes les vitamines du groupe, mais d'abord et avant tout sur la vitamine B_{12}, la vitamine B_6 et l'acide folique, dont on a découvert récemment les pouvoirs insoupçonnés dans le traitement des conséquences les plus redoutables du vieillissement.

LA VITAMINE B_{12}

Selon le chercheur Robert Russell, de l'U. S. Department of Agriculture Human Nutrition Research Center on Aging, qui a effectué à l'Université Tufts de longues et importantes recherches sur la question, la vitamine B_{12} [cobalamine] est le nutriment le plus souvent impliqué dans les états de carence associés au vieillissement; selon ses estimations, 20 % au moins des Américains âgés de 65 ans souffriraient d'une carence en vitamine B_{12}!

COMMENT LA VITAMINE B_{12} PEUT CONTRIBUER À FREINER LE VIEILLISSEMENT

Les séquelles dramatiques de la gastrite atrophique

Des chercheurs de Tufts, sous la direction de Russell, ont démontré que la *gastrite atrophique* [inflammation aiguë et atrophie de la muqueuse de l'estomac] peut engendrer un déficit en vitamine B_{12}. La gastrite atrophique est causée par une sécrétion de plus en plus réduite, à mesure que le sujet prend de l'âge, de trois substances essentielles au fonctionnement normal du métabolisme: l'acide chlorhydrique, la pepsine et une protéine appelée «facteur intrinsèque». Or cette protéine est indispensable à l'absorption de la vitamine B_{12} d'origine alimentaire.

La maladie, qui commence habituellement à se développer après l'âge moyen, finit par entraîner une importante carence en B_{12}, dont les symptômes, souvent très pénibles, peuvent survenir de manière impromptue. Ce nutriment étant essentiel au bon fonctionnement des facultés mentales, le malade risque ainsi de perdre peu à peu l'usage de ses facultés.

Selon une enquête épidémiologique coordonnée par Russell, la gastrite atrophique affligerait un nombre étonnamment élevé de personnes âgées:

- 24 % des personnes âgées de 60 à 69 ans;
- 32 % des personnes âgées de 70 à 79 ans;
- 40 % des personnes âgées de 80 ans et plus.

D'autres investigateurs estiment à 50 % le pourcentage d'Américains âgés de plus de 60 ans qui seraient victimes de cette maladie.

On sait aujourd'hui qu'il est possible, heureusement, de prévenir ou de traiter la gastrite atrophique à l'aide de suppléments.

De la vitamine B_{12} pour rester maître de ses facultés

Un déficit en vitamine B_{12} se traduit habituellement par des symptômes qui s'apparentent à ceux de pathologies telles que la démence, la maladie d'Alzheimer et autres manifestations de ce qu'on a coutume d'appeler la «sénilité». Une importante étude révèle que, chez plus de 28 % des patients souffrant de dérèglements neurologiques dus à une carence en B_{12}, des signes de démence, de perte d'équilibre et autres anomalies du système nerveux reliées à cette avitaminose ont été relevés, sans qu'ait été détecté pourtant le moindre signe d'anémie, ce qui complique singulièrement le dépistage.

Il n'est pas rare en effet d'observer chez les personnes âgées dont les concentrations sanguines en B_{12} frôlent la limite acceptable divers symptômes d'un dysfonctionnement de l'activité psychique, dont des pertes de mémoire. Il arrive même assez fréquemment, semble-t-il, que des analyses sanguines dites «normales» voilent une carence assez marquée pour perturber les fonctions métaboliques du sujet, comme le signalait récemment une autre étude sur la question.

«Lorsqu'une personne âgée commence à éprouver, sans cause apparente, des problèmes d'ordre neuropsychiatrique, il faut toujours soupçonner, avant toute autre cause, une carence en B_{12}», indique Russell. Plus vite sera détectée une défaillance du métabolisme sur ce plan, plus grandes seront les chances d'y remédier. Si l'on attend un an après l'apparition des premiers symptômes de troubles neurologiques pour intervenir, il risque alors d'être trop tard pour limiter ou corriger les dommages occasionnés au système nerveux.

Un déficit en B_{12} n'apparaît pas du jour au lendemain; comme le cancer, il s'installe graduellement. Il peut émerger à l'âge moyen mais ne devenir vraiment menaçant pour l'équilibre de l'organisme que dix, vingt ou même trente ans plus tard, vers 60 ou 70 ans, comme le prétend le Dr John Lindenbaum, professeur au Columbia Presbyterian Medical Center de New York.

Pourquoi donc attendre de frôler la limite pour agir? L'apparition des premiers signes d'anomalies engendrées par un manque de B$_{12}$ étant imprévisible et leurs conséquences étant souvent dramatiques, ne vaut-il pas mieux prévenir que guérir? se demandent les chercheurs. Des expériences effectuées auprès de 400 personnes âgées ont permis de démontrer que 40 % des sujets qui ne prenaient aucune multivitamine ni quelque autre forme de supplément affichaient de faibles concentrations sanguines en B$_{12}$, contre 12 % seulement chez ceux qui prenaient une multivitamine contenant 6 microgrammes (µg) de B$_{12}$.

Prévenez l'anémie pernicieuse

Il est important de savoir qu'une carence en B$_{12}$ peut créer un terrain favorable également à l'anémie pernicieuse. Une mauvaise absorption de cette vitamine, attribuable vraisemblablement à une maladie auto-immune [anomalie du système immunitaire qui amène l'organisme à fabriquer des anticorps pour détruire ses propres protéines], bloquerait la production du «facteur intrinsèque» par l'estomac, empêchant ainsi l'assimilation adéquate de la vitamine par l'intestin. L'anémie pernicieuse, qui survient en général chez les sujets qui ont passé l'âge moyen et frappe surtout les femmes, requiert un suivi médical et peut obliger la personne atteinte à recevoir des injections permanentes ou des doses très élevées de suppléments de B$_{12}$.

STRATÉGIE À ADOPTER POUR METTRE
TOUTES LES CHANCES DE SON CÔTÉ

1. Évaluer ses besoins

Pour bon nombre de personnes, une dose d'environ 6 µg de B_{12}, quantité que renferment les suppléments de vitamines et de minéraux courants, peut suffire à écarter une éventuelle déficience en ce nutriment. Rien ne le garantit toutefois. Plusieurs études suggèrent pour les personnes âgées un apport beaucoup plus important, se situant entre 500 et 1 000 µg par jour – mieux adapté à leurs besoins, selon le Dr Lindenbaum; seule une dose aussi élevée peut, selon lui, pallier les effets de problèmes graves de malabsorption ou d'une gastrite atrophique à un stade avancé.

2. Cibler les bonnes sources de vitamine B_{12}

Les aliments de choix. – Seuls les aliments d'origine animale (viande, volaille, poisson, œufs et produits laitiers) renferment de la vitamine B_{12}. Les personnes qui s'adonnent à un régime végétarien strict ou qui, sans être converties au végétarisme ou au végétalisme, préfèrent s'abstenir totalement de consommer les aliments de cette catégorie, sont donc tout particulièrement exposées à souffrir d'une carence en B_{12}.

Les suppléments. – Si vous avez plus de 50 ou de 60 ans (il est rare que des carences en B_{12} apparaissent avant cet âge, note le Dr Lindenbaum), vous avez tout avantage à prendre chaque jour un supplément de B_{12}, ne serait-ce que pour être sûr de ne jamais en manquer. Les suppléments agiraient même davantage que les sources alimentaires, la forme cristalline sous laquelle se présente la vitamine dans les comprimés facilitant l'absorption, même dans les cas où le degré d'acide gastrique est réduit sous l'effet d'une gastrite atrophique.

3. Savoir doser

Aucun risque de toxicité n'a été associé jusqu'à maintenant à la vitamine B_{12}, affirme Russell. Le Dr Lindenbaum est du même avis: «Elle est sans danger, même à forte dose. On ne connaît à ce jour aucun syndrome de toxicité en liaison avec cette vitamine.» Même des doses quotidiennes de 100 000 µg administrées en une seule fois ou des doses de 1 000 µg administrées durant cinq ans n'ont causé aucune réaction toxique, rapportent des spécialistes de la question.

Symptômes de toxicité. – On a déjà fait état cependant de réactions allergiques en liaison avec des surdoses de B_{12}.

L'ACIDE FOLIQUE

COMMENT L'ACIDE FOLIQUE PEUT CONTRIBUER À FREINER LE VIEILLISSEMENT

Si vos cellules manquent d'acide folique, autre vitamine du groupe B d'une importance capitale pour le bon fonctionnement de l'organisme, vous pouvez dire adieu à votre jeunesse! Vous êtes en effet bien engagé dans la voie rapide qui dessine le parcours idéal pour accélérer le vieillissement cellulaire.

L'acide folique, aussi appelé *folate* ou *folacine,* est actuellement le point de mire de la recherche sur le vieillissement. Non sans raison: les répercussions des carences en acide folique, vitamine de toute première importance pour le bon fonctionnement de l'organisme, sont innombrables.

L'acide folique remplit en effet des fonctions biologiques primordiales. Il a été démontré scientifiquement qu'il:

- protège l'organisme contre les effets néfastes d'une dangereuse substance, l'homocystéine, qui mutile lentement les artères, risquant ainsi de provoquer un infarctus ou un accident vasculaire cérébral;
- fait obstacle au cancer;

Les vitamines du groupe B: le parfait antidote à la «sénilité» 95

- prévient le vieillissement cérébral;
- agit sur l'humeur;
- aide à prévenir ou à lutter contre la dépression.

Un bon moyen de prévenir l'accumulation d'homocystéine dans le sang

Votre taux sanguin d'acide folique est tout à fait normal, vous dit votre médecin? Excellente nouvelle! Un atout important dans la prévention des maladies cardiovasculaires! Voici pourquoi.

On s'entend maintenant pour reconnaître que des concentrations sanguines élevées d'*homocystéine,* neurotoxine bien connue qui incite les cellules du cerveau à s'autodétruire, signalent un risque accru de maladie cardiovasculaire – aussi déterminant et peut-être même davantage qu'un taux excessif de cholestérol. Condition favorable à la détérioration des vaisseaux sanguins, elles multiplieraient par trois le risque d'être victime d'une maladie de cœur! (Nous reviendrons, au chapitre 25, sur les autres séquelles possibles d'un surplus d'homocystéine.) Or une étude portant sur un groupe de 1 160 personnes âgées, des deux sexes, révèle que 67 % des cas de concentrations excessives de cette protéine seraient reliés directement à un apport insuffisant d'une ou de plusieurs vitamines du groupe B.

Comme la vitamine B_{12} et la vitamine B_6, l'acide folique agit sur les enzymes en les incitant à métaboliser l'homocystéine – et il les a à l'œil, n'ayez crainte! En revanche, si l'une ou l'autre des vitamines du groupe B n'est pas au poste, le taux d'homocystéine se met à grimper, obstruant ainsi petit à petit les artères.

Une étude réalisée par des chercheurs de l'Université Tufts, avec la collaboration de 1 041 hommes et femmes âgés de 67 à 96 ans, met clairement en évidence une relation entre ce facteur et la fréquence des cardiopathies: chez les sujets dont les taux sanguins d'homocystéine étaient les plus élevés, deux fois plus de cas de rétrécissement des artères ont été relevés que chez les sujets dont les taux d'homocystéine étaient les plus faibles. Fait étonnant, mais bien réel, de toutes petites doses de vitamines B suffiraient à chasser l'homocystéine du système. Des trois vitamines du com-

---
Des observations qui font réfléchir...

- Plus les taux sanguins d'acide folique sont faibles dans le sang, plus les artères sont susceptibles de se rétrécir et de s'obstruer.
- L'apport en acide folique chez l'Américain moyen de plus de 50 ans, apport évalué approximativement à 235 µg d'acide folique par jour, est beaucoup trop faible pour freiner l'accumulation d'homocystéine dans le sang; une aussi faible quantité ne saurait permettre non plus de prévenir le cancer.
- Les fumeurs doivent tripler leur apport en acide folique (pour un apport total de 600 µg par jour), pour abaisser leur taux sanguin d'homocystéine.

---

plexe B qui nous occupent ici, l'acide folique se révélerait toutefois la plus habile à mater l'indésirable protéine; viendrait ensuite la vitamine B_6, puis la vitamine B_{12}. Les auteurs de l'étude affirment qu'un apport quotidien inférieur à 350 µg d'acide folique risque de favoriser l'augmentation du taux sanguin d'homocystéine.

Des essais menés auprès de personnes âgées révèlent que la probabilité qu'elles soient affectées par des taux excessifs de cette toxine était six fois plus élevée chez celles à qui avait été administrée une petite dose d'acide folique (200 µg par jour) que chez celles qui en avaient reçu une quantité supérieure (400 µg par jour).

Une arme de plus contre le cancer

Il a été démontré que l'acide folique est apte également à contrer et même à stopper l'action des cellules cancéreuses. Il faut savoir que des cellules cibles, celles du poumon ou du col de l'utérus par exemple, peuvent développer une carence «localisée» en acide folique, impossible à détecter par des analyses sanguines ordinaires: les tissus lésés risquent alors de former un terrain propice au développement du cancer.

Des essais menés par des chercheurs de l'Université de l'Alabama sont à ce propos très instructifs. L'expérience consistait à apprécier l'effet de très fortes doses d'acide folique (10 000 µg) et de vitamine B_{12} (1 000 µg) sur des cellules malignes détectées dans les tissus pulmonaires de gros fumeurs. (Il n'est pas rare que des cellules précancéreuses, susceptibles de déclencher un cancer du poumon, soient détectées dans le mucus ou le flegme expectoré par les personnes qui fument entre 20 et 30 cigarettes par jour.) En moins de quatre mois, une grande quantité de cellules précancéreuses disparurent et ce, même chez les sujets qui n'avaient pu s'empêcher de fumer, ce qui prouve qu'il est possible de remédier à des carences localisées en acide folique et en B_{12}. Aussitôt que les tissus pulmonaires des sujets eurent été imprégnés de vitamines B, les cellules retrouvèrent leurs attributs initiaux et perdirent, par le fait même, leurs propriétés malfaisantes. Ce qui ne signifie pas pour autant, s'empressent d'ajouter les auteurs, que le fait de prendre des vitamines ou de traiter à doses massives une carence vitaminique compense les effets du tabac et autorise à continuer de fumer.

Une seconde équipe de l'Université de l'Alabama à Birmingham a déjà mis en évidence l'effet des carences en acide folique sur le cancer du col de l'utérus. Les auteurs rapportent que, parmi un groupe de femmes infectées par le papovavirus (*HP virus*), très souvent en cause dans le cancer du col de l'utérus, celles dont les analyses sanguines faisaient ressortir un faible taux d'acide folique dans les globules rouges étaient exposées à un risque cinq fois plus élevé de voir les papillomes [tumeurs bénignes de la muqueuse du col utérin] se dégrader en cellules précancéreuses par rapport aux patientes dont les taux d'acide folique étaient les plus élevés. Si ce nutriment essentiel vient à manquer dans les cellules, explique le D*r* Charles Butterworth fils, de l'Université de l'Alabama, les chromosomes sont plus susceptibles de se fracturer à certains endroits particulièrement fragiles de leur structure, permettant ainsi au virus de s'infiltrer dans les gènes de cellules saines et de porter atteinte à l'ADN, premier pas vers le cancer.

D'autres auteurs font état d'une vulnérabilité plus marquée aux cancers du poumon, de l'œsophage et du sein chez les personnes qui présentent une carence en acide folique.

L'acide folique peut aussi, particulièrement avant la soixantaine, contribuer à prévenir le cancer du côlon. Lors d'une vaste étude effectuée par des chercheurs de Harvard auprès de 16 000 femmes et de 9 500 hommes, on s'est rendu compte en effet que la probabilité que des sujets à qui avaient été administrées les plus fortes doses d'acide folique développent des polypes intestinaux, excroissances du côlon qui peuvent se dégrader en cellules cancéreuses, était moins élevée que chez les autres sujets du groupe: la différence était de 34 % en faveur des femmes qui avaient absorbé chaque jour 700 µg d'acide folique environ, par comparaison avec celles qui n'en avaient absorbé que 166 µg par jour.

Comment expliquer ce phénomène? Vraisemblablement par le fait que l'acide folique contribue à bloquer un processus qui stimulerait les gènes du cancer.

Le rôle protecteur de l'acide folique contre les effets des neurotoxines

L'acide folique joue également un rôle vital dans la protection des cellules du cerveau. Quiconque veut garder un esprit vif ne peut donc se permettre de faire l'économie de cette vitamine. Selon le Dr E. Reynolds, de la King's College School of Medecine and Dentistry à Londres, bien des symptômes psychiatriques, notamment les troubles de la mémoire, la dépression et la démence, sont beaucoup plus fréquents chez les personnes qui présentent de faibles taux sanguins d'acide folique – et encore davantage si elles ont un âge avancé.

Plusieurs études ont mis en évidence cette corrélation. L'une d'elles révèle que les personnes âgées souffrant de désordres mentaux, particulièrement de démence, sont trois fois plus susceptibles de présenter des concentrations sanguines déficitaires en acide folique que les autres sujets du même âge. Un autre rapporte que des sujets en excellente santé, mais dont le régime fournissait une quantité insuffisante d'acide folique, ont obtenu des résultats inférieurs à ceux d'autres sujets du groupe expérimental lors de tests visant à mesurer leurs aptitudes à la pensée abstraite et à la mémorisation. On a même réussi à soulager des états dépressifs avec des doses d'à peine 400 µg par jour.

UN EXPERT NOUS LIVRE SES SECRETS

DR RENÉ MALINOW
*Professeur à la faculté de médecine
de l'Oregon Health Sciences University
Pionnier de la recherche sur l'homocystéine*

Pour maintenir les concentrations sanguines d'homocystéine à un niveau adéquat, le Dr Malinow prend chaque jour un comprimé de 1 000 µg (1 mg) d'acide folique, en plus d'un comprimé de multivitamine contenant 400 µg d'acide folique. Il s'assure ainsi d'obtenir chaque jour un apport total de 1 400 µg d'acide folique.

Les jeunes adultes ne sont pas à l'abri des dangers associés à des déficits en acide folique, si l'on en juge d'après certains travaux. Une équipe allemande dit avoir observé à l'occasion d'une étude réalisée à l'Université de Giessen qu'un apport déficitaire en acide folique dans le régime alimentaire de jeunes hommes avait entraîné divers symptômes de troubles psychiques – instabilité émotionnelle, manque de concentration, tendance plus marquée à l'introversion et manque de confiance –, symptômes qui ont rapidement été corrigés (en huit semaines à peine!) par des apports équivalents à ceux que procurent les comprimés multivitaminiques courants.

Ces effets favorables de l'acide folique sur le cerveau seraient dus en partie à l'aptitude de cette vitamine à venir à bout de l'homocystéine.

STRATÉGIE À ADOPTER POUR METTRE
TOUTES LES CHANCES DE SON CÔTÉ

1. Évaluer ses besoins

On estime en général qu'un apport quotidien de 400 µg d'acide folique ou se situant entre 400 et 1 000 µg constitue une bonne protection contre les risques associés aux concentrations sanguines trop élevées en homocystéine (une susceptibilité accrue aux maladies cardiovasculaires, entre autres) et contre le cancer. Pareille dose devrait suffire aussi à remédier aux carences induisant des troubles d'ordre psychiatrique. Vous devriez normalement obtenir la quantité requise en incluant à votre régime des aliments riches en acide folique, que vous pourrez compléter avec un supplément vitaminique, si nécessaire.

2. Cibler les bonnes sources d'acide folique

Les aliments de choix. – Intégrez régulièrement à vos menus l'un ou/et l'autre des aliments suivants:

- haricots secs
- épinards
- chou cavalier
- agrumes

Les suppléments. – Il faut savoir que l'organisme ne peut, en règle générale, absorber et utiliser que 50 % de l'acide folique d'origine alimentaire. Pour être absolument sûr de ne courir aucun risque, en particulier si le taux sanguin d'homocystéine est trop élevé ou si l'on souffre de troubles coronariens, certains spécialistes recommandent donc de consommer chaque jour un supplément de 1 000 à 5 000 µg d'acide folique pour stabiliser le taux d'homocystéine.

3. Savoir doser

Aucun effet nuisible apparent n'a été rapporté jusqu'à aujourd'hui en relation avec l'usage de suppléments d'acide folique, même à des doses se situant entre 5 000 et 10 000 µg par jour.

Effets secondaires. – Des mégadoses d'acide folique pourraient toutefois masquer une carence en vitamine B_{12} et un problème sous-jacent d'anémie pernicieuse, sauf, bien entendu, si les tests appropriés ont été administrés au patient pour cerner d'éventuels troubles à ces niveaux. Si vous avez quelque raison de croire que vous pourriez être sujet à l'anémie pernicieuse, demandez donc à votre médecin de vous faire passer tous les tests nécessaires avant d'avaler des comprimés de 1 000 µg d'acide folique.

MISE EN GARDE

Si vous prenez des antibiotiques durant une période assez prolongée ou si vous avalez fréquemment des antiacides au moment des repas, sachez que votre aptitude à assimiler l'acide folique s'en trouve de beaucoup diminuée – et ce, quel que soit votre âge.

VITAMINE B_6

COMMENT LA VITAMINE B_6 PEUT CONTRIBUER À FREINER LE VIEILLISSEMENT

Les troubles et maladies de la vieillesse, ou du moins traditionnellement associés à ce stade de la vie – affaiblissement des mécanismes de défense immunitaire, déclin des facultés mentales, fléchissement de la santé cardiaque et vulnérabilité accrue aux maladies infectieuses et au cancer –, frapperaient plus particulièrement les sujets qui ne consomment pas une quantité suffisante de vitamine B_6 (pyridoxine), selon des chercheurs de Tufts: un apport déficitaire en B_6 affecterait, disent-ils, la production de lymphocytes T, de lymphocytes T auxiliaires et de divers types d'anticorps qui jouent un rôle clé dans l'immunité. Ils mentionnent en outre que les personnes âgées ont besoin de plus de 20 % de B_6 que les sujets plus jeunes, cette vitamine étant de plus en plus difficile à absorber avec l'âge. Les carences commenceraient à apparaître dès l'âge de 40 ans.

On s'étonnera peut-être d'apprendre que les Américains consomment entre 50 % et 70 % de moins de vitamine B_6 que ne le recommandent les autorités sanitaires. Compte tenu des problèmes fréquents de malabsorption des vitamines du groupe B après 40 ans, les personnes âgées risquent d'être encore plus éprouvées que les autres par cette anomalie. Les auteurs estiment qu'un tiers au moins des personnes âgées ont des taux sanguins en B$_6$ qui frôlent la limite acceptable.

Un élément nutritif qui mène une lutte féroce aux corps étrangers

Un déficit en B$_6$ a pour effet de réduire le nombre de cellules responsables de la défense de l'organisme contre les agents infectieux. De deux manières: en décimant les lymphocytes et en ralentissant la production d'interleukine 2, substance qui favorise la croissance des indispensables lymphocytes T. Des chercheurs de Tufts sont parvenus à rétablir ces mécanismes immunitaires chez des personnes âgées en leur administrant chaque jour durant trois semaines des suppléments de B$_6$, à raison de 1,9 milligramme (mg) par jour aux femmes et de 2,88 mg par jour aux hommes. La mise à l'essai de très fortes doses – 50 mg par jour – n'a toutefois pas accru l'efficacité du traitement.

Un agent actif contre l'accumulation d'homocystéine dans les vaisseaux

La vitamine B$_6$ joue un rôle primordial dans l'inhibition de l'homocystéine. Elle représente en quelque sorte la deuxième ligne de défense du corps contre cette substance indésirable, le premier étant, comme nous l'avons vu, l'acide folique, qui agit sur une enzyme capable de dissoudre l'homocystéine. Il est maintenant établi que sans un apport suffisant en B$_6$, l'homocystéine peut s'accumuler dans les voies sanguines, endommageant ainsi les artères, facteur de risque connu dans l'incidence des infarctus ou des accidents vasculaires cérébraux. Des travaux attestent également que cette vitamine entrave la formation de caillots nocifs.

Les vitamines du groupe B: le parfait antidote à la «sénilité» 103

De la vitamine B_6 pour garder intacte votre mémoire

Des chercheurs hollandais disent avoir observé qu'une dose de 20 mg de B_6 par jour administrée pendant trois mois a contribué à améliorer la «mémoire à long terme» chez des hommes de 70 ans et plus. Les auteurs suggèrent qu'une dose appropriée de B_6 pourrait retarder le déclin de la mémoire qui se manifeste avec l'âge.

STRATÉGIE À ADOPTER POUR METTRE
TOUTES LES CHANCES DE SON CÔTÉ

1. Évaluer ses besoins

Une dose quotidienne de 3 mg environ de vitamine B_6 devrait suffire à prévenir les carences et à stimuler les défenses immunitaires.

2. Cibler les bonnes sources de vitamine B_6

Les aliments de choix. – On optera pour les aliments ou groupes d'aliments suivants:

- produits de la pêche marine
- céréales à grain entier
- noix
- fèves de soya
- patate douce
- pruneaux

Les suppléments. – Les multivitamines courantes renferment habituellement 3 mg environ de B_6, dose convenable pour prévenir un éventuel déficit. Des doses quotidiennes de 10 à 50 mg absorbées séparément pourraient toutefois être nécessaires aux personnes affectées par un taux excessif d'homocystéine, comme l'ont montré des essais.

3. Savoir doser

Il vaut mieux, par mesure de prudence, s'en tenir à des doses n'excédant pas 50 mg de B_6 par jour.

MISE EN GARDE

Les doses supérieures à 200 mg par jour, surtout lorsqu'elles sont administrées sur une période prolongée, peuvent provoquer des troubles d'ordre neurologique. Des doses de 500 à 1 000 mg par jour pourraient endommager le système nerveux.

5
Le chrome : régulateur et fortifiant

Si vous avez plus de vingt ans, il y a de fortes probabilités que vous souffriez d'une carence en chrome, carence qui risque d'enclencher avant l'heure et sans que vous le sachiez – car aucun test fiable ne permet encore de détecter cette défaillance du métabolisme – le mécanisme du vieillissement. Voyez-y donc dès maintenant.

GARY EVANS, professeur de chimie à l'Université du Minnesota à Bemidji et chercheur réputé pour ses travaux sur le chrome, observa un jour que des rats de laboratoire étaient encore vivants, et très vigoureux de surcroît, après trois années et demie d'activité fébrile dans leurs petites cages, alors que leur durée de vie dépasse rarement 30 mois (ce qui équivaudrait à peu près, chez l'humain, à prolonger jusqu'à 102 ans l'existence d'une personne de 75 ans). Evans ne s'en étonna pas outre mesure, sachant que la pâture à laquelle ces animaux de laboratoire étaient nourris contenait une petite quantité d'un dérivé du chrome, oligoélément présent dans certains aliments, qu'il croyait doté de vertus particulières.

« Je m'attendais, en fait, à ce que ces rats vivent plus longtemps, dit-il. Je me suis rendu compte à un moment donné qu'ils présentaient plusieurs traits semblables à ceux des animaux soumis à un régime à basse teneur en calories ; or ces animaux vivent en général plus longtemps que leurs congénères. La ration alimentaire des rats n'ayant pas été diminuée, le seul facteur qui pouvait être en cause ici était le picolinate de chrome, qui avait été ajouté en doses modestes à la pâture des rats. »

Des observations qui font réfléchir...

- Environ 90 % des Américains souffrent d'une carence grave en chrome, attribuable à un apport quotidien inférieur de moitié, si ce n'est davantage, aux 50 microgrammes (µg) recommandés comme apport nutritionnel minimal par les autorités sanitaires.
- Il est pratiquement impossible de trouver uniquement dans son régime alimentaire la quantité de chrome qui corresponde à l'apport recommandé; il faudrait en effet absorber entre 3 000 et 4 000 calories par jour pour obtenir tout juste les 50 µg indispensables à l'équilibre de l'organisme. Pour obtenir les 200 µg recommandés comme moyen de prévenir les symptômes du vieillissement, il faudrait consommer 12 000 calories par jour, selon des analystes du ministère de l'Agriculture.
- Un déficit en chrome peut entraîner une augmentation des taux sanguins d'insuline et de glucose, facteur favorable au diabète, aux maladies cardiaques et autres symptômes de sénescence prématurée.
- À peu près 50 millions d'Américains d'âge adulte (soit un sur quatre) souffriraient sans le savoir d'une tolérance au glucose, plus ou moins marquée selon le cas. On estime que 40 millions d'entre eux pourraient bénéficier grandement de suppléments correctement dosés de chrome pour compenser cette anomalie.

Le picolinate exercerait donc des effets bénéfiques – notamment en réduisant le taux d'insuline et le taux de glucose – analogues à ceux d'un régime hypocalorique.

Fascinant, non? La perspective de pouvoir allonger votre espérance de vie en consommant régulièrement une petite quantité de chrome ne vous sourit-elle pas davantage que celle de vous soumettre à longue échéance à un régime à faible teneur en calories?...

Reste à savoir si les mêmes résultats peuvent être attendus chez l'humain. Les travaux d'Evans auront néanmoins eu le mérite de nous sensibiliser au fait que le chrome participe à la régulation des taux sanguins d'insuline et de glucose. Cet élément minéral représente, de ce point de vue, une promesse d'énergie nouvelle et de longue vie.

POURQUOI LE CHROME EST INDISPENSABLE
POUR CONTRER LES EFFETS DU VIEILLISSEMENT

Impossible de ralentir le processus du vieillissement sans un apport adéquat en chrome: les spécialistes de la question sont catégoriques là-dessus. Pourquoi? Parce que le chrome joue un rôle de premier plan dans la régulation du taux d'insuline dans le sang. Or on sait qu'un taux excessif de cette hormone dans la circulation sanguine accélère, sans qu'on s'en aperçoive, le vieillissement des cellules; cette anomalie, qui s'installe avec l'âge, favoriserait le développement de diverses maladies.

Les autorités sanitaires américaines soupçonnent d'ailleurs de plus en plus la pollution du sang attribuable aux dangereuses concentrations de glucose, de cholestérol LDL et de triglycérides qu'entraîne un taux excessif d'insuline dans le sang d'être en cause dans l'augmentation des cardiopathies, du diabète et possiblement du cancer du sein dans la population.

Près de 25 % des Américains de plus de 50 ans seraient affectés par cette anomalie du métabolisme, appelée *insulinorésistance*. Bien peu le savent cependant, ni n'en soupçonnent la gravité, les symptômes restant la plupart du temps très discrets. Jusqu'à ce que le mal soit fait...

Comment s'installe l'insulinorésistance? Avec l'âge, les cellules sont moins efficaces à métaboliser l'insuline nécessaire pour abaisser le taux de glucose (sucre) dans le sang et pour favoriser l'utilisation du glucose par les tissus, comme si elles devenaient moins sensibles, plus «résistantes», à l'hormone antidiabétique. Pour arriver à équilibrer le glucose sanguin, le pancréas doit en pareil cas déverser dans le sang une plus grande quantité d'insuline.

Si le taux sanguin d'insuline est trop faible, la glycémie (taux sanguin de glucose) risque de monter en flèche. Une quantité anormalement élevée de substances impropres à exécuter normalement leurs fonctions – ce qui peut s'appliquer tant au glucose qu'à l'insuline – se voient alors déversées dans la circulation sanguine. Une fois déliées de leurs fonctions, ces substances risquent de détruire les artères en activant le processus qui accélère la formation des plaques d'athéromes. Une surcharge d'insuline et de glucose dans le sang peut aussi entraîner à l'âge mûr ou ultérieurement un diabète irréversible. (Nous reviendrons, au chapitre 28, sur les risques associés à une insulinémie anormale.)

Les suppléments de chrome peuvent, dans la plupart des cas, prévenir ou corriger ces dangereux déséquilibres en stimulant l'activité de l'insuline et en favorisant, par le fait même, une plus grande consommation d'insuline pour réaliser les mêmes tâches. De toutes les études dignes de foi qu'il lui a été donné de recenser sur la question, Walter Merz, l'un des premiers chercheurs à s'être intéressé aux effets du chrome, indique que 80 % d'entre elles encouragent la supplémentation en chrome pour accroître l'efficacité de l'insuline ou équilibrer les taux sanguins de cholestérol et de triglycérides.

Quant à savoir comment agit le chrome dans ce cas particulier, la question reste ouverte. Des observations *in vitro* laissent croire néanmoins que le chrome se fixe très solidement à l'insuline, multipliant ainsi par 100 et même davantage, dit-on, la capacité qu'a l'hormone de convertir le glucose en gaz carbonique.

En optimisant l'activité de l'insuline, les suppléments de chrome peuvent donc vous épargner les séquelles d'un vieillissement précipité.

TROP DE SUCRE: MOINS DE CHROME

Si vous aimez les sucreries, sachez qu'il vous faut encore plus de chrome qu'il en faut normalement pour maintenir l'équilibre physiologique de votre organisme, car le sucre – aussi bien le sucre de table que le sirop de maïs (produit très riche en fructose qui entre dans la composition des boissons gazeuses et d'un grand nombre de préparations alimentaires industrielles) – peut neutraliser la plus infime quantité de chrome fournie par votre ration alimentaire. Vous vous trouvez alors exposé à une double menace: d'abord, à une augmentation de votre taux sanguin de glucose, et donc de votre taux d'insuline; ensuite, à une réduction de votre taux sanguin de chrome, déjà si peu élevé en général, et à l'état de carence qui peut s'ensuivre. Or il est connu que ces déséquilibres accélèrent le vieillissement. On estime qu'un individu qui puise 33 % de ses calories alimentaires dans les glucides (sucres) multiplie par trois les pertes de chrome déjà associées à la consommation de 10 % des calories en glucides.

UNE BOMBE À RETARDEMENT

Les manifestations pathologiques d'une carence en chrome sont habituellement mises au compte des symptômes «normaux» du vieillissement, ce qui fausse les perspectives.

Il est important de savoir que le déclin est graduel et insidieux: «Les carences en chrome prennent en général plusieurs années à se manifester», dit Richard Anderson, attaché de recherche auprès du ministère de l'Agriculture des États-Unis. «Les taux sanguins de chrome diminuent très lentement, ajoute-t-il, jusqu'à ce que, quelques dizaines d'années plus tard, le taux de LDL (le "mauvais" cholestérol), le taux d'insuline et le taux de glucose se mettent à monter, et le taux de HDL (le "bon" cholestérol) à descendre – perturbations qui peuvent gravement mettre en danger la santé d'un individu. Les gens pensent habituellement que tous ces changements sont des signes normaux de vieillissement, alors qu'ils sont occasionnés en réalité par un régime trop faible en chrome et trop riche en sucre, et ignorent pour la plupart qu'il est possible de prévenir ce dérèglement du métabolisme.»

COMMENT LE CHROME PEUT CONTRIBUER
À FREINER LE VIEILLISSEMENT

Les vertus protectrices du chrome sont innombrables. Il est établi en effet que cet oligoélément peut, à des doses adéquates:

- réduire le taux sanguin d'insuline;
- réduire le taux sanguin de triglycérides;
- réduire le taux sanguin de lipoprotéines LDL;
- augmenter le taux sanguin de lipoprotéines HDL;
- prévenir l'obstruction des artères et, par voie de conséquence, les maladies cardiaques;

- stabiliser le taux sanguin de glucose et ainsi diminuer le risque d'être atteint du diabète tardif;
- inhiber la croissance des cellules cancéreuses;
- stimuler le système immunitaire;
- donner du tonus à l'organisme;
- accroître la masse maigre de l'organisme;
- activer la production de l'hormone déhydroépiandrostérone (DHEA ou DEA);
- allonger l'espérance de vie.

Autant de façons de parer les outrages du temps!

Du chrome pour permettre à l'insuline de prendre du répit

Le chrome ayant la propriété d'accroître la capacité de l'insuline à métaboliser les glucides dans l'organisme, il va de soi qu'une moins grande quantité d'insuline sera requise pour exécuter cette fonction si le sang est bien pourvu en chrome; tant les concentrations d'insuline que les concentrations de glucose dans le sang se trouveront alors à diminuer. Si toutefois l'apport en chrome fait défaut, le pancréas devra synthétiser dix fois plus d'insuline pour abaisser le taux de glucose dans le sang, comme le souligne Anderson. Or on sait qu'une surcharge d'insuline est néfaste pour les artères et qu'elle peut précipiter, de ce fait même, l'athérosclérose et éventuellement déclencher le diabète «de l'adulte», connu dans le vocabulaire médical sous le nom de diabète *non insulinodépendant* (NID) ou diabète «type 2».

En réactivant l'insuline, le chrome atténue certains des dangers associés à l'insulinorésistance qui se développe avec l'âge. Il pourrait même réduire l'insulinorésistance chez les diabétiques, si l'on en croit plusieurs études sur la question. Des chercheurs israéliens rapportent que l'administration d'une dose quotidienne de 200 µg de picolinate de chrome aurait permis d'améliorer de 62 % la métabolisation de l'insuline chez des femmes atteintes de diabète NID et de 50 % celle d'un groupe d'hommes aux prises avec la même maladie.

Des suppléments de chrome pour équilibrer la glycémie

Il est connu qu'un taux trop élevé de glucose dans le sang favorise le diabète, et tout ce qui s'ensuit. Des essais ont cependant démontré qu'on peut rétablir à un taux normal les concentrations sanguines de glucose en ayant recours aux suppléments de chrome, qu'il s'agisse de corriger un problème d'hyperglycémie ou d'hypoglycémie. «Le chrome exerce un effet "adaptogène", explique Anderson: il est capable de normaliser la glycémie, quel que soit le déséquilibre en cause.» Cette aptitude lui vient probablement de sa capacité à réguler les taux sanguins d'insuline.

Des épreuves en double aveugle menées avec la collaboration de 11 diabétiques ont révélé qu'on pouvait, dans certains cas (8 sur 11 pour les essais qui nous occupent ici), abaisser sensiblement (soit jusqu'à 24 %) les taux sanguins de glucose à l'aide de suppléments de chrome. On devait en déduire que la supplémentation en chrome était fort probablement venue pallier un état de carence sérieux chez les sujets concernés; elle n'a toutefois eu aucun effet chez les diabétiques dont les concentrations sanguines en chrome étaient normales.

Chrome et cholestérol

S'appuyant sur plusieurs études parues sur le sujet depuis une décennie, les spécialistes se disent convaincus que le chrome a également la propriété d'abaisser le taux de lipoprotéines LDL et d'augmenter le taux de lipoprotéines HDL dans le sang. On est parvenu tout récemment encore à augmenter de 11 % les taux de HDL – vaillantes molécules qui ratissent sans relâche les artères pour les nettoyer des dépôts nuisibles, d'où leur appellation courante de «bon» cholestérol – en administrant 200 µg de chrome à 23 sujets de sexe masculin; le traitement mis à l'essai aurait permis de réduire également les taux sanguins d'insuline des sujets qui souffraient au départ d'hyperinsulinémie.

D'autres auteurs ont constaté, au terme d'une étude sur huit semaines menée à l'Université d'Auburn, en Alabama, que des hommes présentant des taux peu élevés de cholestérol avaient répondu favorablement à l'administration de 200 µg d'un mélange de chrome et de niacine (vitamine B_3); la baisse du taux de cholestérol total fut de 14 % en moyenne. Des chercheurs israéliens auraient enregistré, de leur côté, en utilisant une dose de 250 µg, une élévation de 20 % du taux de HDL chez des personnes âgées souffrant d'une maladie cardiaque.

Le chrome stimule les cellules responsables de l'immunité

L'insuline agit aussi directement sur plusieurs fonctions immunes, en stimulant par exemple l'interféron et les lymphocytes T, cellules essentielles à la destruction des germes. En aidant l'insuline à remplir ses tâches plus efficacement, le chrome se trouve donc à améliorer le rendement des substances chargées d'assurer la défense de l'organisme contre les infections et les maladies.

Vous manquez de chrome? Attention à l'athérosclérose!

Il y a une trentaine d'années, des investigateurs notaient que les personnes qui mouraient d'une maladie de cœur présentaient habituellement de très faibles concentrations de chrome dans leur aorte. Des études plus récentes sont venues confirmer cette hypothèse: on soutient même cette fois-ci que les cardiaques auraient des taux sanguins de chrome de beaucoup inférieurs – jusqu'à 40 % de moins dans certains cas! – à ceux des personnes en santé.

Un déficit en chrome favoriserait la formation d'importantes plaques athéromateuses dans les artères; les dommages pourraient toutefois être corrigés, et l'athérosclérose inversée, par l'administration de suppléments, comme l'ont montré des expérimentations chez l'animal. Plusieurs spécialistes sont d'avis que les troubles affectant l'insulinémie et la glycémie, troubles en partie traitables par le chrome, comme il l'a été mentionné, sont des facteurs beaucoup plus importants dans l'étiologie des maladies cardiaques qu'un taux élevé de cholestérol.

Votre taux d'hormone «antivieillissement» est-il adéquat?

En inhibant l'activité d'une enzyme qui est à l'origine de la synthèse de la *déhydroépiandrostérone* (DHEA ou DEA), les élévations excessives du taux sanguin d'insuline font chuter la production de cette hormone essentielle entre toutes pour lutter contre le vieillissement. Or il a été démontré que des suppléments de picolinate de chrome peuvent activer la sécrétion de DHEA. Evans a même observé, lors d'essais menés auprès d'un groupe de femmes ménopausées, que les taux de DHEA avaient baissé de 10 % après qu'eut été interrompue durant quatre à six mois l'administration de 200 µg de chrome par jour.

La sécrétion de DHEA décline notablement avec l'âge, de même que diminue l'efficacité de l'insuline. Le taux sanguin de DHEA d'une personne de 75 ans serait de 10 % à peine de celui qu'elle avait à 25 ans, selon l'éminent chercheur Étienne Baulieu, du Collège de France, qui met depuis quelques années à l'essai, auprès d'un groupe de personnes âgées, de faibles doses de DHEA de synthèse en tant qu'agent antivieillissement. L'hormone pourrait avoir des effets favorables sur divers plans: fonctions cognitives, pertes de mémoire, immunité, fatigue musculaire, fragilité osseuse et cancer.

STRATÉGIE À ADOPTER POUR METTRE
TOUTES LES CHANCES DE SON CÔTÉ

1. Évaluer ses besoins

Pour prévenir les maladies chroniques qui s'installent avec l'âge, les adolescents et les adultes en santé ont normalement besoin de 200 µg de chrome par jour, selon Evans. Un apport de 400 µg devrait toutefois être des plus profitables, dit-il, aux hommes âgés de plus de 35 ans. Les diabétiques, de même que toute personne qui doit veiller à réduire son taux sanguin de cholestérol ou de triglycérides, pourraient, d'après ses analyses, avoir besoin d'une quantité encore plus grande, se situant entre 400 et 1 000 µg par jour, de cet oligoélément.

2. Cibler les bonnes sources de chrome

Les aliments de choix. – Les sources suivantes vous apporteront une quantité appréciable de chrome:

- levure de bière
- brocoli
- orge
- foie
- queue de homard
- crevettes
- céréales à grain entier
- champignons
- certaines marques de bière

Il faut savoir toutefois que même en puisant aux sources alimentaires les plus riches, il est pratiquement impossible de recueillir la quantité de chrome nécessaire pour obtenir une véritable protection contre le vieillissement prématuré. Malgré leurs multiples tentatives pour mettre au point des régimes qui incluent à la ration alimentaire des personnes âgées une quantité adéquate de chrome, les chercheurs du ministère de l'Agriculture des États-Unis n'ont pu parvenir à inclure à ces «superrégimes» qu'un maigre 24 µg par 1 000 calories. Il ne faut pas oublier non plus qu'une bonne partie du chrome d'origine alimentaire n'est pas assimilée par l'organisme.

Les suppléments. – Anderson est un ardent défenseur de la supplémentation en chrome. Il soutient que si nous prenions tous des suppléments de chrome à partir de l'adolescence – ou à tout le moins à partir de l'âge de 20 ans –, la plupart des signes de vieillissement prématuré pourraient être déjoués, de même que les maladies cardiovasculaires et le diabète, dont la fréquence augmente avec l'âge. «Plus les décennies s'ajoutent les unes aux autres dans la vie d'un individu, plus décroît son taux sanguin de chrome», dit-il. Il n'est néanmoins jamais trop tard pour agir. Les effets salutaires des suppléments de chrome se font d'ailleurs sentir très rapidement, allègue-t-il: en moins de quelques jours ou de quelques semaines pour ce qui est de l'insulinémie et de la glycémie, puis entre quelques semaines et quelques mois (selon la dose) en ce qui concerne l'amélioration de la cholestérolémie et du taux de triglycérides.

On optera de préférence pour les formes organiques, biologiquement actives, sous lesquelles le chrome peut être disponible, par exemple le *picolinate de chrome,* substance qui est censée être facilement absorbée et utilisée par l'organisme (le picolinate de chrome tel que mis au point par des chercheurs du ministère de l'Agriculture a été abondamment testé, avec succès, tant chez l'homme que chez l'animal), ou les composés alliant chrome et niacine.

Le chlorure de chrome, souvent intégré aux comprimés de multivitamines, serait moins efficace, selon plusieurs investigateurs. C'est un composé inorganique, ce qui signifie que l'organisme doit le transformer en une forme active de chrome pour que l'élément puisse agir; or rien ne dit que cette conversion se réalise automatiquement dans tous les cas. Il reste qu'il vaut mieux absorber le chrome sous cette forme que de ne pas en absorber du tout, admettent les spécialistes de la question.

Si vous pouvez trouver dans une multivitamine, sous forme de picolinate de chrome ou sous toute autre forme recommandable, les 200 µg suggérés précédemment, cela devrait constituer un très bon choix. Il est rare cependant que les préparations multivitaminiques renferment assez de chrome organique; on se voit donc forcé en général de prendre un supplément de chrome individuel.

3. Savoir doser

La toxicité du chrome est très faible. Selon Anderson, même des doses de 300 fois supérieures à la dose recommandée (200 µg par jour) ne s'accompagnent d'aucune réaction indésirable.

Effets secondaires. – Le chrome *peut se déposer dans le foie et les reins*. Compte tenu de ce risque potentiel et du fait que, de toute manière, des doses très élevées sont rarement requises pour que le minéral fasse effet, rien ne justifie d'avoir recours – sauf sur recommandation d'un médecin compétent – à des suppléments d'une dose supérieure à 200 µg par jour pour prévenir le vieillissement de l'organisme.

MISE EN GARDE

Si vous êtes diabétique, consultez votre médecin avant de prendre quelque forme de supplément de chrome que ce soit, car ce supplément pourrait modifier vos besoins en insuline.

6
―
Le zinc:
élément clé de l'immunité

Pourquoi laisseriez-vous vos lignes de défense s'affaiblir, et vos cellules dépérir, quand il est possible, par un apport adéquat en zinc, dont les vertus sur l'immunité sont depuis longtemps reconnues, de prévenir cette situation? Même une légère carence en zinc, qu'aucun test fiable ne permet actuellement de détecter, peut mettre en danger l'équilibre de l'organisme. Et cela n'arrive pas qu'aux autres...

TOUT JUSTE derrière la partie supérieure du sternum loge une petite vésicule, appelée *thymus,* qui orchestre de main de maître durant toute l'existence de l'être humain les rouages du système immunitaire. Cette glande aux vertus prodigieuses, qui, à la naissance, est forte et robuste (ses dimensions dépassent alors celles du cœur), perd cependant du volume avec l'âge et, en même temps, beaucoup de ses pouvoirs. Aussitôt passée la puberté, le thymus commence en effet à se résorber, pour ensuite s'atrophier progressivement d'année en année et se rétracter presque complètement vers l'âge de 60 ans. Cette résorption progressive du thymus – l'un des signes les plus spectaculaires du vieillissement – s'accompagne inévitablement d'un affaiblissement des défenses immunitaires. «Impossible de retracer l'emplacement du thymus sur une radiographie d'un sujet âgé d'à peine 40 ans!» fait remarquer l'immunologiste William Adler, du National Institute on Aging.

Le ralentissement graduel de l'activité de cette glande maîtresse a des répercussions importantes. Les lymphocytes *thymodépendants* (ou lymphocytes T), dont l'activité dépend directement, comme leur nom l'indique, du thymus, n'atteignant plus la maturité nécessaire à un repérage rapide des corps étrangers, l'organisme devient beaucoup plus vulnérable aux infections. Sans l'impulsion des lymphocytes T, les lymphocytes B (cellules bêta des îlots de Langerhans) du pancréas perdront, à leur tour, toute aptitude à créer les anticorps appropriés. Il ne faut donc pas s'étonner que le taux de mortalité par influenza soit 35 fois plus élevé chez les septuagénaires que chez les enfants de 10 ans, comme le souligne Adler.

Ce déclin progressif des fonctions du thymus, auquel est attribuée la détérioration des mécanismes de défense immunitaire, et partant, une susceptibilité accrue aux infections, au cancer et aux maladies auto-immunes, a toujours été considéré jusqu'à maintenant comme une manifestation irréversible des atteintes de l'âge. La recherche expérimentale récente a toutefois renouvelé complètement les perspectives en démontrant, par une série d'essais dont les résultats sont absolument convaincants, que:

- l'atrophie du thymus n'est pas irréversible;
- il est possible de freiner la détérioration du thymus et même d'inverser l'action des agents qui en sont la cause;
- le thymus peut retrouver ses vertus singulières, même chez des sujets très âgés.

Comment donc le thymus peut-il retrouver sa vigueur d'antan? En s'appuyant sur un élément minéral dont la compétence immunitaire n'est plus à mettre en doute: *le zinc*. Encore faut-il absorber assez de zinc pour couvrir les besoins de l'organisme! Les statistiques officielles sont loin d'être rassurantes à ce propos...

COMMENT LE ZINC PEUT CONTRIBUER À FREINER LE VIEILLISSEMENT

Un agent capable de reculer l'horloge immunitaire

Un apport complémentaire en zinc peut-il corriger les défaillances du thymus à remplir adéquatement ses fonctions à partir d'un certain âge? Intéressé à approfondir la question, le chercheur italien Nicola Fabris, qui n'en est pas à ses premières expérimentations au Centre national de recherche sur le vieillissement, à Ancona, a procédé à une longue série d'expérimentations sur des souris d'âge très avancé, pour découvrir que l'administration quotidienne de faibles doses de zinc peut effectivement rétablir jusqu'à 80 % le fonctionnement du thymus, renforçant ainsi considérablement les défenses immunitaires.

Après qu'il eut infusé du zinc dans les tissus des petits animaux, Fabris constata que leur thymus commençait à produire une quantité toujours plus grande de *thymuline* – hormone sécrétée par le thymus qui, à titre d'activateur de la production de lymphocytes T, joue un rôle de premier plan dans la protection de l'organisme contre les agressions des corps étrangers – et de lymphocytes T biologiquement actifs. «Le zinc a pour effet de sortir le thymus de son "hibernation", explique le chercheur. La glande ne s'atrophie donc pas complètement avec le temps; si elle semble se rétracter, c'est qu'elle n'est plus active. Tout simplement.»

En réapprovisionnant les tissus en zinc, on devrait, se dit-il, pouvoir reculer l'horloge immunitaire et redonner au thymus sa vigueur initiale; les personnes âgées pourraient ainsi recouvrir les mécanismes immunitaires sur lesquels elles pouvaient compter à 40 ans. «Le zinc est, à n'en pas douter, un agent antivieillissement!» fut-il amené à conclure, enthousiaste.

Le Dr Ananda Prasad, professeur à l'Université Wayne (Detroit) et autorité reconnue dans le domaine, abonde dans le même sens. Il déplore d'ailleurs qu'on ne tienne pas compte davantage de ce facteur déterminant du vieillissement, dont les répercussions sur la vie humaine prennent des proportions de plus en plus grandes, et combien tragiques! Il estime que 33 % des Américains âgés de plus de 50 ans, et qui ne sont affectés par ailleurs par aucune maladie grave, souffrent d'une carence légère en zinc, carence impossible à détecter par les analyses sanguines courantes, ce qui signifie que plus de 20 millions d'Américains sont exposés – à un degré beaucoup plus élevé d'ailleurs qu'ils ne le soupçonnent eux-mêmes – au risque d'être victime de divers types d'infections et de maladies dégénératives liées à l'âge. «C'est absolument scandaleux! s'exclame-t-il. Il est pourtant très facile de remédier à la situation!»

Le Dr Prasad a clairement démontré qu'une petite dose de zinc par jour, qui coûte trois fois rien, peut atténuer la souffrance de millions de personnes – et réduire les sommes faramineuses consacrées aux soins de santé. Les preuves ne manquent pas! En administrant une dose quotidienne de 30 milligrammes (mg) de gluconate de zinc durant six mois à des sujets âgés de 50 à 80 ans affectés par une carence légère en zinc, il a été à même de constater en effet un regain spectaculaire de leurs agents immunitaires: le rendement global et l'activité de la thymuline ont augmenté de 40 %! De même la production d'interleukine 1, substance dont dépend en grande partie la production de lymphocytes T a connu une hausse de 50 %!

Preuve que l'usure du système immunitaire attribuable à un thymus défaillant doit être mise au compte d'abord et avant tout d'*une carence en zinc* plutôt que du vieillissement, comme tel – lacune qu'il est toujours possible de corriger, même à un âge très avancé, comme le suggère l'étude suivante.

Après avoir mis à l'essai un apport quotidien de 20 mg de zinc auprès de personnes vivant en institution et dont l'âge variait entre 73 et 106 ans, des chercheurs français ont constaté que l'activité de la thymuline avait augmenté de 50 % en quelques mois à peine; il faut préciser que la plupart des sujets du groupe expérimental affichaient au départ des concentrations sanguines insuffisantes en zinc. Les auteurs rapportent que la dose de 20 mg n'a provoqué aucune réaction indésirable. Ils ont observé en outre une augmentation surprenante des taux sanguins d'albumine, protéine dont les concentrations font souvent défaut chez les sujets âgés. Il faut mentionner au passage que l'albumine est tenu pour un marqueur biologique fiable de la longévité: les sujets qui ont des taux élevés d'albumine vivraient plus longtemps, dit-on. Le zinc contribue ainsi indirectement à prolonger la vie.

Ce minéral a aussi la propriété de stimuler la production d'interférons gamma, élément indispensable à un fonctionnement adéquat du système immunitaire, dont la production diminue notablement avec l'âge, tant chez l'homme que chez l'animal. En administrant du zinc à des souris, Fabris et ses collègues ont réussi à rétablir complètement chez les petits animaux la production d'interférons.

UN EXPERT NOUS LIVRE SES SECRETS

WILLIAM PRYOR
*Directeur du Biodynamics Institute à
l'Université de la Louisiane*

Ayant consacré près de trente ans de sa vie à l'étude des radicaux libres et des antioxydants, William Pryor sait quel impact ils ont sur la santé. «Je prends des suppléments vitaminiques depuis vingt ans déjà, dit-il. Je regrette seulement de ne pas m'être soucié plutôt de mon régime alimentaire et de ne pas avoir commencé à prendre des vitamines dès l'âge de 10 ans.»

Pour prévenir leurs méfaits, il s'assure d'obtenir chaque jour des doses suffisantes des nutriments suivants, auxquels il ajoute occasionnellement de la coenzyme Q10:

Vitamine E (naturelle)	400 UI
Vitamine C	500 mg
Bêta-carotène	15 mg
Multivitamine avec minéraux, dont du zinc et du sélénium	1 unité

Le zinc tient tête aux radicaux libres

Le zinc déjoue les mécanismes qui président au vieillissement d'une deuxième manière: en exerçant une activité antioxydante. Si vos cellules manquent de ce précieux minéral, les radicaux libres pourront se répandre à leur gré à travers le corps, déréglant ses rouages et déclenchant avant le temps leur dégénérescence. Des expérimentations animales ont bien mis en évidence le fait qu'un déficit en zinc favorise, dans une proportion de l'ordre de 15 % à 20 %, l'action anarchique des radicaux libres. Il a été prouvé également qu'une carence en zinc crée un terrain favorable à l'hyperactivité de ces agents toxiques, phénomène mis en cause dans la dégénérescence maculaire, l'infertilité, le cancer et diverses formes de maladies dégénératives affectant le cerveau.

COMMENT DIAGNOSTIQUER UNE CARENCE EN ZINC

Les analyses sanguines ordinaires ne suffisent pas à établir un état de carence en zinc. Un test spécifique, qui peut d'ailleurs être effectué au cabinet d'un médecin, permet de mesurer le taux de zinc contenu *dans les lymphocytes*: seul ce test permet d'établir un diagnostic fiable.

Sachez que si l'un ou l'autre des indices suivants s'appliquent à votre cas, il est fort probable que votre bilan en zinc soit, ne serait-ce que légèrement, inadéquat – comme c'est le cas de 90 % des Américains – et que, par le fait même, votre organisme vieillisse plus rapidement qu'il ne le devrait normalement:

- Votre ration alimentaire vous fournit moins de 2 400 calories par jour.
- Vous êtes végétarien (or les meilleures sources alimentaires de zinc sont les produits d'origine animale).
- Vous avez réduit de beaucoup, depuis un certain temps, votre consommation de viande.
- Vous consommez beaucoup de fibres alimentaires (il est connu que les fibres bloquent l'absorption du zinc).
- Vous suivez un régime où la part accordée aux calories d'origine lipidique (matières grasses) est très faible.
- Vous avez plus de 50 ans.

Mais attendez avant de vous alarmer! Car il est facile de corriger, même avec de faibles doses de supplément, un déficit en zinc.

STRATÉGIE À ADOPTER POUR METTRE TOUTES LES CHANCES DE SON CÔTÉ

1. Évaluer ses besoins

Un apport quotidien de 15 à 30 mg de zinc est suffisant, en règle générale, pour revigorer le thymus et redonner du tonus aux cellules responsables de l'immunité; on s'assurera ainsi de prévenir l'affaiblissement du système immunitaire à mesure que s'écoulent les années. Les personnes âgées de plus de 75 ans pourraient toutefois avoir besoin, dans certains cas, d'un apport avoisinant les 50 mg par jour pour donner un petit coup de fouet au thymus, selon Fabris.

2. Cibler les bonnes sources de zinc

Les aliments de choix. – Pour un apport convenable en zinc, on devra puiser à l'une ou l'autre des catégories d'aliments suivantes:

- produits de la pêche océanique, particulièrement les huîtres (on recommande de toujours cuire les huîtres avant de les consommer, à moins d'opter pour les huîtres en conserve);
- viandes maigres;
- céréales, noix et graines (s'ils constituent de bonnes sources de zinc, ces aliments ont toutefois le désavantage de contenir également des éléments qui pourraient nuire à son assimilation).

Les suppléments. – Si l'on se reporte aux travaux pertinents sur la question, il semble qu'il soit à peu près impossible d'obtenir uniquement à partir de son régime alimentaire la quantité de zinc nécessaire pour ralentir les mécanismes qui enclenchent le processus du vieillissement cellulaire, surtout si l'on est végétarien ou que l'on consomme peu de viande. Selon le Dr Prasad, les formes sous lesquelles les suppléments de zinc sont le plus facilement assimilables sont, par ordre de priorité:

- le gluconate de zinc (beaucoup moins irritant pour les voies gastro-intestinales et plus facile à absorber que le sulfate de zinc et l'oxyde de zinc);
- le citrate de zinc;
- la monométhionine de zinc, dernier-né des suppléments en date.

Prenez toujours soin de vérifier s'il s'agit bien de l'une ou l'autre de ces formes de zinc, beaucoup plus faciles à assimiler. On optera, autant que possible, pour les formes *chélatées*, ajoute le Dr Prasad. Certaines marques de multivitamines avec minéraux en vente libre contiennent souvent la quantité de zinc adéquate pour pallier les effets de l'âge sur le système immunitaire; on en trouve même qui assurent un apport de 15 mg de zinc.

3. Savoir doser

Certains spécialistes hésitent encore à encourager l'administration de doses substantielles de suppléments de zinc, de peur qu'un excès de zinc n'interfère avec d'autres nutriments dans l'immunité et ne vienne affaiblir en bout de ligne les substances qui protègent les cellules contre les agents infectieux. Compte tenu du fait qu'il suffit, dans la plupart des cas, de 15 à 30 mg de zinc par jour pour remédier à une carence et pour stimuler l'immunité, rien ne justifie, selon eux (même si «aucun effet dommageable n'a encore été associé à des doses supérieures à 50 mg», comme le rappelle le Dr Prasad), le recours à des doses plus élevées.

MISE EN GARDE

Il va de soi que les suppléments de zinc ne devraient jamais être administrés à des doses élevées sans la surveillance d'un médecin, en particulier chez les personnes d'un âge très avancé, car le zinc pourrait, à hautes doses, produire des effets contraires à l'effet recherché, c'est-à-dire affaiblir plutôt que renforcer les défenses immunitaires.

7
Le calcium et la vitamine D: une connexion vitale

Pourquoi jouer à la roulette russe avec votre santé et épuiser peu à peu votre capital osseux, quand un apport adéquat et continu en calcium – qui devrait être la règle d'or à 8 ans comme à 80 ans – peut éclipser cette perspective affolante?...

Nos ancêtres de l'âge de pierre consommaient une très grande quantité de calcium, en comparaison des apports dérisoires que nous puisons aujourd'hui dans nos aliments. Des plantes sauvages ils tiraient pas moins de 2 000 à 3 000 milligrammes (mg) de calcium par jour, soit cinq fois plus que n'en consomme l'homme moderne, si l'on en croit une vaste enquête menée par le gouvernement américain. L'enquête révélait, entre autres, que les femmes âgées de 35 à 74 ans consomont à peine 500 mg de calcium par jour. Or chacun sait que les risques de carence augmentent avec l'âge, l'organisme assimilant moins facilement le calcium à mesure que les années passent.

Est-on au fait de toutes les conséquences de pareille négligence? Sait-on par exemple que c'est parce que l'organisme épuise peu à peu ses réserves de calcium avec l'âge que (1) les os deviennent fragiles et se fracturent, (2) le système endocrinien se dérègle et (3) la croissance cellulaire se débride? Car le rôle du calcium ne se limite pas à préserver l'intégrité du système osseux; il permet à chacune de nos cellules d'exécuter convenablement leurs tâches. En vertu des impulsions qu'il a reçues tout au long de l'évolution des espèces et des traces qu'y inscrit l'hérédité de chacun, le corps est constitué de telle manière qu'il lui faut, en effet, pour exécuter toutes ses fonctions, des provisions importantes de calcium.

Pourquoi, dites-moi, accepteriez-vous passivement votre sort et vous laisseriez-vous vieillir avant le temps, quand il est possible – à tout âge – de traiter une carence en calcium?... Certes, rien ne saurait remplacer un apport constant en calcium à partir des toutes premières années de la vie. Ce qui ne veut pas dire qu'il soit trop tard pour commencer à surveiller d'un peu plus près votre ration calcique journalière.

Le calcium fait des miracles même à 80 ans! On en prendra pour preuve les résultats spectaculaires obtenus en 1993 au terme d'essais expérimentaux réalisés en France sous la gouverne de l'Institut national de la santé et de la recherche médicale (INSERM).

L'expérience consistait à évaluer les effets de comprimés de calcium et de vitamine D – à raison de 1 200 mg par jour de calcium élémentaire et de 800 unités internationales (UI) de vitamine D_3 (cholécalciférol) pour les sujets du groupe expérimental, les sujets du groupe témoin recevant un placebo – administrés durant un an et demi à des personnes de 80 ans et plus. Les résultats ont dépassé toutes les espérances: les fractures de la hanche, à la source d'une incapacité motrice irréversible dans bien des cas et de 20 % des décès parmi les personnes âgées, ont été réduites en moyenne de 43 %; les fractures du poignet, du bras et du bassin ont diminué, dans l'ensemble, de 32 %, par rapport aux taux enregistrés chez des femmes du même âge qui avaient reçu la préparation placebo. L'exploit a été qualifié de «l'une des dix percées majeures pour l'année 1993 sur le plan médical» par la prestigieuse revue *Harvard Health Letter*.

COMMENT LE CALCIUM PEUT CONTRIBUER À FREINER LE VIEILLISSEMENT

Si jeunesse savait...

Il est maintenant établi que, pour prévenir la fragilisation des os, c'est-à-dire pour les empêcher de devenir friables, et pour éviter que le squelette ne se déforme, comme on le voit si souvent chez les vieillards, on doit *tout au long de la vie* consommer une quantité suffisante de calcium. Il s'agit, en somme, de maximiser dès les jeunes années la masse osseuse – la courbe de la résistance et de l'épaisseur des os étant à son maximum entre l'âge de 20 ans et l'âge de 30 ans, après une phase de développement intense durant l'adolescence – pour réduire au minimum les répercussions de l'amincissement des os causé par le vieillissement.

Pas moins de 27 études scientifiques publiées depuis 1988 font état des bienfaits du calcium sur plusieurs plans (édification de la masse osseuse, réduction de la perte de densité osseuse, prévention de la fragilisation du squelette), rapporte l'éminent Robert Heaney, professeur à la faculté de médecine de l'Université John A. Creighton. «En réduisant de 20 % la fréquence des fractures osseuses, nous réaliserions annuellement des économies de l'ordre de deux milliards de dollars en soins de santé!» invoque-t-il.

C'est pourquoi il est primordial que les jeunes, en particulier les jeunes filles, fassent ample réserve de calcium durant la puberté ou, à tout le moins, *avant l'âge de 25 ans*. Selon une étude effectuée récemment en Angleterre, les femmes qui ont les os les plus durs à l'âge moyen et durant la vieillesse sont en effet celles qui, avant l'âge de 25 ans, ont fait une abondante consommation de lait. Les filles doivent pouvoir compter sur un apport important en calcium un peu avant et après le début de la puberté (soit vers l'âge de 10 ans), où l'organisme travaille intensément à l'édification du système osseux, soutient Steven Abrams, du Children's Nutrition Research Center, à Houston. Il recommande, pour cette raison, d'augmenter leur apport quotidien en calcium bien avant que ne s'enclenche ce processus.

Vous avez négligé d'avaler assez de calcium durant vos jeunes années? Sachez qu'il est toujours temps de remédier à cette lacune. Même après la ménopause, et souvent jusqu'à un âge très avancé, des apports adéquats en calcium peuvent contribuer à préserver la densité osseuse de la colonne vertébrale, des hanches et du poignet.

Des observations qui font réfléchir...

- La plupart des Américains ne consomment que 50 % de la quantité de calcium dont ils auraient normalement besoin pour combattre le vieillissement.
- Les carences en calcium n'affectent pas que les femmes, contrairement à ce que l'on a l'habitude de croire; diverses maladies chroniques sont attribuables, chez les hommes également, à une déficience sur ce plan.
- Moins de 50 % des enfants reçoivent, aux États-Unis, la quantité de calcium correspondant à l'apport nutritionnel quotidien recommandé.

Plus de calcium: moins de tension

Le calcium contribue également à réduire la tension artérielle. Il serait particulièrement efficace chez les personnes hypersensibles au sodium, qui voient leur tension augmenter chaque fois qu'elles consomment une trop grande quantité de sel.

Une recension des travaux récents consacrés aux effets des suppléments de calcium sur les hypertendus laisse entendre que le recours à des comprimés de calcium donne des résultats positifs dans 75 % des cas! «On a enregistré, dit l'auteur du compte rendu, le Dr David McCarron, de l'Oregon Health Sciences University, à Portland, une chute de 5 à 7 points (en millimètres de mercure) de la pression systolique et de 3 à 4 points de la pression diastolique avec des doses se situant entre 400 mg et 2 000 mg par jour durant six à douze semaines.» Une proportion de 20 % à 40 % d'Américains souffrant d'hypertension légère à modérée pourraient, selon lui, soit se passer de médicaments ou voir leur posologie réduite s'ils consommaient une quantité adéquate de calcium.

Un apport élevé en calcium permet-il de *prévenir* l'apparition de l'hypertension à un âge plus avancé? Pour trouver réponse à cette question, des chercheurs de la faculté de médecine de l'Université de Boston ont suivi, durant une période de dix-huit ans, auprès d'un vaste échantillon composé uniquement de sujets masculins consommant, pour le premier groupe, jusqu'à 1 100 mg par jour de calcium, et pour l'autre moins de 110 mg par jour. Ils se sont aperçus que les sujets qui consommaient le plus de calcium étaient moins vulnérables à l'hypertension (selon un taux de probabilité inférieur de 20 % à celui de l'autre groupe) à mesure qu'ils prenaient de l'âge.

Une autre étude, effectuée dans ce cas-ci auprès de sujets âgés de moins de 40 ans, n'étant pas affectés par ailleurs par un problème d'embonpoint ou d'alcoolisme, révèle qu'un apport de 1 000 mg par jour de calcium peut réduire de 40 % le risque de souffrir plus tard d'hypertension.

Si la supplémentation en calcium était étendue à l'ensemble de la population des États-Unis, extrapole Lawrence Resnick, médecin-chercheur à l'Université Wayne (Detroit) spécialisé dans l'étude de l'hypertension, on pourrait raisonnablement s'attendre à ce que: dans 50 % des cas environ, la tension artérielle baisse; dans 30 % des cas, elle demeure inchangée; dans 20 % des cas, elle augmente. On pourrait même corriger, grâce aux suppléments de calcium, certaines des conséquences fonctionnelles de l'hypertension. (Des problèmes d'hypertension se prolongeant sur plusieurs années peuvent en effet avoir des conséquences telles qu'un accident vasculaire cérébral, une hypertrophie du ventricule gauche du cœur ou une insuffisance cardiaque congestive.) L'équipe de Resnick a ainsi constaté que l'administration de 1 000 mg par jour de carbonate de calcium durant huit semaines avait eu des effets favorables même chez des sujets affectés par une hypertrophie du cœur.

Des travaux probants sur les vertus anticancéreuses du calcium

Un autre des atouts du calcium, et non le moindre, est qu'il peut aider à contrarier la prolifération d'un type de cellules aptes à déclencher le cancer. Le chercheur John Potter, de l'Université du Minnesota, démontrait récemment qu'il est possible effectivement de normaliser, avec des doses de 2 000 mg par jour, la prolifération de cellules précancéreuses chez des sujets des deux sexes exposés à des risques élevés de développer un cancer du côlon.

Ces résultats sont venus confirmer l'hypothèse, formulée par plusieurs auteurs, selon laquelle le calcium aurait des vertus anticancéreuses. Une étude, entre autres, laisse entendre que le carbonate de calcium, le chlorure de sodium et le gluconate de calcium se sont déjà avérés efficaces, du moins chez l'animal, à inhiber le développement de tumeurs: les excroissances auraient diminué de 23 % à 44 % sous l'effet du carbonate, puis de 30 % à 35 % et de 19 % à 41 % respectivement dans les deux autres cas. Un autre groupe de chercheurs relève une corrélation semblable, chez l'humain cette fois, entre des apports importants en calcium d'origine alimentaire (de l'ordre de 1 500 à 2 000 mg par jour) et une moins grande susceptibilité (trois fois moins grande, pour tout dire, par rapport à celle qu'entraînent des apports plus faibles) au cancer du côlon.

Du calcium pour réguler le taux de cholestérol?

Peut-être serez-vous étonné d'apprendre que le calcium peut également agir sur le «mauvais» cholestérol. C'est du moins ce que suggèrent les résultats d'une expérience réalisée par Margo Denke, de l'Université du Texas à Dallas. L'expérience s'est déroulée de la façon suivante: un groupe d'hommes affichant des taux moyennement élevés de cholestérol se sont, dans un premier temps, soumis à un régime à base de viande assez riche en graisses mais plutôt faible en calcium (410 mg par jour); l'apport en calcium a, dans un deuxième temps, été augmenté à 2 200 mg par jour. Résultats: le taux de cholestérol total moyen a baissé de 6 %, et le taux de «mauvais» cholestérol de 11 %.

Comment expliquer ces baisses pour le moins étonnantes? Par le fait que le calcium bloque en partie l'absorption des graisses saturées dans les voies gastro-intestinales. On sait que les graisses saturées, qui proviennent essentiellement des produits d'origine animale (viande, beurre, fromage), font grimper le taux de cholestérol; en inhibant le mécanisme qui permet à l'organisme d'assimiler ces graisses, on se trouve à prévenir leurs effets nocifs sur le cholestérol sanguin. Denke a d'ailleurs constaté qu'une quantité deux fois plus élevée de matières grasses (par rapport à celle qui avait été mesurée durant la première expérience) a été éliminée dans les selles des sujets après qu'ils eurent été soumis au régime riche en calcium.

Il ne faudrait pas en déduire pour autant que le calcium permet de contourner les dangers associés aux régimes à haute teneur en matières grasses. Il s'agit plutôt de prendre conscience du fait que ce sel minéral peut *atténuer* les effets désastreux d'un tel régime sur le cholestérol sanguin.

La vitamine D: partenaire obligée du calcium

Pour profiter de tous les bienfaits du calcium, votre organisme doit pouvoir compter cependant sur un approvisionnement constant en vitamine D, nutriment indispensable à l'assimilation du minéral. Si, comme bon nombre de personnes âgées, vous souffrez d'une carence en vitamine D, vous risquez d'être doublement taxé.

Selon l'endocrinologue Michael Holick, du Boston University Medical Center, près de 40 % des fractures seraient attribuables chez les personnes âgées à un manque de vitamine D, en raison du fait que, à mesure que l'on prend de l'âge, l'aptitude qu'a la peau de synthétiser la vitamine D à partir des rayons du soleil s'affaiblit et les reins sont moins prompts à convertir cette vitamine en agent actif, ce qui porte inévitablement atteinte au système osseux.

Il faut savoir également qu'une carence en vitamine D non seulement nuit à l'assimilation du calcium, mais elle rend les femmes plus vulnérables au cancer du sein, et les hommes plus vulnérables aux cancers de la prostate et du côlon.

STRATÉGIE À ADOPTER POUR METTRE
TOUTES LES CHANCES DE SON CÔTÉ

• *Calcium* •

1. Évaluer ses besoins

Comme mesure de protection contre les agents susceptibles de porter atteinte au système osseux, reportez-vous à l'encadré «Du calcium, il en faut beaucoup pour rester jeune!» pour connaître les apports en calcium recommandés selon le groupe d'âge. Les femmes ménopausées qui prennent des œstrogènes ne devraient pas avoir besoin de plus de 1 000 mg par jour de calcium pour préserver leur capital osseux.

Du calcium,
il en faut beaucoup pour rester jeune!

Nourrissons:	De la naissance à 6 mois	400 mg/jour
	De 6 à 12 mois	600 mg/jour
Enfants:	De 1 à 10 ans	800 mg/jour
Préadolescents et jeunes adultes:	De 11 à 24 ans	1 200-1 500 mg/jour
Adultes:		
Femmes:	De 25 à 50 ans	1 000 mg/jour
	Après la ménopause	1 000-1 500 mg/jour
	Après 65 an	1 500 mg/jour
Hommes:	De 25 ans et plus	1 000 mg/jour

Source: National Institutes of Health Expert Panel (États-Unis), 1994.

Pour prévenir ou corriger des problèmes de santé reliés au vieillissement – hypertension, hypercholestérolémie, cancer –, vous pourriez avoir besoin de doses plus élevées: entre 1000 et 2000 mg par jour environ.

Une bonne stratégie antivieillissement consiste à faire provision de calcium en puisant, dès l'âge de 25 ans, à deux sources à la fois: un régime à teneur élevée en calcium et un supplément de dose équivalente à la quantité recommandée officiellement selon le groupe d'âge.

2. Cibler les bonnes sources de calcium

Les aliments de choix. – Vous pourrez puiser à même les sources suivantes:

- yogourt
- lait
- chou frisé
- brocoli
- tofu

- sardines en conserve
- saumon en boîte (arêtes incluses)
- aliments enrichis de calcium (certaines marques de jus, de pain, etc.)

Il faut consommer chaque jour plusieurs portions de ces aliments pour que le calcium exerce ses effets protecteurs contre le vieillissement. Le lait et le yogourt *partiellement* ou *totalement écrémés* constituent des sources de choix tant pour les enfants que pour les adultes: un verre de lait écrémé fournit 300 mg de calcium, et une tasse de yogourt écrémé jusqu'à 415 mg, selon les marques.

Il n'y a pas que les produits laitiers toutefois qui fournissent un apport convenable en calcium: c'est à même les légumes et le tofu que les Asiatiques puisent, quant à eux, en entier ou en partie le calcium dont ils ont besoin. Des études ont montré d'ailleurs que le calcium contenu dans le chou frisé est plus facilement assimilable que celui que renferment les produits laitiers; il faut cependant manger beaucoup de chou pour obtenir une quantité équivalente à celle que le lait peut fournir.

> N. B. Les jeunes sont de plus en plus exposés à souffrir de carences en calcium – sans doute à cause de la place excessive que prennent dans leur régime alimentaire les boissons gazeuses, au mépris des vertus d'un bon verre de lait, ou parce que les parents lésinent eux-mêmes sur les produits laitiers pour restreindre leur consommation de matières grasses. Les enfants devraient pouvoir trouver *dans leur alimentation* le calcium dont ils ont besoin, à défaut de quoi l'on pourra avoir recours aux suppléments de calcium, ainsi que le suggère le Dr Heaney.

Les suppléments. – Si vous êtes attentif à consommer chaque jour plusieurs portions d'aliments riches en calcium, il n'est pas nécessaire, sauf à vouloir vous assurer une protection complémentaire, de prendre des suppléments de calcium; il vaut toujours mieux d'ailleurs trouver *dans les aliments* le calcium dont vous avez besoin.

Dans le cas contraire, vous n'avez pas vraiment le choix... Et il est préférable de prendre des suppléments que de ne rien prendre du tout, rappellent le Dr Heaney et le D^r McCarron. «Les suppléments de calcium sont efficaces, fiables et coûtent trois fois rien», invoque également Walter Willett, de Harvard. Optez dans ce cas pour un comprimé de calcium individuel plutôt que de puiser votre calcium dans une multivitamine, qui en contient rarement une quantité suffisante. «Même les personnes qui prennent des médicaments antihypertensifs peuvent bénéficier d'un supplément de calcium, qui ne fera qu'abaisser encore davantage leur tension artérielle», précise le D^r McCarron. «Elles ne devraient cependant jamais prendre des suppléments de calcium sans consulter au préalable leur médecin», prend-il soin d'ajouter.

Pour quel type de supplément opter? Évitez de prendre des suppléments de calcium à base de poudre d'os ou de dolomite, car ils peuvent contenir un taux de plomb potentiellement toxique. Optez plutôt pour le *carbonate de calcium* ou le *citrate de calcium*. Lisez attentivement les étiquettes pour savoir quelle quantité de calcium «élémentaire», c'est-à-dire de calcium pur, contient chaque comprimé; vous saurez ainsi quelle quantité de calcium est vraiment disponible dans chaque comprimé. Les suppléments de calcium diffèrent grandement d'une espèce à l'autre: ainsi, le gluconate de calcium peut contenir 9 % à peine de calcium élémentaire, tandis que le carbonate de calcium en contient 40 %.

À quel moment de la journée prendre son supplément de calcium? Si vous faites usage de suppléments, en particulier de carbonate de calcium, vous devriez normalement assimiler de 10 % à 30 % de plus de calcium si vous le prenez au moment des repas. Certains spécialistes de la question, dont le Dr Heaney, conseillent d'interrompre de temps à autre – soit une semaine tous les trois mois environ – la prise de suppléments, de manière à permettre à l'organisme de disposer de tout le temps nécessaire au remodelage du système osseux. Si vous prenez chaque jour sans interruption entre 1 000 et 1 500 mg ou même plus de calcium sous forme de suppléments durant une très longue période, jamais ne se fera sentir ce «petit creux» qui signale à l'organisme qu'il est temps de remplacer le vieux tissu osseux par du nouveau.

3. Savoir doser

Effets secondaires. – Un dosage excessif de calcium peut provoquer de la constipation. Pour en faciliter l'absorption, buvez beaucoup d'eau et répartissez vos suppléments en plusieurs prises tout au long de la journée, en vous limitant à une quantité se situant entre 500 et 600 mg par prise.

• *Vitamine D* •

1. Évaluer ses besoins

Les personnes peu exposées aux rayons du soleil ont besoin de 600 UI par jour de vitamine D; celles qui vivent sous un climat chaud et qui peuvent profiter régulièrement des rayons du soleil ou qui y sont souvent exposées devraient satisfaire leurs besoins avec 200 UI par jour.

2. Cibler les bonnes sources de vitamine D

Les aliments de choix. – On inscrira régulièrement au menu des aliments tels que:

- le lait enrichi de vitamine D
- le foie
- l'anguille, le saumon, les sardines ou tout autre poisson à chair grasse

Les suppléments. – Il est bon de savoir que l'utilisation d'une crème écran total pour se protéger des effets nocifs des rayons du soleil bloque l'absorption de la vitamine D. Il est possible, dans ce cas, qu'un supplément de vitamine D soit nécessaire.

3. Savoir doser

(Voir la mise en garde suivante.)

MISE EN GARDE

Une surdose de vitamine D peut avoir des effets toxiques. Il en faut aussi peu que 2 000 UI, selon les spécialistes de la question, pour entraîner de graves complications.

8
Le magnésium: un solide rempart contre les radicaux libres

Dérèglement prématuré du cœur, hypertension chronique, infarctus, hypersécrétion d'insuline, fractures osseuses – est-ce assez vous dire les risques auxquels vous vous exposez en négligeant de vous assurer un apport adéquat en magnésium?

Vous ne vous êtes jamais soucié de savoir si votre régime alimentaire vous fournissait une quantité suffisante de magnésium? Sachez que cette négligence vous expose à vieillir bien avant le temps. Des expérimentations sur des modèles animaux ont clairement montré qu'une carence en magnésium – facteur important de troubles vasculaires et de désordres neuro-musculaires – accélère le processus de vieillissement et abrège l'espérance de vie. Ce n'est pas parce qu'il en faut de toutes petites quantités pour assurer le bon fonctionnement de l'organisme qu'il joue un rôle marginal, et qu'il n'y a pas à s'en soucier. Il faut s'assurer, au contraire, de ne jamais en manquer et de bien l'assimiler, ce qui est loin d'aller de soi à mesure que l'on prend de l'âge.

Si votre taux sanguin de magnésium se situe bien en dessous du taux recommandé, vous risquez, vous aussi, de montrer des signes de vieillissement précoce (artères obstruées, arythmie cardiaque, hypertension, insulinorésistance pouvant conduire au diabète) et d'être particulièrement vulnérable à l'infarctus.

Des observations qui font réfléchir...

- À peine 25 % des Américains consomment une quantité de magnésium satisfaisant à l'apport nutritionnel recommandé (ANR) par les autorités sanitaires – apport qui est déjà loin de correspondre aux besoins réels des individus, selon de nombreux spécialistes.
- Près de 66 % des personnes âgées, qui ne sauraient pourtant s'en passer, tirent de leur régime alimentaire moins de 75 % de l'ANR en magnésium.
- Seule une ration quotidienne de 2 000 calories permet d'obtenir à partir de son alimentation uniquement un apport satisfaisant en magnésium.

COMMENT LE MAGNÉSIUM PEUT CONTRIBUER À FREINER LE VIEILLISSEMENT

Le magnésium est un minéral dont le spectre est étonnamment étendu. On sait aujourd'hui qu'il peut:

- éloigner les radicaux libres;
- réduire les spasmes vasculaires;
- supprimer l'angine (douleurs thoraciques);
- augmenter l'activité anticoagulante;
- réduire l'adhésivité des plaquettes sanguines favorisant la coagulation;
- régulariser le rythme des battements du cœur;
- stimuler la production de lipoprotéines HDL et d'apolipo-protéines A-I, deux formes de «bon» cholestérol;
- réduire le taux de triglycérides;
- contribuer à prévenir ou à freiner le diabète;
- préserver l'intégrité de la structure osseuse.

Vous manquez de magnésium? Attention aux radicaux libres!

Des expérimentations animales effectuées en France sous l'autorité du Centre de recherche en nutrition humaine (CRNH) de l'Institut national de recherche en agriculture ont montré que les déficits en magnésium provoquent un accroissement de l'activité des radicaux libres dans les cellules.

Les chercheurs du CRNH ont observé notamment que les cellules des animaux souffrant de carences en magnésium étaient plus vulnérables aux agressions des radicaux libres. Les ravages de ces déchets du métabolisme étaient particulièrement manifestes au niveau des membranes cellulaires, qui paraissaient plus rigides que chez les sujets bien pourvus en magnésium, rapportent les auteurs, altération qui menace directement l'intégrité de la cellule et peut perturber gravement le flux du calcium à travers les membranes. Ainsi s'expliqueraient les lésions cellulaires et l'accélération du mécanisme du vieillissement induites par un manque de magnésium, avancent les chercheurs.

Les auteurs disent avoir remarqué également que les cellules dont les taux sanguins de magnésium étaient insuffisants étaient plus concentrées en cytokines, protéines dont les effets inflammatoires sont bien connus; cette forte concentration de cytokines favoriserait, elle aussi, un accroissement des radicaux libres, et tous les dommages cellulaires qui s'ensuivent.

Une carence prolongée en magnésium aurait également pour effet d'épuiser les réserves de vitamine E, celle-ci se précipitant sur tous les fronts pour parer aux agressions des vilains radicaux.

Les mitochondries, petites centrales intracellulaires qui produisent l'énergie indispensable à l'activité des cellules et jouent, de ce fait, un rôle de premier plan dans la fonction cardiaque, sont particulièrement affectées par un manque de magnésium. Les dommages occasionnés aux mitochondries, et tous les dérèglements qui en résultent, pourraient même être la cause première du vieillissement selon plusieurs spécialistes des radicaux libres.

Le rôle du magnésium dans la prévention des maladies cardiovasculaires

Une vingtaine d'études épidémiologiques menées à l'échelle internationale attestent que les personnes qui consomment de faibles quantités de magnésium sont plus sujettes aux maladies cardiaques, selon une recension du Dr Ronald Elin, pathologiste auprès des National Institutes of Health et autorité mondiale dans le domaine.

Ce minéral protège le cœur de diverses manières.

1. D'abord, *le magnésium prévient les spasmes des artères coronaires et les battements de cœur anormaux, souvent à l'origine de la mort subite.* (Une investigation auprès de patients d'une unité de soins coronariens révèle que 53 % des sujets affichaient des taux sanguins de magnésium inadéquats!) Les concentrations sanguines en magnésium constitueraient même un excellent indicateur des chances de survivre à un infarctus.

Une étude réalisée au pays de Galles sur une période de dix ans auprès de 2 182 sujets de sexe masculin fait état d'une augmentation des risques de mort subite par infarctus en liaison avec un régime alimentaire à faible teneur en magnésium (le taux de susceptibilité étant ici de 1,5 fois supérieur à celui des sujets qui avaient consommé durant toutes ces années 33 % de plus de magnésium). On y apprend aussi que ceux qui avaient consommé le plus de magnésium pendant toute la durée de l'expérience ont été beaucoup moins vulnérables à divers traumatismes mettant à rude épreuve l'appareil cardiovasculaire: infarctus, accident vasculaire cérébral, angine et chirurgie cardiaque non fatals. La différence entre les doses administrées aux sujets du groupe index et celles qu'avaient reçues les sujets du groupe témoin n'étaient pourtant que de 30 milligrammes (mg) – soit la quantité de magnésium que procurent environ 14 grammes (g) d'amandes.

2. *Le magnésium intervient sur un autre plan, absolument capital: la coagulation du sang.* En prévenant la formation de caillots nocifs, il diminue les risques d'obstruction des artères, élément

Le magnésium: un solide rempart contre les radicaux libres ❧ 141

déclencheur de l'infarctus. Un médecin californien, le Dr Jerry Nadler, est parvenu à démontrer que le magnésium a la propriété d'inhiber la libération de thromboxane, substance qui favorise l'agglutination des plaquettes sanguines.

3. *Le magnésium a une troisième propriété: celle d'empêcher les vaisseaux sanguins de se contracter.* Il contribue ainsi à prévenir l'hypertension, l'accident vasculaire cérébral et l'infarctus. Ce minéral s'est jusqu'à maintenant avéré si efficace à réguler le rythme cardiaque et la tension artérielle qu'on le classe même parmi les «antagonistes du calcium», au même titre que les médicaments inhibiteurs du calcium souvent prescrits pour traiter l'arythmie et l'hypertension.

Des chercheurs de Harvard ont bien mis en évidence la relation entre des apports insuffisants en magnésium et une plus grande susceptibilité à l'hypertension.

Une équipe suédoise rapporte avoir constaté, elle aussi, les effets bénéfiques des suppléments de magnésium sur l'hypertension: après neuf semaines seulement de traitement, la pression systolique avait baissé de 8 points (de 154 à 146 mm Hg) et la pression diastolique de 8 points (de 100 à 92 mm Hg) sous l'effet d'une dose quotidienne d'environ 360 mg de magnésium. Une équipe de Rotterdam, en Hollande, signale, de son côté, avoir enregistré une baisse de 2,7 mm Hg de la pression maxima et de 3,4 mm Hg de la pression minima (par rapport à celles des sujets qui avaient reçu un comprimé placebo) en relation avec l'administration de suppléments de magnésium à un groupe de femmes de 50 ans et plus, à raison de 485 mg par jour durant six mois.

Le diabète: une carence en magnésium?

De nouvelles preuves scientifiques sont venues renforcer récemment l'hypothèse voulant que le manque de magnésium puisse être un facteur déterminant dans la susceptibilité au diabète. Une incapacité à métaboliser adéquatement le magnésium pourrait être en cause. Selon certains chercheurs, la supplémentation en magnésium, même à faibles doses, aide à prévenir les complications possibles de la maladie et même à en modifier le cours.

Des essais cliniques ont révélé en effet que les taux de magnésium étaient inférieurs à la normale chez la plupart des diabétiques, ce qui ne va pas sans conséquences, car, comme on l'a vu précédemment, un déficit en magnésium peut non seulement entraîner divers types de complications, telles que la formation de caillots nocifs, le resserrement des vaisseaux sanguins, l'hypertension et l'arythmie cardiaque, mais aussi créer un terrain favorable au développement de l'insulinorésistance, comme s'est attaché à le démontrer un professeur de l'Université de la Californie, le Dr Robert Rude.

Pour compenser ce défaut d'absorption et pallier l'épuisement des réserves de magnésium reliés au diabète, le Dr Rude recommande d'avoir recours aux suppléments, à raison de 300 à 400 mg par jour, en optant de préférence pour le chlorure de magnésium.

Même si vous n'êtes pas diabétique, ni cardiaque, vous pouvez vous exposer, vous aussi, à l'insulinorésistance – l'élévation du taux de risque pouvant atteindre jusqu'à 25 %, comme le suggèrent certaines études –, endommager vos artères et donner éventuellement le coup d'envoi au diabète en négligeant de consommer une quantité suffisante de magnésium. (Pour plus de détails sur les dangers associés à l'insulinorésistance, voir le chapitre 28.)

Magnésium, calcium et vitamine D: un trio essentiel à une ossature solide

Pour avoir des os solides jusqu'à la fin de vos jours, vous devez pouvoir compter non seulement sur des apports réguliers en calcium mais aussi sur des doses suffisantes de magnésium, les deux minéraux travaillant de concert – avec la collaboration de la vitamine D, comme on l'a vu au chapitre précédent –, à prévenir la détérioration du système osseux. Les femmes, plus sujettes que les hommes à l'ostéoporose, devraient être particulièrement vigilantes à cet égard. On sait maintenant, comme le signale le Dr Mildred Seelig, médecin-nutritionniste professeur à l'Université de la Caroline

Le magnésium: un solide rempart contre les radicaux libres 143

du Nord, qu'une carence prolongée en magnésium peut en effet déclencher l'ostéoporose.

Si vous manquez de magnésium, il est fort probable que vous manquiez également de vitamine D, nutriment indispensable au stockage et à l'utilisation du calcium; de telles déficiences vous exposent doublement aux risques de fractures.

Le quotient magnésium/calcium a également toute son importance: un manque de magnésium et un excès de calcium favorisent la coagulation du sang, vous rendant ainsi plus vulnérable aux accidents vasculaires cérébraux et à l'infarctus. Vous devriez normalement consommer une quantité de magnésium égale à la moitié, au moins, du calcium que vous absorbez. Les statistiques révèlent pourtant qu'un grand nombre d'Américains d'âge avancé, surtout parmi ceux qui ont recours aux suppléments, absorbent quatre fois moins de magnésium que de calcium.

Sachez donc que si vous consommez 1 200 mg de calcium par jour, comme on le recommande habituellement, vous avez besoin également de 600 mg de magnésium par jour pour permettre au métabolisme de fonctionner normalement.

N'oubliez jamais non plus que plus vous consommez de matières grasses et de sucres, plus vous avez besoin de magnésium.

STRATÉGIE À ADOPTER POUR METTRE
TOUTES LES CHANCES DE SON CÔTÉ

1. Évaluer ses besoins

L'apport nutritionnel recommandé (ANR) en magnésium tel que recommandé par les autorités sanitaires a été fixé à 300 mg. Pour retarder le vieillissement, 200 à 300 mg supplémentaires pourraient s'avérer nécessaire. Les préparations courantes en renfermant en général 100 mg, soit 25 % environ de l'ANR, vous devrez prendre un comprimé de magnésium individuel si vous optez pour une dose supérieure à celles-là. Le Dr Seelig recommande, pour sa part, une dose quotidienne totale de 500 mg environ.

2. Cibler les bonnes sources de magnésium

Les aliments de choix. – Les aliments suivants vous permettront de faire ample provision de magnésium:

- céréales à grain entier
- noix
- graines
- légumineuses

Une bonne portion de céréales de son ou de noix vous fournira les 300 mg quotidiens de magnésium correspondant à l'ANR. Les noix (voir encadré) constituent, à n'en pas douter, une famille d'aliments riches en magnésium.

C'est en partie aux vertus du magnésium que des expérimentateurs de l'Université Loma Linda, en Californie, attribuent d'ailleurs les bienfaits d'une consommation régulière de noix dans la prévention des cardiopathies; ils ont constaté en effet que la consommation de noix cinq fois au moins par semaine avait réduit de 50 % environ (par rapport à une consommation de moins d'une fois par semaine) les risques de cardiopathies au sein d'un groupe de patients. D'autres facteurs pourraient toutefois expliquer les résultats inattendus de cette expérience: par exemple, la qualité des acides gras, de types monoinsaturés et oméga-3 que renferment la plupart des noix. Le Dr Elin, présume, quant à lui, que le magnésium est responsable de l'amélioration obtenue.

Les suppléments. – Est-il nécessaire de prendre des suppléments de magnésium pour freiner le vieillissement? Si vous mangez régulièrement des aliments riches en magnésium, vous devriez pouvoir combler vos besoins en puisant uniquement à cette source. Dans le cas contraire, il est recommandé de prendre un supplément.

Sous quelles formes les suppléments de magnésium sont-ils le plus facilement assimilables? On optera de préférence

LES MEILLEURES SOURCES ALIMENTAIRES DE MAGNÉSIUM	
Aliment	Teneur en magnésium par portion de 28 g environ (en milligrammes)
Graines de citrouille et de courge	152
Céréales de son complètes	135
Amandes	85
Avelines	85
Noix de cajou	74
Noix de pin	66
Arachides	51
Noix de Grenoble	48
Avoine	42
Céréales de type «Cheerios»	39
Pacanes	37
Céréales de type «Wheaties»	31
Tofu	29
Fèves de soya	25
Fèves de Lima	15

pour l'une ou l'autre des formes suivantes, beaucoup mieux tolérées que l'oxyde de magnésium:

- chlorure de magnésium
- aspartate de magnésium
- gluconate de magnésium
- lactate de magnésium

3. Savoir doser

On considère qu'une dose de magnésium élémentaire n'excédant pas 500 mg par jour ne comporte, en règle générale, aucun danger pour les personnes qui ne souffrent pas, par ailleurs, de problèmes rénaux.

Symptômes de toxicité. – Un apport quotidien de plus de 600 à 700 mg de magnésium élémentaire peut causer de la diarrhée.

MISES EN GARDE

- Cessez immédiatement de prendre des comprimés de magnésium si vous voyez qu'ils provoquent de la diarrhée.
- Ne prenez jamais de suppléments de magnésium si vous souffrez de problèmes rénaux ou d'une défaillance cardiaque grave.
- Si vous avez déjà été victime d'une crise cardiaque, consultez votre médecin avant de prendre le moindre supplément de magnésium.

9
Le sélénium : actif sur tous les fronts

Sans un apport continu en sélénium, les cellules deviennent extrêmement vulnérables aux maladies cardiaques, au cancer et autres signes de vieillissement prématuré. Ne vaut-il pas la peine d'intervenir tandis qu'il en est encore temps?...

IMAGINEZ un agent capable d'empêcher les plus malins virus, y compris celui du sida, d'outrepasser les barrières cellulaires pour semer partout le désordre et la destruction. N'aimeriez-vous pas pouvoir y faire appel chaque fois que vos cellules sont en danger de mort? Cet agent, c'est le sélénium, un oligoélément aux vertus antioxydantes dont l'influence sur le vieillissement s'exerce de multiples manières. «Tout individu, qui est prêt à faire le nécessaire pour jouir d'une santé optimale et pour allonger le plus possible son espérance de vie, doit absolument compter avec le sélénium», soutient le Dr Sheldon Hendler, de l'Université de la Californie à San Diego.

Une carence en sélénium peut entraîner de graves conséquences: diminuer la résistance aux infections; augmenter la susceptibilité au cancer et aux maladies coronariennes; et perturber sérieusement l'élaboration de l'une des plus importantes enzymes de l'organisme – la glutathion-peroxydase –, connue pour sa capacité à neutraliser rapidement les radicaux libres, en particulier ceux qui endommagent les molécules de graisses en les oxydant. Les effets les plus déterminants du sélénium sur le vieillissement seraient d'ailleurs attribuables à sa capacité de stimuler la

---

Des observations qui font réfléchir...

- À mesure que l'on avance en âge, les taux sanguins de sélénium diminuent (de 7 % après 60 ans et de 24 % après 75 ans), selon une étude menée par des chercheurs italiens.
- La baisse des réserves en sélénium s'accompagne d'une réduction significative de l'activité antioxydante dans le sang et les tissus.
- Il a été démontré que les personnes qui présentent de faibles concentrations sanguines en sélénium sont plus sujettes aux cardiopathies, au cancer et à l'arthrite.

---

production de cette enzyme. (Le chapitre suivant examine plus en détail le rôle du glutathion dans la prévention du vieillissement accéléré.)

COMMENT LE SÉLÉNIUM PEUT CONTRIBUER À FREINER LE VIEILLISSEMENT

Voyons donc de quoi est capable cet élément chimique. Vous comprendrez mieux pourquoi vous ne pouvez vous en passer.

Première cible: les cellules cancéreuses

«Le sélénium est un agent doté de vertus chimiopréventives absolument impressionnantes», affirme Donald Lisk, professeur de toxicologie à l'Université Cornell et autorité mondiale pour toutes les questions reliées au sélénium. On est déjà parvenu d'ailleurs à bloquer sur divers sites, même à 100 % dans certains cas, le développement de tumeurs chez l'animal.

Des enquêtes épidémiologiques mises en place à la dimension du globe ont permis d'établir des corrélations géographiques indiscutables entre, d'une part de faibles taux sanguins de sélénium ou des régimes alimentaires pauvres en sélénium, et d'autre part une susceptibilité accrue à divers types de cancers (sein, côlon, foie, peau, poumon et trachée).

Une étude réalisée récemment auprès de 1 700 Américains d'âge avancé par des chercheurs de l'Université de l'Arizona suggère également qu'un manque de sélénium augmente le risque de développer des polypes intestinaux, petites excroissances aptes à se transformer en tumeurs malignes. Les chercheurs se sont rendu compte que, parmi les sujets dont les taux sanguins de sélénium étaient les plus faibles, on comptait 33 % de cas de polypes, contre 9 % chez ceux qui présentaient les taux les plus élevés de sélénium. Le potentiel anticancéreux de cet élément minéral s'est révélé jusqu'à aujourd'hui si impressionnant que l'équipe a décidé de procéder à des essais cliniques permettant de vérifier sur un plus vaste échantillon l'efficacité d'une dose de 200 µg par jour dans la prévention du cancer du côlon et du cancer de la peau.

Des chercheurs du National Cancer Institute rapportent que, de tous les antioxydants utilisés lors d'une série d'études menées à Linxian, en Chine, le sélénium a été le plus efficace, notamment contre le cancer du poumon.

Une étude hollandaise portant sur un échantillon de 3 000 sujets d'âge très avancé a mis en évidence, de son côté, une relation directe entre un régime à teneur élevée en sélénium et une plus grande capacité (qui pourrait aller jusqu'à 50 %) à vaincre le cancer du poumon.

Comment agit le sélénium? Il préviendrait les mutations cellulaires, corrigerait les dommages occasionnés par les radicaux libres et inciterait les cellules du système immunitaire du corps à redoubler d'énergie pour mater l'agresseur.

Deuxième cible: les agents propices aux cardiopathies

Un déficit en sélénium représente un facteur de risque supplémentaire pour les sujets susceptibles aux maladies cardiovasculaires, comme l'ont montré de nombreux travaux. Une équipe finlandaise a pu conclure, au terme d'essais cliniques à très grande échelle, qu'un manque de sélénium pouvait même tripler (par rapport aux sujets dont les taux sanguins de sélénium étaient les plus élevés) les risques de mourir d'une maladie de cœur. D'autres chercheurs ont été à même de constater que plus les concentrations sanguines en sélénium sont basses, plus est élevé le degré d'obstruction des artères, tel qu'établi à l'examen des angiogrammes (rayons X).

L'action protectrice du sélénium contre les troubles cardiovasculaires s'exerce de multiples façons, notamment en prévenant l'agrégation des plaquettes sanguines, qui permet la formation des caillots, et en faisant obstacle à l'oxydation du cholestérol LDL, facteur propice à l'athérosclérose.

Troisième cible: le système immunitaire

Pour donner un petit coup de fouet au système immunitaire, rien de tel qu'une injection de sélénium dans les cellules. Des épreuves en double aveugle effectuées par des chercheurs de l'Université de Bruxelles ont éclipsé tout doute à cet égard. Après avoir administré à des personnes âgées une dose de 100 µg de sélénium durant six mois, ils ont constaté en effet que non seulement les taux sanguins de sélénium avaient augmenté de 50 %, mais que le taux de réponse des lymphocytes aux incitations des mitogènes (agents qui stimulent la prolifération des cellules) – bon indice de la vitalité des cellules responsables de l'immunité – avait monté en flèche (l'augmentation pouvant aller jusqu'à 79 %!). Les niveaux atteints étaient même équivalents dans bien des cas à ceux qu'on retrouve habituellement chez des personnes beaucoup plus jeunes et en bien meilleure santé que ne l'étaient les sujets au début des essais.

Quatrième cible: les virus

Au terme d'expérimentations animales réalisées pour le compte du ministère de l'Agriculture des États-Unis, les chercheurs Orville Levander et Melinda Beck, de l'Université de la Caroline du Nord, ont été amenés à conclure qu'une carence alimentaire en sélénium ou en vitamine E peut augmenter de façon notable la susceptibilité aux infections virales. Des expérimentations sur des souris leur ont permis de constater qu'un type particulier de virus, habituellement inoffensif, devient beaucoup plus agressif dans un environnement cellulaire pauvre en sélénium, causant même de graves dommages au muscle cardiaque. Sans le soutien de ces deux antioxydants hors pair que sont le sélénium et la vitamine E, les défenses de l'organisme contre les agents responsables de l'oxydation n'auraient plus le même impact, ce qui autoriserait de dangereuses mutations chez le virus en question; ainsi, lors des essais, le virus n'a pas touché le cœur des souris dont la ration alimentaire comportait une quantité adéquate de sélénium et de vitamine E.

Les expérimentateurs croient qu'en l'absence de ces éléments protecteurs, la rage de divers autres virus, dont celui du sida, pourrait se déchaîner.

De nombreux cas de carence en sélénium ont d'ailleurs été répertoriés chez des patients atteints du sida. Selon Will Taylor, de la faculté de pharmacie de l'Université de Georgia, le virus épuiserait peu à peu les stocks de l'organisme en sélénium; une fois les réserves à zéro, il n'hésiterait pas à sortir de la cellule infectée pour usurper à d'autres cellules, parfaitement saines, le minéral convoité; l'infection s'étendrait alors peu à peu d'une région à l'autre du corps.

Des suppléments de sélénium pourraient aider, selon lui, à freiner les ravages du virus et à prolonger ainsi la vie des personnes atteintes. Comment agit le sélénium en pareil cas? On croit, en théorie du moins, qu'en présence du sélénium le virus du sida élabore une protéine spécifique l'empêchant lui-même de se reproduire. Advenant toutefois que les taux sanguins de sélénium dépassent le seuil de carence, le virus mettrait en marche les gènes responsables de la réplication et quitterait la cellule où il s'est introduit initialement pour trouver ailleurs du sélénium. «Tant qu'il trouve à l'intérieur de la cellule infectée autant de sélénium qu'il lui en faut pour se satisfaire, le virus du sida semble capable de se contenir, explique Gerhard Schrauzer, professeur émérite à la faculté de biochimie de l'Université de la Californie à San Diego. Mais aussitôt qu'une situation de pénurie s'annonce, il semble incapable de se maîtriser; il donne alors le coup d'envoi à une réplication massive, qui entraînera la dissémination rapide du sida.»

On imagine facilement les répercussions d'une telle découverte sur le traitement du sida et d'autres maladies virales.

Cinquième cible: les facteurs anxiogènes

La peur de vieillir vous cause beaucoup d'anxiété? Peut-être le précieux sélénium peut-il, ici encore, vous être utile... Des essais en double aveugle auprès de 50 hommes et femmes, en bonne santé, ont permis aux psychologues David Benton et Richard Cook, de l'University College de Swansea, au pays de Galles, de démontrer qu'un apport quotidien de 100 µg de sélénium peut, en cinq semaines seulement, diminuer l'anxiété, la dépression et la fatigue; les sujets anxieux affichant au début des essais les plus faibles concentrations en sélénium ont particulièrement bien répondu au traitement.

D'autres expériences, réalisées cette fois auprès de personnes âgées, ont confirmé l'effet positif du sélénium, combiné à la vitamine E et à d'autres antioxydants, sur l'humeur et sur les fonctions mentales, de même que sur la circulation sanguine dans le cerveau.

STRATÉGIE À ADOPTER POUR METTRE
TOUTES LES CHANCES DE SON CÔTÉ

1. Évaluer ses besoins

Le Dr Lisk recommande un apport de 100 à 200 microgrammes (µg) par jour pour prévenir le cancer. À titre de mesure à long terme pour retarder le vieillissement, il consomme lui-même chaque jour une poignée de noix du Brésil (pas plus de quatre toutefois) et un supplément de 100 µg de sélénium.

2. Cibler les bonnes sources de sélénium

Les aliments de choix. – Les denrées suivantes vous permettront de profiter des bienfaits du sélénium:

- noix du Brésil*

---

* Les noix du Brésil, qui poussent sur des arbres immenses de la forêt amazonienne, dont le sol est extrêmement riche en sélénium, représentent ici une source exceptionnelle. Elles sont même aussi efficaces – du moins celles qui ont conservé leur enveloppe – que n'importe quel supplément de sélénium courant,

- céréales à grain entier
- graines de tournesol
- viande
- produits de la pêche océanique, en particulier le thon, l'espadon et les huîtres
- ail

Les suppléments. – Les suppléments de sélénium sont-ils vraiment nécessaires pour ralentir le vieillissement de l'organisme? Le Dr Lisk encourage la supplémentation par mesure de protection contre le cancer. Les suppléments en vente libre seraient, selon ses analyses, très efficaces et assez équivalents les uns par rapport aux autres. Il recommande toutefois d'opter pour un comprimé individuel plutôt que pour un comprimé multivitaminique avec minéraux, qui n'assure pas un apport suffisant.

3. Savoir doser

Les pêcheurs japonais, qui consomment une grande quantité de poisson frayant en mer, absorbent en moyenne autour de 500 µg par jour de sélénium; or aucune réaction toxique n'a été rapportée à ce jour en liaison avec cette dose tout de même assez élevée. Aucune raison ne justifie toutefois un apport quotidien dépassant 200 µg par jour, apport jugé sans danger par tous les experts consultés.

Risques de toxicité. – Le sélénium peut être toxique à fortes doses. La dose toxique est évaluée, selon Lisk, à 2 500 µg. On a déjà fait état de graves symptômes de toxicité en relation avec une consommation de sélénium avoisinant les 5 000 µg chez des habitants de la Chine.

---

selon des analyses effectuées par des chercheurs de l'Université Cornell; chaque noix de grosseur moyenne fournit en effet pas moins de 100 µg de sélénium (les comprimés en vente libre en renferment habituellement entre 50 et 100 µg). Les noix déjà écalées proviennent, semble-t-il, d'une région du Brésil où le sol est moins riche en sélénium que celui d'où proviennent les noix importées vendues dans leur écale; elles ne fournissent d'ailleurs que de 12 à 25 µg de sélénium.

Symptômes de toxicité et effets secondaires. – De fortes doses de sélénium peuvent provoquer la chute des cheveux, causer de l'inflammation dans les articulations et endommager le foie. Même les noix du Brésil à doses excessives peuvent faire du tort au foie, comme l'ont montré des expériences chez l'animal.

MISE EN GARDE

Le sélénium pouvant être toxique à fortes doses, ne dépassez jamais la posologie recommandée.

10

Le glutathion: l'as des antioxydants

N'hésitez pas à gaver vos cellules de glutathion: un taux sanguin élevé de glutathion est un bon indicateur de votre capacité à prévenir le vieillissement prématuré et de vos chances de vivre longtemps – en santé!

LE GLUTATHION, autre spécimen de ces puissants agents qu'élabore le système de détoxication du corps, se retrouve dans toutes les cellules. (On verra plus loin que certains nutriments peuvent stimuler la production cellulaire de glutathion.) Il est présent à l'état naturel dans certains aliments et est disponible sous forme synthétique dans certains suppléments.

Constitué de trois acides aminés, le glutathion a pour fonction principale de neutraliser les substances toxiques potentiellement dangereuses qui pénètrent dans l'organisme; sans relâche il s'emploie à corriger dans les voies gastro-intestinales les effets ravageurs des radicaux libres sur les matières grasses d'origine alimentaire. Il est reconnu pour être l'un des plus puissants, des plus versatiles et des plus importants antioxydants qui soient. «C'est l'as des antioxydants!» n'hésite pas à déclarer John Pinto, du Memorial Sloan Kettering Cancer Center, à New York, évoquant la capacité de cette substance singulière à désarmer et à terrasser les radicaux libres. Chaque cellule, chaque tissu, chaque organe du corps, est sous sa protection. Il exerce aussi une influence sur le rythme du vieillissement et accroît la résistance aux maladies chroniques.

Le manque de glutathion dans les cellules est l'une des causes premières du vieillissement accéléré, selon le biochimiste Calvin Lang, de l'Université de Louisville, au Kentucky. Lang est catégorique: si vos tissus et votre sang renferment beaucoup de glutathion, vous pouvez espérer vivre vieux et vivre mieux; si vous ne consommez pas assez de glutathion, attendez-vous à voir vos forces décliner rapidement avec l'âge et à mourir jeune. En administrant à des insectes certaines substances ayant pour effet d'augmenter de 50 % à 100 % les taux de glutathion dans les tissus, il est parvenu d'ailleurs à prolonger leur durée de vie de 40 %.

«Les indications que fournit le taux de glutathion font ressortir la différence entre l'âge "fonctionnel" et l'âge "chronologique", dit l'épidémiologiste Mara Julius, de l'Université du Michigan. Les sujets qui présentent des concentrations élevées en glutathion sont en bien meilleure santé, et beaucoup plus jeunes, physiologiquement parlant.» Il est d'avis, lui aussi, que le glutathion est un marqueur biologique pertinent de la maladie chez les personnes âgées de plus de 60 ans: «Même à un âge très avancé, les personnes chez qui l'on relève les plus fortes concentrations de glutathion résistent à la maladie avec une vigueur analogue à celle de personnes beaucoup plus jeunes.» Chez les sujets dont le taux sanguin de glutathion dépasse de 20 % celui des sujets du même groupe d'âge, la fréquence de diverses maladies – arthrite, hypertension, affections cardiovasculaires, troubles circulatoires, diabète, troubles gastriques, infections urinaires – est en effet trois fois moins élevée, rapportent l'un et l'autre chercheurs.

Les vertus protectrices du glutathion seraient attribuables à sa capacité de régénérer les cellules responsables de l'immunité. «Sans glutathion, les cellules se désintègrent et perdent toute aptitude à remplir leurs fonctions immunitaires», explique Julius.

COMMENT AGIT LE GLUTATHION

Le glutathion exerce ses pouvoirs sur deux sites différents: dans les voies intestinales et dans la circulation sanguine. Lorsque, par l'intermédiaire des aliments ou par voie de suppléments, il est assimilé par l'organisme, il pénètre dans les cellules des voies gastro-intestinales où il met en marche le système de détoxication des graisses, interceptant ainsi au départ toute manœuvre d'exportation de ces dangereuses graisses oxydées vers d'autres parties du corps.

Quant à savoir quelle quantité de glutathion atteint, sous sa forme initiale, les autres parties du corps, c'est une tout autre question. Les sucs gastriques décomposant le glutathion en diverses substances, il est difficile en effet de déterminer avec précision quelle quantité de glutathion est acheminée dans le reste de l'organisme par le relais de la circulation sanguine. Il est possible, par conséquent, que les quantités de glutathion qui atteignent le courant sanguin et d'autres tissus et organes ne soient pas suffisantes pour avoir un impact réel.

Vitamine C, glutamine et sélénium: les plus sûrs alliés du glutathion

Il est important de savoir que la vitamine C, la glutamine et le sélénium contribuent à augmenter le taux sanguin de glutathion. En consommant chaque jour des aliments riches en substances participant à la synthèse du glutathion dans l'organisme, vous contribuerez indirectement à augmenter la quantité de glutathion qui circule dans votre sang et dans tous les tissus de votre organisme.

Vitamine C. – Un supplément de 500 milligrammes (mg) par jour de vitamine C constituerait une excellente protection contre une baisse éventuelle des réserves de glutathion, s'il faut se fier à une étude menée par des chercheurs de l'Université de l'Arizona à Tempe auprès de sujets des deux sexes en bonne santé. Les taux de glutathion dans les globules rouges ont un effet augmenté de 50 % en réponse à une dose de 500 mg de vitamine C administrée chaque jour pendant deux semaines! Des doses de 2 000 mg administrées durant les deux semaines suivantes n'ont toutefois eu aucun impact supplémentaire sur les hausses enregistrées. L'interruption de la supplémentation en vitamine C a cependant provoqué une chute des taux de glutathion en une semaine.

D'autres auteurs rapportent avoir relevé une augmentation de 50 % des taux de glutathion chez des sujets de sexe masculin en liaison avec des suppléments de moins de 60 mg de vitamine C par jour, soit la quantité contenue dans une orange!

Glutamine. – Des expériences ont démontré que les suppléments de glutamine exercent un effet plus marqué encore sur les concentrations sanguines de glutathion que les suppléments de glutathion, comme tels. Selon des chercheurs de Harvard, la glutamine inciterait le foie à synthétiser de très grandes quantités de glutathion. Il n'est pas fait mention toutefois des hausses auxquelles on peut s'attendre, celles-ci variant considérablement en fonction de divers facteurs individuels, notamment le niveau des réserves de glutathion dans l'organisme. Ainsi, en administrant une dose donnée de glutamine à des animaux affichant des taux peu élevés de glutathion, les expérimentateurs ont fait grimper ces concentrations de 40 % environ. Fait intéressant, les taux de survie ont augmenté dans les mêmes proportions.

Un autre compte rendu scientifique fait état, par ailleurs, de hausses de 20 % du taux sanguin de glutathion en relation avec des suppléments de glutamine, à raison de 5 000 à 15 000 mg par jour.

Le Dr Douglas Wilmore, professeur de chirurgie à Harvard, et son épouse, le Dr Judy Shabert[*], se disent convaincus des vertus de la glutamine, tout spécialement chez les personnes malades ou soumises à un stress intense. Cet acide aminé contribuerait non seulement à renforcer les défenses immunitaires, à réduire la durée de certaines maladies et même à hâter le rétablissement, mais aussi à redonner du tonus aux muscles affaiblis par le stress et la maladie. «Les muscles perdent inévitablement de leur tonus avec l'âge; il n'est pas dit qu'il faille pour autant les laisser se relâcher encore davantage sans réagir, dit le Dr Shabert. Si les gens prenaient l'habitude de fournir un apport complémentaire de glutamine à leur organisme en période de grand stress, ils préviendraient l'atrophie

---

[*] Judy Shabert et Nancy Ehrlich, *The Ultimate Nutrient Glutamine: The Essential Nonessential Amino Acid*, Avery Publishing Group, Garden City Park, New York, 1994.

musculaire. Le taux sanguin de glutamine doit être normal pour que le muscle puisse se régénérer.»

Au Harvard's Brigham and Women's Hospital, on administre d'ailleurs, à titre de traitement de routine, une dose de 30 000 mg de glutamine aux patients subissant un traitement chirurgical.

Sélénium. – Il a été démontré que le sélénium stimule la synthèse du glutathion par l'organisme; certains scientifiques attribuent à cet accroissement de l'activité du glutathion les effets thérapeutiques du sélénium sur des animaux de laboratoire atteints de cancer.

Autres adjuvants du glutathion. – D'autres composés chimiques, dont le cyanohydroxybutène (CHB), le sulforaphane et l'ibérine, présents en quantité appréciable dans les légumes de la famille des crucifères, contribuent à maintenir à un niveau adéquat les concentrations cellulaires en glutathion en stimulant la synthèse de cet antioxydant par l'organisme. En administrant à des rats de laboratoire une dose de CHB équivalente à celle que renferme un 500 g environ de choux de Bruxelles, des chercheurs de l'Université de l'Illinois, Matthew Wallig et Elizabeth Jeffrey, ont réussi à tripler, en quatre jours seulement, les taux de glutathion des cellules du pancréas, et à doubler celui des cellules du foie.

Il a été démontré en outre que le brocoli renferme une quantité élevée de glutathion préformé.

COMMENT DIAGNOSTIQUER UNE CARENCE EN GLUTATHION

Nous ne disposons pas encore, malheureusement, de tests sanguins permettant de diagnostiquer une carence en glutathion. Les quelques tests fiables auxquels il est possible actuellement de recourir viennent à peine d'être mis au point et ne servent pour l'instant qu'à des fins expérimentales.

COMMENT LE GLUTATHION PEUT CONTRIBUER À FREINER LE VIEILLISSEMENT

Le spectre du glutathion est très étendu. Il peut agir en effet de multiples façons pour vous aider à compenser les aléas de l'âge:

Des observations qui font réfléchir...

- Le taux sanguin de glutathion baisse de 17 % entre 40 et 60 ans.
- Un manque de glutathion augmente de 33 % la probabilité de souffrir d'une maladie chronique (signe d'une santé affaiblie), de voir se ralentir les fonctions physiologiques et de réduire son espérance de vie.
- Pas moins de 77 % des personnes atteintes de maladies chroniques souffriraient d'une carence en glutathion, selon une étude menée auprès d'un groupe de personnes hospitalisées.
- Plus l'apport alimentaire en matières grasses est élevé, plus l'organisme utilise de glutathion; plus on mange gras, plus on s'expose, par conséquent, à manquer de glutathion.

- en maintenant en état de fonctionner au maximum les cellules responsables de la défense immunitaire de l'organisme;
- en revigorant un système immunitaire affaibli;
- en inhibant le développement du cancer;
- en prévenant les dommages occasionnés aux poumons par les radicaux libres;
- en délogeant les radicaux libres des graisses alimentaires rancies;
- en empêchant le cholestérol sanguin de s'oxyder et de devenir toxique;
- en guérissant certaines formes de diabète non insulinodépendant;
- en prévenant la dégénérescence maculaire et d'autres troubles ou maladies oculaires reliés à l'âge.

Voyons ce qu'il en est d'un peu plus près.

UN ADJUVANT INDISPENSABLE DU SYSTÈME IMMUNITAIRE

Une légère diminution du taux de glutathion dans le sang et les tissus suffit à inciter les radicaux libres à donner libre cours à leurs élans destructeurs; laissées à elles-mêmes, ces molécules oxydantes peuvent à la longue saper complètement les mécanismes immunitaires. Heureusement, il est possible de faire avorter leurs déploiements anarchiques en renouvelant les réserves de l'organisme en glutathion, comme l'a clairement mis en évidence Simin Meydani, de l'Université Tufts. Meydani s'est aperçue qu'en fournissant aux globules blancs de sujets âgés une quantité supplémentaire de glutathion, elle leur avait permis de retrouver le plein usage de leurs mécanismes immunitaires; les cellules retrouvant leur pulsion à se reproduire par une série de divisions successives, elles sont davantage en mesure de tenir tête aux corps étrangers.

Des expériences effectuées à l'Université Stanford ont confirmé les effets dévastateurs d'un déficit cellulaire en glutathion. Une réduction de 25 % à peine de l'apport en glutathion auquel étaient habitués les sujets du groupe expérimental (tous en bonne santé) a même suffi à dérégler complètement leurs mécanismes de défense. Ne sachant plus comment répondre aux signaux de l'organisme, les lymphocytes T – première ligne de défense du système immunitaire – se sont alors mis à s'entretuer plutôt qu'à faire la chasse aux microbes; ce phénomène est connu sous le nom de «mort cellulaire programmée».

Les résultats obtenus par des chercheurs ayant tenté de stopper en laboratoire la réplication du virus du sida en disent long aussi sur l'aptitude du glutathion à anéantir les agents infectieux: le taux de réussite a été de 90 %! L'administration de suppléments de glutathion est présentement mise à l'essai auprès de sidatiques – lesquels affichent en général de faibles taux sanguins de cet antioxydant – en vue d'évaluer la capacité de cette substance à rétablir, ne serait-ce que partiellement, la réponse immunitaire.

Un exterminateur hors pair

En neutralisant les radicaux libres aussitôt qu'il les repère, le glutathion contribue en outre à prévenir les lésions cellulaires. Il peut, à lui seul, désactiver une trentaine de substances cancérigènes, au moins, selon Dean Jones, professeur de biochimie à la faculté de médecine de l'Université Emory, à Atlanta. En détruisant les peroxydes, proches parents des radicaux libres, le glutathion aide également à prévenir la formation de nouveaux radicaux.

La puissance inouïe de cet antioxydant explique sans doute la relation si souvent établie entre une consommation abondante de fruits et de légumes, aliments riches en glutathion, et une incidence moins élevée du cancer, des maladies cardiaques et autres maladies chroniques; la consommation régulière de fruits et de légumes crus pourrait même réduire de 50 % (par rapport à une consommation faible ou nulle) le risque d'être atteint d'un cancer des voies buccales.

Un agent efficace pour prévenir l'accumulation des graisses oxydées

Une autre des propriétés du glutathion, et non des moindres, est de pallier les conséquences éventuelles de la consommation de matières grasses oxydées, substances extrêmement nocives pour l'organisme. En débarrassant les aliments de ces substances nocives lors de leur passage dans les voies intestinales, le glutathion les empêche de se désagréger et d'enclencher du coup une multitude de petites explosions de radicaux libres aux effets dévastateurs, comme en font foi les résultats d'une étude effectuée chez l'animal par un chercheur du Louisiana State University Medical Center, le professeur Tak Yee Aw.

Après avoir déposé des matières grasses oxydées dans les intestins d'animaux de laboratoire pour y injecter ensuite une quantité donnée de glutathion, elle s'est rendu compte que la quantité de radicaux libres métabolisés et libérés dans la circulation sanguine avait diminué considérablement. «Le glutathion détruit les graisses rancies aussitôt qu'elles pénètrent dans les cellules, explique-t-elle. Si vos cellules disposent de tout le glutathion nécessaire pour intercepter ces graisses nocives avant qu'elles ne s'immiscent dans vos cellules, celles-ci pourront les empêcher de se répandre dans l'organisme à travers la circulation sanguine.»

Il faut en conclure que si les cellules sont à court de glutathion ou qu'elles sont encombrées de matières grasses oxydées – si ce n'est les deux à la fois –, les défenses immunitaires risquent de ne pouvoir tenir le coup. On verra alors se répandre à travers le courant sanguin de dangereuses substances toxiques, celles-là mêmes qui sont responsables des affres de l'âge.

Un antidiabétique méconnu

À l'occasion d'une étude, qui fera date dans l'histoire de la recherche médicale, une équipe du Duke University Medical Center en Caroline du Nord est parvenue à traiter le diabète non insulinodépendant (NID), aussi appelé «diabète de l'adulte» ou diabète «type 2», chez l'animal en augmentant les concentrations sanguines en glutathion. Fabuleux, non? L'expérience s'est déroulée de la façon suivante.

Dans un premier temps, des souris sujettes au diabète furent soumises à un régime très riche en matières grasses, qui eut pour effet, comme prévu, de déclencher la maladie. «Ce type de régime oblige l'organisme à brûler une très grande quantité de graisses alimentaires, explique le biochimiste Emmanuel Opara, ce qui donne lieu à une abondante production de radicaux libres de l'oxygène. Or ces radicaux minent passablement, sinon annulent, la capacité de l'organisme à métaboliser le glucose (sucre). Il s'ensuit une surcharge de glucose dans le sang, qui finit par engendrer le diabète.» La deuxième étape de l'expérience consistait à administrer aux souris diabétiques de la glutamine, acide aminé naturel qui fait grimper rapidement les taux sanguins de glutathion. Aussitôt que le glutathion entra en action, on vit diminuer rapidement le nombre de radicaux libres jusqu'à ce qu'ils fussent complètement anéantis. Une fois les oxydants éliminés, le métabolisme du glucose se rétablit graduellement: les taux de glucose finirent par se stabiliser, et les petites bêtes par retrouver la santé.

Reste maintenant à espérer, disent en conclusion Opara et ses collègues, qu'on parviendra un jour, à l'aide des antioxydants, à retarder ou à traiter le diabète (NID) chez l'humain. Des essais sont actuellement en cours pour faire la lumière sur cette question.

STRATÉGIE À ADOPTER POUR METTRE TOUTES LES CHANCES DE SON CÔTÉ

1. Évaluer ses besoins

Un apport quotidien de 25 à 50 mg de glutathion, qu'on peut facilement puiser dans son alimentation, devrait suffire, d'après Jones, à détoxiquer les graisses nocives avalées

FRUITS ET LÉGUMES RICHES EN GLUTATHION	
	Teneur en glutathion en milligrammes, par portion courante
Avocat, cru	31,3
Melon d'eau, cru	28,3
Asperges, fraîches, cuites	26,3
Pamplemousse, cru, pelé	14,6
Courge poivrée, cuite	14,4
Pomme de terre, avec la pelure, bouillie	12,7
Fraises, congelées	11,9
Okra (ou gombo), frais, cuit	11,1
Tomate, crue	10,9
Orange, crue, pelée	10,6
Cantaloup, cru	9,4
Chou-fleur, frais, cuit	8,2
Brocoli (bouquets), frais, cuits	7,8
Pêche, crue, pelée	6,8
Oignon, frais, cuit	6,7
Courgette, fraîche, cuite	6,5
Carotte, crue	5,9
Épinards, crus	5,0

Source: Dean Jones, Université Emory.

au cours d'un repas. Il fait en sorte, quant à lui, d'inclure dans sa ration quotidienne assez d'aliments riches en glutathion pour obtenir un apport de 100 mg.

2. **Cibler les bonnes sources de glutathion**

   Les aliments de choix. – Une bonne stratégie alimentaire pour vous assurer un apport adéquat en glutathion pourrait être la suivante:

   - *Intégrez à vos repas des aliments riches en glutathion:* fruits, légumes (voir l'encadré) et noix de Grenoble. (Les viandes non traitées constituent également une bonne source de glutathion; leur teneur en graisses les rend toutefois nocives pour la santé.) On optera toujours de préférence pour les fruits et les légumes frais ou congelés, qui renferment à peu près huit fois plus de glutathion que les fruits et les légumes en conserve; la cuisson et le broyage ou l'extraction du jus des aliments détruisent également une partie de ce précieux élément. Pour prendre quelques exemples d'aliments courants, les carottes cuites renferment deux fois moins de glutathion que les carottes crues, et le jus de tomate en conserve six fois moins que le jus frais; de même, la cuisson fait perdre aux épinards 40 % environ de leur teneur en glutathion et la mise en conserve près de 85 %! Exception faite du jus d'orange, les jus de fruits contiennent en général assez peu de glutathion.

- *Consommez régulièrement des légumes de la famille des crucifères:* choux de Bruxelles, chou pommé, chou-fleur et brocoli. Ils renferment des substances chimiques qui permettent à vos cellules de s'imprégner de glutathion, comme nous l'avons vu précédemment.
- *Faites une place de choix aux bonnes sources de sélénium,* les noix du Brésil entre autres; il est reconnu qu'elles stimulent la production de glutathion par l'organisme.

Les suppléments. – Pour augmenter les concentrations cellulaires en glutathion, on conseille de prendre, pour les raisons qui ont déjà été mentionnées, de la vitamine C, de la glutamine, du sélénium et un supplément de glutathion.

1. *Vitamine C:* 500 mg, au moins, par jour.

2. *Glutamine:*
   - recommandée surtout aux personnes malades ou soumises à un stress intense, après consultation de leur médecin;
   - en poudre plutôt qu'en comprimé, car la glutamine en poudre est non seulement moins chère que les comprimés habituels de 50 à 500 mg (doses beaucoup trop faibles, de toute manière, pour exercer des effets

significatifs), mais elle se dissout plus facilement (on peut la mélanger à de l'eau ou à n'importe quelle préparation à consistance liquide ou molle, telle que cossetarde, flan, compote, comme le suggère le Dr Shabert);
- en évitant de la combiner à un aliment trop acide (comme le vinaigre) ou trop chaud, ce qui aurait pour effet de détruire la glutamine (l'acidité gastrique ne semble pas nuire toutefois à son absorption).

Risques de toxicité associés à la glutamine. – Aucun symptôme de toxicité n'a été rapporté à ce jour en relation avec des surdoses de glutamine. Elle serait donc sans danger. Même des doses avoisinant les 40 000 mg, administrées bien entendu sous surveillance médicale, n'auraient provoqué aucun effet indésirable apparent, invoque le Dr Wilmore. Bien qu'il soit en excellente santé, assez du moins pour courir chaque semaine, à 56 ans, une soixantaine de kilomètres, il prend chaque jour, à titre de mesure préventive, 2 cuillerées à thé (8 000 mg) de ce puissant antioxydant, en doublant la quantité lorsqu'il combat une infection. Opara suggère, quant à lui, de limiter la dose à 2 000 mg par jour, qu'il absorbe comme mesure de protection complémentaire.

3. Sélénium: un apport complémentaire en sélénium ou la consommation régulière d'aliments riches en sélénium, tels que les noix du Brésil, incite également l'organisme à produire une quantité toujours plus grande de glutathion.

4. Glutathion: 100 mg par jour, suggère Jones, à consommer en même temps que le repas principal de la journée – pour neutraliser l'effet des graisses nocives absorbées au cours du repas et pour maximiser les effets antioxydants du glutathion –, si vous n'êtes pas sûr d'obtenir une quantité suffisante de glutathion d'origine alimentaire; il est important de vous assurer que votre organisme dispose d'assez de glutathion pour débarrasser les graisses oxydées de leurs éléments toxiques et pour prévenir l'absorption des radicaux libres par les voies intestinales et leur acheminement ultérieur vers les autres parties du corps. (On ne peut toutefois attendre des suppléments de glutathion qu'ils provoquent à eux seuls une élévation importante du taux sanguin de cet antioxydant; une étude a démontré en effet que même avec des suppléments quotidiens de 3 000 mg on n'était pas parvenu à provoquer des hausses vraiment significatives.)

Risques de toxicité associés au glutathion. – Aucune réaction de toxicité, ni effets secondaires apparents, n'ont été rapportés, selon Jones, en connexion avec des apports complémentaires de plusieurs milliers de milligrammes de glutathion par jour lors d'expériences réalisées chez l'humain.

11

La coenzyme Q10 : pour la santé du cœur

« Viendra un jour où la coenzyme Q10 figurera parmi les nutriments essentiels, au même titre que les vitamines E et C. » (Bruce Ames, professeur de biologie moléculaire à l'Université de la Californie à Berkeley et chercheur connu à travers le monde pour ses travaux innovateurs sur les radicaux libres et les antioxydants.)

PEUT-ÊTRE n'avez-vous jamais entendu parler de la coenzyme Q10 (ou ubiquinone-10) ou n'avez-vous jamais osé demander des éclaircissements sur la nature de cette mystérieuse substance à l'appellation un peu rébarbative ? Dites-vous bien que si elle ne fait pas partie encore du vocabulaire familier, ce n'est pour longtemps, car les spécialistes lui annoncent un avenir plein de promesses. On ne compte plus les travaux scientifiques où sont vantées ses vertus antioxydantes et ses bienfaits dans la prévention ou le traitement de diverses maladies reliées au vieillissement, les cardiopathies en particulier.

La coenzyme Q10 est une substance synthétisée naturellement par l'organisme. On en trouve aussi dans certains aliments, notamment dans les produits de la pêche en eaux océaniques. Elle est disponible en outre sous forme de suppléments dans les magasins d'aliments diététiques.

L'apport nutritionnel minimal de ce composé dont on vante tant les mérites depuis quelques années n'a jamais été établi par les autorités sanitaires, mais tout indique, en se basant sur les données fiables établies sur la question, qu'un apport complémentaire à la quantité qu'élabore normalement l'organisme peut contribuer à atténuer les effets du vieillissement et même à prolonger la vie.

La synthèse de la coenzyme Q10 par l'organisme commençant à décliner dès l'âge de 20 ans, des carences insoupçonnées peuvent mettre en jeu l'équilibre physiologique quelques décennies plus tard. L'examen des cellules d'un cœur vieilli ou malade dévoile d'ailleurs, presque à tout coup, des concentrations gravement déficitaires de cette coenzyme. L'incidence plus marquée des maladies cardiaques dégénératives passé l'âge de 50 ans pourrait d'ailleurs être liée à la chute des taux sanguins de ce facteur de protection, comme le suggère Anthony Linnane, professeur de biologie moléculaire à l'Université Monash, à Clayton (Australie). Juste au moment où il en a le plus besoin, le corps commence en effet, malencontreusement, à ralentir sa production de coenzyme Q10.

COMMENT AGIT LA COENZYME Q10

Si l'on ne connaît pas encore à l'heure actuelle toutes les façons dont la coenzyme Q10 peut aider à prévenir le vieillissement, on dispose cependant de certaines données sur son mode d'action et sur quelques-unes des cibles où elle déploie tous ses pouvoirs.

La coenzyme Q10 est un antioxydant, comme la vitamine E; elle participe, à ce titre, à la protection des molécules graisseuses contre les attaques des radicaux libres et au maintien de la stabilité des membranes cellulaires, stabilité essentielle à l'intégrité, à l'efficacité et à la survivance des cellules. C'est sur le site même des mitochondries, petites centrales qui fournissent aux cellules l'énergie dont elles ont besoin – là où a lieu, en somme, la combustion de l'oxygène sans laquelle il n'y aurait pas de vie –, que le savoir-faire de l'antioxydant est le plus manifeste. La coenzyme Q10 est en quelque sorte la petite étincelle qui donne le coup d'envoi à la production d'énergie dans les mitochondries; c'est elle qui emballe les moteurs, quoi!

Or on sait que le vieillissement s'accélère en proportion directe des ravages occasionnés aux mitochondries par les radicaux libres, ces ravages affectant gravement la production d'énergie cellulaire (les pertes pouvant atteindre 80 %, selon l'éminent biochimiste Bruce Ames). Est-il nécessaire de préciser que cette baisse de rendement affecte directement le fonctionnement du cœur, du foie et du cerveau, comme l'ont montré de nombreux travaux. Les mitochondries produisant moins d'énergie, la «bioélectricité» s'en trouve nécessairement perturbée: les lumières du corps pâlissent, d'autres s'éteignent.

Il n'est donc pas étonnant que la coenzyme Q10 soit présente en très fortes concentrations dans les cellules du myocarde, le muscle du cœur, qui a besoin d'une quantité d'énergie considérable pour pomper le sang plus de 100 000 fois par jour sans défaillir; il n'est pas rare d'ailleurs qu'on relève dans les cellules d'un cœur qui bat de l'aile un taux insuffisant de cet antioxydant.

Compte tenu des fonctions multiples qu'elle remplit dans l'organisme, à l'instar de divers autres antioxydants, la coenzyme Q10 joue un rôle clé dans la lutte contre le vieillissement.

COMMENT LA COENZYME Q10 PEUT CONTRIBUER À FREINER LE VIEILLISSEMENT

À la racine du mal

La coenzyme Q10 s'emploie à pourchasser sans relâche les substances oxydantes qui provoquent la dégradation du cholestérol sanguin, facteur premier de la détérioration des artères et des maladies cardiovasculaires qui s'ensuivent, notamment l'infarctus et l'accident vasculaire cérébral. Un chercheur de l'Université de Boston, Balz Frei, se dit même convaincu qu'elle exerce une action protectrice supérieure à celle de la vitamine E (si souvent vantée pour ses vertus antioxydantes) ou à celle du bêta-carotène. Il s'empresse toutefois de préciser que la coenzyme Q10 est très rapidement absorbée au cours du processus de détoxication de l'organisme, de sorte qu'il faut toujours en avoir en réserve si l'on veut garder ses artères souples et bien dégagées.

Le poisson à chair grasse est sans contredit la meilleure source alimentaire de coenzyme Q10; peut-être est-ce pour cette raison que les artères des grands consommateurs de poisson sont en général en meilleur état que celles des personnes qui s'abstiennent d'en manger.

Des carences insoupçonnées chez les cardiaques

«Les maladies cardiovasculaires pourraient être attribuables, en grande partie, à un apport en coenzyme Q10 déficitaire», avance Karl Folkers, de l'Institute for Biomedical Research affilié à l'Université du Texas à Austin, à qui revient le mérite d'avoir entrepris en 1957 les premières recherches sur le rôle de cette coenzyme.

L'insuffisance cardiaque, aussi connue sous le nom de *myocardiopathie* dans le langage médical, consiste en un affaiblissement du myocarde. Potentiellement mortelle, elle est, de toutes les maladies cardiaques, celle qui menace le plus les personnes âgées. Le cœur prenant du volume avec l'âge, il peut arriver qu'il ne soit plus en mesure de pomper tout le sang nécessaire à une bonne irrigation des tissus. La santé de la victime s'en trouvant lourdement hypothéquée, la transplantation cardiaque devient dans bien des cas presque inévitable.

L'incidence de plus en plus élevée de cette maladie aux États-Unis serait attribuable, en grande partie, à une carence insoupçonnée – et qui affecterait beaucoup plus de gens qu'on ne le croit – en coenzyme Q10. Folkers a découvert, lors d'une étude portant sur un groupe de personnes atteintes de maladies cardiovasculaires, que 75 % des sujets présentaient de graves carences en coenzyme Q10. D'après ses estimations, les concentrations sanguines en coenzyme Q10 chez les cardiaques sont inférieures de 25 % à celles des sujets qui ne connaissent aucun problème de santé. Il a plus tard démontré qu'un apport complémentaire en coenzyme Q10 peut améliorer de façon significative l'état de santé des personnes âgées souffrant de myocardiopathie (le taux de succès a été de 75 %!).

Un bon remède contre l'hypertension

Une étude menée sous la direction du cardiologue Peter Langsjoen, de Tyler (Texas), en collaboration avec des chercheurs de l'Université du Texas à Austin, révèle que l'administration de suppléments de coenzyme Q10 à 109 patients souffrant d'hypertension, à raison de 225 milligrammes (mg) par jour, a provoqué, après trois ou quatre mois de traitement dans la majorité des cas, une baisse de tension artérielle chez 85 % environ des sujets (la pression maxima passant de 159 à 147 mm Hg et la pression minima de 94 à 85 mm Hg). Les autres patients du groupe n'ont toutefois pas répondu au supplément; l'un d'eux aurait même vu son état s'aggraver.

Les auteurs disent avoir observé en outre une nette amélioration de la fonction cardiaque à l'examen des échocardiogrammes. À la fin du traitement, 51 % des patients ont pu cesser complètement de prendre le ou les médicaments antihypertensifs qui leur avaient été prescrits, tandis que 25 % ont pu entrevoir, à partir de ce moment, de stabiliser leur tension artérielle en ayant recours uniquement aux suppléments de coenzyme Q10.

«La coenzyme Q10 est un produit remarquable à bien des égards, souligne le Dr Langsjoen. Il permet d'améliorer de beaucoup l'état de santé des patients. Je ne vois pas comment je pourrais maintenant m'en passer dans ma pratique médicale.»

La coenzyme Q10 impliquée dans le processus immunitaire

La coenzyme Q10 agit également sur le système immunitaire; elle peut même contribuer à dissiper une immunodéficience. Des expérimentations sur des souris très âgées dont la capacité à former des anticorps correspond à environ 33 % de la capacité de jeunes souris à en former ont montré qu'il était possible d'augmenter ce taux de deux fois et demie (soit 80 %!) grâce à la coenzyme Q10.

Des résultats analogues ont été obtenus chez l'humain avec des doses journalières de 60 mg, si l'on en croit Folkers. Les résultats sont nets, du moins en ce qui concerne les taux d'immunoglobuline G, le plus important des anticorps dont dispose l'organisme pour vaincre les corps étrangers; la hausse a commencé à se manifester entre un et trois mois après le début du traitement.

Tout le monde en parle...

Ce n'est pas d'hier que l'on exploite les fabuleuses propriétés de la coenzyme Q10! On y a recours depuis des décennies, dans plusieurs pays du monde, pour traiter les maladies chroniques, notamment l'insuffisance cardiaque.

En Israël, «l'administration de coenzyme Q10 aux patients atteints d'insuffisance cardiaque est devenue une pratique courante dans les services de cardiologie», ainsi que le confirme le D^r Ya'acov Gindin, chef du Geriatric Educational and Research Institute affilié à l'hôpital Kaplan, à Jérusalem.

En Italie, la coenzyme a fait l'objet d'études multicentres impliquant 2 500 patients. Plus de 80 % des 1 113 patients (âge moyen: 69 ans) atteints d'insuffisance cardiaque ont vu leur état s'améliorer sous l'action d'une dose quotidienne de 100 mg de coenzyme Q10 en conjugaison avec le traitement conventionnel. Une étude de contrôle révèle par ailleurs qu'une dose quotidienne de 50 mg, administrée durant quatre semaines – soit à titre de traitement unique ou combiné à une médication spécifique – a permis de soulager des patients souffrant d'insuffisance cardiaque et d'améliorer leur qualité de vie. On fait état aussi, dans les conclusions d'une étude faisant suite à une série d'essais en double aveugle, d'une réduction notable de la durée de la période d'hospitalisation et des complications redoutables de l'insuffisance cardiaque chronique en liaison avec la fameuse coenzyme.

En Suède, des chercheurs ont découvert récemment, à l'occasion d'une étude portant sur 94 sujets de plus de 50 ans, choisis au hasard parmi les patients d'un hôpital, que ceux qui, au cours des six mois de l'étude, sont décédés présentaient tous des taux de coenzyme Q10 inférieurs à ceux des survivants. Selon une enquête, 15 % des Suédois et 20 % des Danois prendraient des suppléments de coenzyme Q10.

Au Japon, 25 études (dont deux comptes rendus exhaustifs d'épreuves en double aveugle achevées en 1976) visant à évaluer l'efficacité de la coenzyme Q10 dans le traitement de l'insuffisance cardiaque ont été menées, et complétées, depuis le début des années 60. Les résultats obtenus attestent d'une amélioration significative dans 70 % des cas. Le compte rendu d'une enquête datant de 1987 mentionne que plus de 10 millions de Japonais se sont vus prescrire avant cette date des suppléments de coenzyme Q10 pour traiter une affection cardiaque. Le Japon détient d'ailleurs le monopole mondial de la fabrication et de la commercialisation de ces suppléments.

Une hypothèse intéressante sur les effets de la coenzyme Q10 sur le cerveau

Selon l'éminent Denham Harman, de l'Université du Nebraska, les mitochondries sont la première cible que visent les radicaux libres lorsqu'ils s'attaquent aux cellules du cerveau. Compte tenu du rôle de premier plan que joue la coenzyme Q10 dans la protection des mitochondries contre l'oxydation, de par son aptitude à pénétrer et à réactiver ces petites centrales, certains chercheurs croient qu'elle pourrait contribuer à prévenir les maladies dégénératives du cerveau – maladie d'Alzheimer, sclérose latérale amyotrophique ou maladie de Lou Gehrig, affaiblissement graduel de la mémoire et des facultés mentales –, affections considérées comme faisant partie du lot «normal» de la vieillesse, ce qui ne va pas sans conséquences, bien entendu, sur l'exercice des fonctions cognitives.

Un élixir de jouvence?

Des expériences effectuées sur des souris par le pathologiste Steven Harris, de l'Université de la Californie à Los Angeles (UCLA), ont montré que la coenzyme Q10 peut exercer un effet stimulant et ainsi prolonger bien au-delà de la durée habituelle la période d'activité intense. «Elles ont l'air exceptionnellement en forme, leur poil est plus épais, elles font mieux leur toilette – comme si elles avaient rajeuni de plusieurs mois!» commente le Dr Stephen Coles, du California Institute of Technology, grand spécialiste de la coenzyme et d'autres substances aux effets rajeunissants.

Il souligne toutefois que les changements induits par la coenzyme et diverses autres substances «antivieillissement» n'ont commencé à se manifester qu'à un âge très avancé. Fait étonnant, «alors qu'à mi-chemin de leur durée de vie elles se comportaient à peu près toutes de la même manière, au terme de leur longévité habituelle on les voit prendre des allures tout à fait différentes les unes des autres. Les souris qui ont absorbé de la coenzyme Q10 semblent aller de mieux en mieux!» note Coles. Les souris qui ont reçu l'antioxydant ont vécu deux mois de plus que les autres, sans toutefois battre le record de longévité établi pour leur espèce.

STRATÉGIE À ADOPTER POUR METTRE
TOUTES LES CHANCES DE SON CÔTÉ

1. **Évaluer ses besoins**

Les spécialistes de la question, dont le Dr Harris, le Dr Coles ainsi que Roy Walford, professeur de gérontologie à l'UCLA, considèrent qu'un apport quotidien de 30 mg de coenzyme Q10 devrait être suffisant, en règle générale, chez les personnes en assez bonne santé, pour prévenir les symptômes du vieillissement prématuré; ils s'en tiennent eux-mêmes à cette dose comme mesure prophylactique. Les personnes souffrant d'insuffisance cardiaque pourraient toutefois avoir besoin d'une quantité supérieure à 30 mg: entre 50 et 150 mg par jour devraient, selon les trois experts, leur être salutaire.

Le Dr Langsjoen a déjà mis à l'essai une dose quotidienne de 240 mg, répartie en deux prises de 120 mg chacune, auprès d'un groupe composé de personnes souffrant d'insuffisance cardiaque. (Il n'y a aucun danger cependant à prendre entre 100 et 200 mg en une seule dose, précise le Dr Langsjoen.) Les résultats ont été concluants: le taux sanguin de coenzyme Q10 nécessaire au fonctionnement optimal du cœur a été obtenu, dans 80 % des cas!

Bien que, à l'instar de tous les antioxydants, la coenzyme Q10 commence à exercer ses effets protecteurs aussitôt qu'elle pénètre à l'intérieur des cellules, il ne faudrait pas vous attendre toutefois à ce qu'ils soient immédiatement perceptibles – pas plus que ne le sont d'ailleurs ceux de la vitamine C ou de la vitamine E. Les bienfaits de la coenzyme Q10 devraient néanmoins se faire sentir après quelques jours de traitement chez les personnes qui souffraient initialement d'une carence importante. Chez les cardiaques, l'amélioration est graduelle, en règle générale; elle devient plus évidente après une période de supplémentation de un à trois mois, et même plus dans certains cas, selon Folkers.

«Ne vous mettez surtout pas en tête qu'en prenant des suppléments de coenzyme Q10, vous allez instantanément mieux paraître, mieux vous sentir, mieux vivre – que ce sera aussitôt le grand bonheur, dit le Dr Coles. La coenzyme Q10 constitue plutôt un investissement à long terme, une police d'assurance dont vous ne profiterez vraiment qu'à un stade plus avancé de votre vie.»

2. Cibler les bonnes sources de coenzyme Q10

Les aliments de choix. – Fait étonnant, aucune étude exhaustive de la teneur des aliments en coenzyme Q10 n'a été réalisée à ce jour. On sait néanmoins pour l'instant que les aliments suivants fournissent une quantité appréciable de cet antioxydant:

- poisson à chair grasse, notamment le maquereau et les sardines (500 g environ de sardines fournissent près de 30 mg de coenzyme Q10)
- abats (cœur, foie, rognons)
- viande de bœuf
- huile de soya
- arachides (un kilo environ d'arachides renferme 30 mg de coenzyme Q10)

Les suppléments. – Les suppléments de coenzyme Q10 constituent une bonne assurance contre le vieillissement prématuré, particulièrement si vous avez plus de 50 ans (les carences en coenzyme Q10 ne sont pas rares à partir de cet âge). Les personnes souffrant d'un trouble quelconque de la fonction cardiaque en tireront de plus grands avantages encore.

Quel type de supplément privilégier? Tous les types de suppléments de coenzyme Q10 en vente aux États-Unis sont importés du Japon. Ils se présentent habituellement sous forme de comprimé enrobé à sec, de poudre en gélule ou de capsule à base d'huile; on trouve même des gaufrettes de différentes saveurs à base de coenzyme. Les capsules à base d'huile et les comprimés à croquer, plus rapidement assimilés, sont les plus efficaces.

Il est important de toujours prendre son supplément de coenzyme Q10 *en même temps qu'une petite quantité de matière grasse* (du beurre d'arachide ou de l'huile d'olive, par exemple) pour en faciliter l'assimilation, sauf si vous optez pour les capsules à base d'huile. Les effets des comprimés à sec avalés avec un peu d'eau seraient à peu près nuls, semble-t-il.

Autres adjuvants. – Il est bon de savoir que certains nutriments peuvent augmenter le taux sanguin de coenzyme Q10. Ce sont:

- *la vitamine E* (on a réussi à augmenter de 30 % le taux de coenzyme Q10 contenu dans le foie chez des animaux de laboratoire grâce à des suppléments de vitamine E, preuve supplémentaire des effets favorables des antioxydants sur l'immunité);
- *le sélénium* (on rapporte plusieurs cas où cet oligoélément – vraisemblablement à cause de ses effets protecteurs contre le cancer et les maladies cardiovasculaires – a contribué à augmenter la production de coenzyme Q10 et ce, même chez des sujets qui ne souffraient pas de carence);
- *les vitamines du groupe B* (il faut savoir que l'organisme a besoin des vitamines B_2, B_6 et B_{12}, ainsi que de niacine et d'acide folique pour réaliser adéquatement la synthèse de la coenzyme Q10).

3. Savoir doser

Aucun effet secondaire n'a été rapporté à ce jour au terme d'essais (et ils ont été nombreux) utilisant des surdoses de coenzyme Q10, affirme le Dr Coles. Aucune réaction toxique significative n'a jamais été signalée non plus chez l'humain, ni chez l'animal, même à de très fortes doses. Le seul effet indésirable rapporté jusqu'à maintenant en association avec des doses orales de coenzyme Q10 est quelques nausées passagères.

MISE EN GARDE

Si vous prenez actuellement quelque médicament que ce soit, consultez votre médecin avant de prendre des suppléments de coenzyme Q10 – et surtout ne substituez jamais un supplément de coenzyme Q10 à un médicament qui vous a été prescrit par votre médecin, à moins qu'il ne vous en avise. Dans les cas d'insuffisance cardiaque ou s'agissant de toute autre maladie, la coenzyme Q10 est en général administrée à titre de traitement *complémentaire* à un traitement médicamenteux, et non à la place de celui-ci. Seul un suivi médical rigoureux permet de surveiller l'amélioration de la fonction cardiaque et de faire les ajustements qui s'imposent quant à la posologie.

12

L'extrait de ginkgo biloba : le «nouveau» produit vedette pour améliorer la circulation sanguine

Vous souffrez de problèmes circulatoires ou cherchez le moyen de vous en prémunir? Vous sentez que vos facultés mentales commencent à s'affaiblir et craignez qu'avec le temps cette dégradation ne vous enlève toute autonomie? Une plante exotique, appelée ginkgo biloba, *pourrait vous être d'un grand secours. Peut-être votre médecin vous en a-t-il déjà parlé?...*

LE GINKGO, dont le nom, à lui seul, a des airs insolites, revêt encore aujourd'hui un caractère étrange pour la plupart des Nords-Américains. Comme s'il s'agissait de quelque potion magique concoctée au royaume des Ninja! Cette substance naturelle, connue des scientifiques sous le nom d'*extrait de ginkgo biloba (EGB)*, provient d'une plante ornementale – plus précisément d'un arbre gigantesque croissant dans les climats tempérés un peu partout à travers le monde, y compris l'Amérique – dont l'apparition remonterait à près de deux cents millions d'années. La substance médicinale dont il sera question dans ce chapitre est extraite des feuilles de cet arbre, lesquelles sont divisées en deux lobes, d'où l'appellation *biloba*; il faut 23 kilos environ de feuilles séchées de ginkgo pour fabriquer un demi-kilo d'EGB, disponible sous forme de capsule, de comprimé ou de solution liquide.

Le ginkgo, dont les bienfaits sur le cerveau sont connus depuis cinq mille ans, au moins, semble susciter depuis quelques années un nouvel engouement, sans doute à cause de ses vertus «rajeunissantes», éprouvées avec succès, en France et en Allemagne notamment, auprès de dizaines de millions de personnes âgées. «C'est la plante médicinale la plus importante à avoir été commercialisée en Europe au cours de la dernière décennie», déclare Varro Tyler, de l'Université Purdue, grand spécialiste des plantes médicinales. En Allemagne, où le produit a été abondamment et rigoureusement testé, les médecins rédigent plus de cinq millions d'ordonnances d'EGB par année à titre de traitement préventif ou correctif des symptômes les plus dramatiques du vieillissement, dont la détérioration de la mémoire.

COMMENT AGIT L'EXTRAIT DE GINKGO

Si l'on se reporte à l'abondante documentation disponible sur la question (plus de 300 comptes rendus scientifiques), il semble que l'extrait de ginkgo, en vertu de sa capacité à dilater les vaisseaux et à empêcher les plaquettes sanguines de s'agglutiner pour former des caillots nocifs, soit particulièrement efficace chez les personnes âgées aux prises avec des problèmes de circulation sanguine. En facilitant le passage du courant sanguin à travers les conduits, même les plus étroits, de l'appareil circulatoire, lesquels ont tendance à se durcir et à s'obstruer avec l'âge, le ginkgo contribue à assurer un plus grand afflux de sang (et partant, d'oxygène) dans toutes les aires du cerveau – tant celles qui ont subi les outrages du temps que celles qui sont restées intactes –, ainsi qu'une meilleure irrigation du cœur et des membres. Ils contribueraient ainsi à dissiper certaines anomalies, dont les troubles de la mémoire et les douleurs musculaires.

«La ligne de conduite à tenir en cas d'œdème cérébral reste encore mal connue, reconnaît le Dr Ryan Huxtable, de l'Université de l'Arizona; la neurologie et la neurochirurgie sont loin, en effet, d'avoir résolu tous les problèmes que soulève le traitement de cette pathologie. Or on sait qu'il est "biochimiquement" possible, chez l'animal du moins, de réduire l'œdème cérébral grâce à l'extrait de ginkgo. Et là ne s'arrêtent pas les prodiges de cette plante médicinale! Elle protège le foie, réduit l'arythmie, inhibe la constriction des bronches consécutive à une réaction allergique, et cetera. Des essais sont en cours actuellement pour évaluer ses effets potentiels sur l'asthme, les rejets de greffes dans les cas de transplantation, l'état de choc, les accidents vasculaires cérébraux, la conservation des organes, l'hémodialyse – et j'en passe!»

En plus d'agir sur la circulation sanguine, le ginkgo exerce une action antioxydante extrêmement puissante – plus forte même que celle de la vitamine E, dit-on. C'est d'ailleurs au pouvoir qu'a cette plante de traquer et d'annihiler rapidement les radicaux libres, et partant, de bloquer l'action destructrice de ces agents oxydants sur les membranes des cellules adipeuses que sont attribuables une grande partie de ses vertus thérapeutiques, estime K. Drieu, de l'Institut Pasteur; elle contribuerait, selon lui, à rétablir dans son intégrité la structure des membranes après le passage des radicaux libres.

À l'occasion d'une série d'expérimentations innovatrices sur l'animal, le chercheur français a constaté que le ginkgo peut également améliorer la capacité des cellules du cerveau à capter les signaux des neurotransmetteurs, signaux essentiels à l'exécution des fonctions cérébrales. Il a constaté que l'EGB était capable notamment de restaurer chez des personnes âgées les sites de certains récepteurs des cellules nerveuses, améliorant ainsi la transmission de la sérotonine, substance chimique essentielle au bon fonctionnement du cerveau.

«Le ginkgo s'est acquis une grande réputation en Europe comme supplément capable d'améliorer la qualité de vie des personnes âgées, souligne Rob McCaleb, président de l'Herb Research Institute, au Colorado. Tous ceux qui veulent vivre longtemps, et en pleine possession de leurs moyens, devraient songer à l'intégrer à leur régime – si ce n'est déjà fait!..»

UN EXPERT NOUS LIVRE SES SECRETS

Ronald Klatz
*Cofondateur et président de
l'American Academy of Anti-Aging Medicine*

L'American Academy of Anti-Aging Medicine (Chicago) est un organisme voué au perfectionnement des médecins cliniciens en vue d'une pratique axée avant tout sur la prévention du vieillissement. C'est la première institution du genre à concevoir le vieillissement comme une maladie traitable, au même titre que les autres maladies.

Pour prévenir les symptômes du vieillissement, il s'assure d'obtenir chaque jour un apport adéquat en:

Vitamine E	800 UI
Vitamine C	2 200-12 000 mg
Bêta-carotène	15 mg
Sélénium	200 µg
Coenzyme Q10	100 mg
Extrait de ginkgo biloba	80 mg
Comprimés d'ail (*Kyolic*)	12 unités
Multivitamine avec minéraux, *sans fer ni cuivre*	1 unité de dose assez élevée

COMMENT L'EXTRAIT DE GINKGO PEUT CONTRIBUER À FREINER LE VIEILLISSEMENT

En se référant aux données fournies sur la question par les plus récentes études expérimentales, on constate que le champ d'action de l'extrait de ginkgo est extrêmement vaste. Il a été jugé apte en effet à:

- améliorer le flux sanguin à travers le réseau des artères, des veines et des capillaires du corps;
- réduire les douleurs ressenties dans les jambes à cause d'une irrigation insuffisante des membres inférieurs;
- abaisser la tension artérielle;
- augmenter le cholestérol HDL;
- prévenir une propension anormale à former des caillots sanguins;

- corriger un problème d'impuissance en améliorant l'irrigation du pénis;
- alléger les symptômes de la maladie de Raynaud, affection circulatoire qui a pour effet de gêner l'afflux de sang vers les extrémités des membres et, par conséquent, de refroidir les mains et les pieds;
- améliorer la mémoire et le traitement de l'information chez les personnes âgées;
- ralentir la progression de la maladie d'Alzheimer;
- atténuer les vertiges et les étourdissements;
- réduire les acouphènes (tintements d'oreille);
- freiner la détérioration de la vision induite par une mauvaise oxygénation de la rétine;
- atténuer des problèmes d'audition attribuables à une circulation insuffisante du sang dans les oreilles;
- inhiber l'activité bactérienne qui est à l'origine de la gingivite.

Examinons de plus près deux des principales cibles où s'observe l'action bienfaisante de ce produit naturel si souvent vanté: le cerveau et la circulation périphérique.

Les effets de l'extrait de ginkgo sur le cerveau

Avec l'âge s'affaiblit peu à peu l'aptitude de l'organisme à oxygéner le cerveau à travers les capillaires étroits et rigides qui irriguent les tissus de cet organe. Ce phénomène, connu sous le nom d'*insuffisance circulatoire cérébrale,* terme élégant pour désigner les premiers signes de la démence sénile, se manifeste par différents symptômes: difficulté à se concentrer, distractivité, défaillances de la mémoire à court terme, confusion, manque d'énergie, fatigue, dépression, anxiété, étourdissements et bourdonnements d'oreille.

Des travaux remarquables parus sur la question, dont une analyse des données de 40 études rigoureusement contrôlées signée par Jos Kleijnen et Paul Knipschild, de l'Université de Maastricht, aux Pays-Bas, laissent entendre que le ginkgo peut indéniablement améliorer les symptômes de l'insuffisance circulatoire cérébrale – autant d'ailleurs, disent-ils en conclusion du compte rendu paru en 1992 dans le *British Journal of Clinical Pharmacology*, que la codergocrine (Hydergine), couramment prescrite pour traiter cette déficience.

Les chercheurs hollandais font mention notamment de deux études réalisées en 1991 par une équipe allemande, au terme desquelles a été constatée une amélioration remarquable des fonctions psychiques après trois mois seulement de traitement au ginkgo: à la fin de la première étude, qui portait sur 99 sujets âgés affectés depuis un peu plus de deux ans par divers types de désordres cérébraux, on rapporte une amélioration dans 72 % des cas, par rapport à 8 % seulement chez les sujets qui n'avaient pas reçu la plante médicinale; la seconde étude, qui mettait à contribution 200 patients âgés en moyenne de 69 ans et affectés depuis quatre ans environ de troubles de la mémoire, fait état de résultats semblables, l'amélioration étant cette fois de l'ordre de 71 % chez les consommateurs de l'extrait de ginkgo, contre 32 % chez les sujets à qui on avait administré un placebo durant toute la période des essais.

Kleijnen et Knipschild se sont dits si impressionnés par ces résultats, sans compter que le produit expérimenté n'a produit aucun effet secondaire manifeste, qu'ils n'hésiteraient pas un instant, quant à eux, à y avoir recours s'ils souffraient d'insuffisance circulatoire cérébrale.

La dose utilisée durant toute la durée des essais pour traiter les symptômes de cette anomalie vasculaire était de 120 milligrammes (mg) par jour. Les effets du produit commenceraient à se manifester quatre à six semaines après le début du traitement.

L'extrait de ginkgo est plus efficace et agit plus rapidement chez les personnes âgées – qui en ont un plus grand besoin – que chez les sujets plus jeunes, soutiennent des chercheurs italiens. Après avoir administré le produit par voie intraveineuse, ils ont observé que le flux sanguin avait augmenté dans 70 % des cas environ, quoique dans des proportions tout à fait différentes selon l'âge: le flux sanguin a en effet augmenté de 70 % chez les patients de 50 à 70 ans, contre 20 % chez les sujets âgés de 30 à 50 ans.

L'amélioration de la mémoire peut être extrêmement rapide dans certains cas, si l'on en juge d'après les résultats que rapportent des chercheurs français au terme d'épreuves en double aveugle effectuées auprès de 18 hommes et femmes (âge moyen: 69 ans) atteints d'amnésie légère; les sujets qui avaient reçu l'extrait de ginkgo avant le test de mémorisation, à raison de 320 mg ou de 600 mg, selon le groupe, ont réussi à traiter les informations reçues en deux fois moins de temps que ceux qui avaient reçu une substance placebo.

Des chercheurs allemands ont démontré, dans une étude effectuée auprès de 40 patients qui avaient reçu un diagnostic de maladie d'Alzheimer (étude qui fera date dans les annales de la recherche), que l'extrait de ginkgo peut même contribuer à atténuer les symptômes de cette pathologie si dramatique. Au bout d'un mois à peine, ils enregistraient une amélioration significative sur plusieurs plans: mémoire, attention et performance psychomotrice. La dose quotidienne utilisée était dans ce cas particulier de 240 mg, réparties en trois prises de 80 mg chacune.

La recherche ayant déjà mis en évidence l'implication des radicaux libres, entre autres facteurs, dans la genèse de la maladie d'Alzheimer, on se demande si les propriétés antioxydantes de l'extrait de ginkgo n'y seraient pas pour quelque chose dans le ralentissement de la progression de la maladie, surtout lorsqu'il est possible d'intervenir au moment où les tout premiers symptômes apparaissent.

Les effets de l'extrait de ginkgo sur la circulation périphérique

Les personnes âgées se plaignent fréquemment de douleurs aux jambes. Ces malaises sont occasionnés habituellement par une irrigation insuffisante des membres inférieurs par les artères périphériques, phénomène connu dans le langage scientifique sous le nom de *claudication intermittente*. Lorsque le sang circule mal dans les jambes, les muscles se trouvent privés d'oxygène, ce qui favorise la formation de toxines et de radicaux libres. Les bienfaits de l'extrait de ginkgo sous ce chapitre ont été maintes fois mis en évidence. Une analyse des données statistiques de cinq études d'envergure sur le sujet réalisée en Allemagne révèle d'ailleurs que les patients à qui l'on avait administré de l'extrait de ginkgo étaient aptes à marcher beaucoup plus longtemps au cours d'épreuves d'effort sur tapis roulant que ceux qui n'avaient reçu qu'un placebo. On rapporte également au terme d'essais cliniques échelonnés sur une période de six mois que le tiers des sujets se sont montrés capables, sous l'effet de l'extrait médicinal, d'augmenter de 100 % la distance parcourue sans éprouver de douleurs musculaires, contre 30 % chez les autres sujets.

STRATÉGIE À ADOPTER POUR METTRE
TOUTES LES CHANCES DE SON CÔTÉ

1. Évaluer ses besoins

La dose prophylactique. – La dose recommandée pour se prémunir contre les effets dévastateurs des oxydants (car l'extrait de ginkgo est aussi un formidable antioxydant et, à ce titre, un puissant agent antivieillissement, comme on s'attache de plus en plus à le démontrer) et prévenir l'apparition des symptômes de certaines maladies affectant l'exercice des fonctions mentales, se situe entre 40 et 80 mg par jour.

Des chercheurs belges ont découvert que le ginkgo imite biochimiquement la superoxyde-dismutase, l'un des plus puissants antioxydants synthétisés par l'organisme – celui-là même qui s'est avéré capable de donner un second souffle à des mouches à fruits, comme on l'a vu dans la première partie du livre.

Une équipe japonaise a, de son côté, fait la preuve que deux antioxydants, la myricétine et la quercétine, présents dans l'extrait de ginkgo, sont capables de réparer les dommages occasionnés aux cellules du cerveau par les radicaux libres, ce qui pourrait expliquer en partie les effets protecteurs de la plante sur les cellules cérébrales en manque d'oxygène; l'activité antioxydante de ces deux flavonoïdes préviendrait en quelque sorte l'oxydation cellulaire.

Pourquoi ne pas commencer dès l'âge moyen, comme le suggère Klatz, à faire une place à cette plante médicinale dans votre programme de prévention? Il vient de commencer lui-même, à l'âge de 40 ans, à prendre 80 mg d'extrait de ginkgo par jour à titre de substance «neuroprotectrice» contre la détérioration du cerveau. «En commençant dès maintenant, dit-il, je me dis que cette dégradation devrait être atténuée de quelque manière.» Car les études sur l'extrait de ginkgo ont bien montré qu'il agit d'autant mieux qu'il est utilisé tôt – c'est-à-dire peu après l'apparition des premiers symptômes de déclin, comme le recommandent la plupart des études. Il peut ainsi différer l'apparition de ces symptômes, et par le fait même, retarder sinon écarter la nécessité de vivre en institution, inclinent à croire les experts dans ce domaine.

La dose thérapeutique. – La dose habituellement recommandée pour soulager ou soigner divers troubles ou maladies reliés à l'âge est de 120 mg par jour, répartis en trois prises de 40 mg chacune. L'extrait prend en général de quatre à six semaines, même davantage dans certains cas, pour produire ses effets. On rapportait, par exemple, récemment dans une étude allemande avoir constaté, après six semaines de traitement, une amélioration de la mémoire à court terme chez des consommateurs d'extrait de ginkgo, et après six mois d'utilisation une amélioration des capacités d'apprentissage.

Ces effets ne sont toutefois pas permanents. Pour qu'ils persistent, on doit donc en consommer sur une base régulière; aussitôt le traitement interrompu, le flux sanguin et tout autre changement induit par cette plante médicinale reviennent à leur état initial.

> N. B. La plupart des tests sur lesquels sont basées ces recommandations ont été réalisés à partir d'une forme standardisée de ginkgo appelée EGB 761,

renfermant 24 % d'autres composés (du groupe des flavonoïdes). Fabriquée par une société allemande, elle est vendue aux États-Unis sous forme de comprimés de marque *Ginkgold*. Il est à noter qu'on n'obtient pas les mêmes effets avec les infusions de thé faites à partir de feuilles provenant d'une espèce voisine du ginkgo biloba.

2. Savoir doser

Effets secondaires. – Aucune réaction indésirable, sinon des maux d'estomac et des maux de tête, n'a été rapportée jusqu'à maintenant en liaison avec l'extrait de ginkgo. Une étude rapporte que sur les 8 500 sujets qui avaient participé durant une période de six mois aux essais, une proportion de 0,5 % ont été incommodés par des réactions légères et réversibles, telles que des maux d'estomac.

La dose thérapeutique (120 mg et plus par jour) aurait provoqué au début du traitement des étourdissements passagers chez des personnes âgées. En commençant avec une faible dose, que l'on augmentera graduellement – *sous supervision médicale, il va sans dire* – durant les six semaines suivantes, on devrait contourner ces effets indésirables.

MISES EN GARDE

- Si des effets secondaires se manifestent après avoir consommé de l'extrait de ginkgo, il est conseillé d'interrompre immédiatement le traitement et de consulter un médecin avant de le mener plus avant.
- Toute personne qui prend des médicaments ou qui est affectée par des troubles liés à la coagulation du sang devrait demander l'avis de son médecin avant de prendre de l'extrait de ginkgo.

13
L'ail:
un vieux médicament à redécouvrir

À l'état naturel ou en suppléments, cru ou cuit, pressé ou haché, l'ail fait des prodiges! Rien de tel pour enrayer les problèmes de santé qui, à la longue, abrègent votre espérance de vie.

CE N'EST PAS D'HIER que l'ail est utilisé à des fins médicinales: ses vertus tonifiantes et son spectre exceptionnellement étendu sont connus depuis près de cinq mille ans. Mais la science commence à peine à percer le mystère de son action protectrice contre les lésions cellulaires et contre le vieillissement prématuré. Chaque bulbe renferme plus de 400 constituants chimiques, dont une douzaine, au moins, d'antioxydants. On n'est d'ailleurs pas parvenu encore à déterminer lesquels de ses composants exercent les effets les plus marqués. Il est avéré néanmoins que l'aliment peut:

- freiner le développement du cancer;
- abaisser la tension artérielle;
- réduire le taux de cholestérol;
- éclaircir le sang et prévenir la formation de caillots sanguins;
- détruire bactéries et virus;
- protéger le cerveau des effets débilitants de l'âge;
- soulager la congestion;
- combattre l'inflammation.

COMMENT L'AIL PEUT CONTRIBUER
À FREINER LE VIEILLISSEMENT

Une arme insoupçonnée contre le cancer

Certains constituants de l'ail agissent indéniablement sur des substances impliquées dans le cancer du côlon, ont conclu des chercheurs de l'Université du Minnesota au terme d'une vaste étude réalisée en Iowa auprès de 42 000 femmes d'âge avancé; l'expérience a démontré que les consommatrices d'ail étaient deux fois moins exposées en effet à développer ce type de cancer que celles qui n'en mangeaient jamais.

D'autres recherches, effectuées en Italie et en Chine, ont mené au même constat à propos, cette fois, du cancer de l'estomac: l'incidence du cancer de l'estomac est deux fois moins élevée chez les gros mangeurs d'alliacés (oignon et ail) que chez ceux qui s'abstiennent d'en manger, lit-on en conclusion des travaux. L'ail pourrait même ralentir la progression d'un cancer déjà déclaré, ce qui vient confirmer l'hypothèse voulant qu'il exerce une action chimiothérapique.

Des chercheurs du Memorial Sloan Kettering Cancer Center, à New York, rendaient compte récemment des résultats probants d'une série d'expériences sur la capacité de l'ail à inhiber la croissance des cellules cancéreuses. John Pinto dit avoir observé, pour sa part, qu'on pouvait ralentir le développement du cancer de la prostate de 75 % (pourcentage établi par rapport au rythme de croissance normalement prévu) sous l'effet d'un constituant de l'ail. Des essais sur l'animal ont bien montré que ce condiment possède des vertus anticancéreuses. «L'ail semble capable d'inhiber le cancer sur presque tous les sites, y compris le sein, le foie et le côlon», affirme John Milner, de l'Université de la Pennsylvanie.

L'aliment tout désigné pour prévenir les troubles cardiovasculaires

Les vertus médicinales de l'ail contre les troubles et maladies affectant le système cardiovasculaire sont bien connues. Cholestérol sanguin, tension artérielle, coagulation du sang, oxygénation du cœur – aucun aspect de la santé du cœur ne lui échappe: il voit à tout!

L'ail aide à réduire le cholestérol sanguin. – Il suffirait d'une demi-gousse à une gousse entière par jour, ou d'un supplément de dose équivalente, pour réduire de 9 % environ un taux sanguin de cholestérol trop élevé (au-dessus de 5), si l'on en juge d'après un compte rendu des plus importants travaux sur la question. Parmi les produits mis à l'essai, l'auteur de la recension, Stephen Washafsky, du New York Medical College à Valhalla, mentionne l'ail frais, l'ail en poudre de marque *Kwai* (900 milligrammes [mg]) et l'extrait d'ail pressé à froid de marque *Kyolic* (1 000 mg). En règle générale, conclut-il, on peut s'attendre à ce que deux gousses d'ail ou un supplément de dose égale produisent sensiblement les mêmes effets sur le cholestérol sanguin que les médicaments jugés efficaces contre l'hypercholestérolémie (dont on attend normalement une baisse de 15 % au moins du taux de cholestérol).

À partir d'autres données obtenues lors de tests réalisés avec des comprimés d'ail, des chercheurs anglais fixent ce taux à 12 % en moyenne.

Une équipe de l'Université de Munich est parvenue, de son côté, à isoler six constituants de l'ail capables d'abaisser le cholestérol sanguin en inhibant la synthèse du cholestérol par le foie, comme le font certains médicaments. Les résultats obtenus lors d'expérimentations sur des modèles animaux sont ahurissants: la synthèse du cholestérol aurait baissé en moyenne de 50 % sous l'effet de l'ail!

On attribue à l'ajoène, constituant de l'ail qui aide également à prévenir la formation de caillots nocifs, cette chute assez spectaculaire des taux sanguins de cholestérol. La cuisson ne semble pas annuler les effets de l'ajoène, selon les investigateurs.

L'ail détoxifie le cholestérol. – Une autre des propriétés uniques de l'ail est sa capacité à prévenir l'oxydation du cholestérol LDL, cause majeure de l'obstruction des artères. On sait que l'ail renferme plus d'une dizaine, au moins, de substances antioxydantes, ce qui en fait un ennemi redoutable pour les radicaux libres. Si l'on en juge d'après une étude menée par William Harris au centre médical de l'Université du Kansas, une dose de 600 mg par jour (à raison de 6 comprimés de 100 mg chacun) de poudre d'ail *Kwai* durant deux semaines peut réduire de 34 % l'oxydation des LDL. Les personnes sujettes à l'hypercholestérolémie ont donc tout avantage à consommer régulièrement de l'ail pour empêcher leurs artères de s'obstruer.

L'ail abaisse la tension artérielle. – On sait depuis longtemps que l'ail est un hypertenseur naturel. Cette propriété a une fois de plus été mise en évidence, il y a quelques années, par des chercheurs allemands au terme d'épreuves en double aveugle: les expérimentateurs sont parvenus, en trois mois à peine, à réduire la tension artérielle de certains patients de 171/102 à 152/89 en leur administrant un concentré d'ail à des doses équivalentes à deux gousses par jour. Des substances entrant dans la composition de ce condiment agiraient, semble-t-il, à la manière de l'inhibiteur d'une enzyme (l'enzyme de conversion de l'angiotensine ou ECA), nouveau type de médicament prescrit pour abaisser une tension artérielle trop élevée.

L'extrait d'ail a aussi la propriété de décontracter les muscles des vaisseaux sanguins, comme le font les bêta-bloquants.

L'ail prévient la formation de caillots nocifs. – En empêchant les plaquettes sanguines de s'agglutiner les unes aux autres ou de s'accrocher aux parois des artères, l'ajoène prévient la formation de thrombus, caillots qui peuvent finir par obstruer les vaisseaux sanguins.

Le professeur Eric Block, de l'Université de l'État de New York à Albany, qui a le premier isolé l'ajoène, soutient que l'ail est même aussi efficace, sinon plus, que l'aspirine. Des essais en double aveugle réalisés en Inde auprès d'un groupe d'étudiants en médecine ont permis de constater que l'ingestion de trois gousses d'ail cru par jour peut effectivement améliorer de 20 % la dissolution des caillots. Les résultats obtenus venaient ainsi corroborer l'hypothèse voulant que cet aliment accélère l'activité fibrinolytique, qui rend possible la liquéfaction du sang.

Cette propriété de l'ail en fait l'aliment tout désigné pour lutter contre les troubles circulatoires qui peuvent survenir dans les artères périphériques ou les artères coronaires – les douleurs aux jambes (ce qu'on appelle la *claudication intermittente* en langage médical) attribuables à un blocage ou à un rétrécissement des artères, par exemple. Une équipe allemande rapporte que l'administration de 800 mg par jour de concentré d'ail en poudre à des patients souffrant de claudication intermittente a permis d'améliorer sensiblement leur état, comme en témoignent les résultats d'une épreuve de marche sur une assez longue distance (une cinquantaine de mètres), performance dont ils auraient été absolument incapables cinq semaines auparavant, les crampes leur paralysant les jambes et les empêchant de parcourir de longues distances.

Il est bon de savoir que la cuisson n'entrave pas l'action antithrombotique de l'ail – au contraire!

L'ail contribue à prévenir l'infarctus. – Les personnes souffrant d'une maladie cardiovasculaire ou qui ont déjà été victimes d'un infarctus profiteront indubitablement des bienfaits de l'ail. Le cardiologue Arun Bordia, du Tagore Medical College, en Inde, initiateur des essais expérimentaux sur l'ail, se dit persuadé qu'une consommation régulière d'ail peut aider à dissoudre les substances qui bloquent les artères, compensant ainsi partiellement les dommages occasionnés par l'athérosclérose. Le Dr Bordia a découvert en effet, lors d'expérimentations sur des lapins souffrant d'athérosclérose avancée, qu'il était possible de réduire le taux d'obstruction des artères en ajoutant une certaine quantité d'ail à leur ration alimentaire et d'atténuer ainsi les séquelles de ce processus dégénératif.

Fait plus remarquable encore, la consommation d'ail à la suite d'un infarctus contribuerait, selon lui, à prévenir les crises subséquentes, de même que les accidents cardiaques à issue fatale. Expérimentant sa potion magique – rien d'autre en réalité que deux ou trois gousses d'ail frais, cru ou cuit, intégré au régime alimentaire quotidien – pendant plusieurs années auprès de 432 patients ayant déjà été victimes d'infarctus, il s'est rendu compte, à la fin de la seconde année des essais, que le taux de mortalité était deux fois moins élevé parmi les consommateurs d'ail que parmi ceux du groupe témoin, qui s'étaient abstenus d'en manger. Les résultats enregistrés à la fin de la troisième année de l'étude furent encore plus impressionnants: trois fois moins d'infarctus non mortels et de décès parmi les consommateurs d'ail!

Les bienfaits de l'ail étant vraisemblablement cumulatifs, dit le Dr Bordia, les résultats obtenus sont attribuables, selon lui, à la résorption graduelle du taux d'obstruction des artères coronaires sous l'effet du condiment.

Aussi efficace que le Prozac?

«L'ail renferme des substances qui aident à combattre le stress, l'anxiété et la dépression, un peu à la manière du Prozac – mais avec des effets certes moins prononcés, prétend le chercheur Gilles Fillion, de l'Institut Pasteur. L'ail semble produire chez la plupart des sujets une sensation de bien-être», explique-t-il. Sans doute parce que ses constituants affectent la libération de la sérotonine, substance chimique qui détermine sous plusieurs angles l'humeur et le comportement (elle intervient dans l'anxiété, la dépression, la douleur, l'agressivité, le stress, le sommeil et la mémoire, entre autres). L'ail contribuerait à stabiliser les taux de sérotonine dans le système nerveux; or des concentrations élevées de sérotonine dans le cerveau exercent en général un effet apaisant, soporifique et antidépresseur sur le système nerveux.

Des essais menés au Japon sur des souris ont également fait ressortir l'efficacité de l'extrait d'ail à réduire le stress: son taux d'efficacité serait égal à 60 % de celui du Valium.

Un bon moyen de renforcer les fonctions mentales et immunologiques

Une équipe japonaise laisse entendre dans le compte rendu d'une étude récente menée sur des rats d'âge très avancé que la consommation d'ail influe sur le fonctionnement du cerveau et du système immunitaire, aussi vulnérables l'un que l'autre, cela est bien connu, à mesure que l'on vieillit.

Hiroshi Saito, professeur de pharmacologie à l'Université de Tokyo et l'un des plus éminents chercheurs, qui tente depuis plusieurs années de percer les mystères du vieillissement, a passé au crible des dizaines de substances naturelles et synthétiques en vue de dépister de nouveaux traitements contre la démence sénile, pour en conclure que l'ail peut contribuer à prévenir et même à faire régresser les symptômes d'une forme de démence sénile proche de la maladie d'Alzheimer. Il a découvert, entre autres, que l'extrait d'ail non seulement peut stopper la destruction des neurones chez le rat, mais qu'il peut également favoriser la ramification de nouveaux neurones. L'aliment contribuerait ainsi à la survie des cellules du cerveau et à leur régénération, autrement dit il «rajeunirait» le cerveau. Le chercheur a d'ailleurs eu l'occasion d'apporter la preuve, par différents tests d'apprentissage et de mémorisation, que l'ail pouvait revigorer le cerveau de vieilles souris. Ce n'est pas sans raison que l'ail est prescrit depuis si longtemps en Chine contre la démence sénile.

En expérimentant sur des souris âgées les effets de l'ail, Saito a constaté également que le condiment aux mille vertus était capable d'amplifier la réponse immunitaire en augmentant la production d'anticorps et de lymphocytes, cellules qui assument la défense du corps contre les agents infectieux et aident à combattre le cancer. «L'aptitude de l'ail à stopper la dégénérescence du cerveau et du système immunitaire chez les animaux âgés est frappante – absolument impressionnante! s'exclame Yongxiang Zhang, de l'Université de Tokyo. Ce qui ne signifie pas que l'ail puisse vous rendre votre jeunesse ou inhiber complètement le processus de vieillissement. Mais il peut, à tout le moins, ralentir le processus.»

Saito a déjà constaté lui-même chez des souris de laboratoire que l'ail peut prolonger l'espérance de vie; le produit mis à l'essai lors de ces expériences était l'extrait d'ail *Kyolic*.

D'autres études ont mis en évidence les effets curatifs de l'allicine, constituant important de l'ail qui donne à la plante son odeur si prononcée. Les auteurs rapportent avoir observé que l'allicine stimule la production de deux enzymes antioxydantes endogènes (c'est-à-dire élaborées par l'organisme) extrêmement puissantes: la catalase et la glutathion-peroxydase (il en a déjà été question dans les «Préliminaires») capables de prolonger la vie d'espèces animales inférieures.

«Hachez un demi-kilo d'ail, que vous mélangerez ensuite au jus de 24 citrons. Laissez macérer le tout à couvert pendant vingt-quatre jours. Prenez ensuite une cuillerée à thé du mélange chaque soir.» Cette vieille recette ukrainienne contre la démence sénile révèle les formidables intuitions qui alimentent souvent la sagesse populaire.

STRATÉGIE À ADOPTER POUR METTRE
TOUTES LES CHANCES DE SON CÔTÉ

1. Évaluer ses besoins

L'absorption quotidienne de une demie à trois gousses d'ail devraient suffire, en règle générale, pour injecter dans vos cellules toute une variété de substances aptes à retarder le vieillissement de l'organisme. (On a vu précédemment que des cardiaques avaient réduit de 66 % leur risque de succomber à un infarctus au cours des deux années suivantes grâce à deux petites gousses ou de 600 à 900 mg de poudre d'ail active par jour. De même, il aurait suffi d'une gousse et demie d'ail par jour pour bloquer, chez l'humain, la formation de nitrosamines susceptibles de favoriser le cancer de l'estomac, selon des chercheurs de l'Université de la Pennsylvanie.)

2. Cibler les bonnes sources

Ail frais et poudre d'ail. – Selon John Milner, de l'Université de la Pennsylvanie, qui a testé les effets de l'ail sous toutes ses formes, cette plante irremplaçable offre toujours un bon coefficient de protection contre le vieillissement, qu'elle soit consommée crue ou cuite, nature ou sous forme de supplément. Même la poudre d'ail en vente dans les épiceries exercerait des effets bénéfiques. Il faut préciser toutefois que le broyage et la cuisson modifient les propriétés de l'ail: l'ail cru haché (le plus puissant selon Block au niveau de l'action antibiotique) ou broyé renferme en effet une grande quantité d'allicine, principe actif responsable, croit-on, de son action antibiotique; l'ail cuit ou «désodorisé» ne contient pas une quantité très élevée d'allicine, ce qui annule en partie sinon complètement son action antibiotique et antivirale.

Il faut savoir toutefois que les vertus de l'ail diffèrent selon la taille des gousses et selon le sol où il a poussé: l'ail qui a poussé dans un sol très riche en sélénium, par exemple, portera des traces de cet oligoélément, un atout de plus dans l'éventail des vertus médicinales du condiment.

Les suppléments. – Les suppléments d'ail renferment à peu près les mêmes substances chimiques que celles que contient l'ail frais (mais vraisemblablement pas toute la gamme de ses composants). Divers types de suppléments d'ail ont été mis à l'essai lors des multiples expérimentations qui ont été réalisées, tant chez l'humain que chez l'animal, un peu partout à travers le monde, notamment en Allemagne, au Japon et aux États-Unis. Il n'y a plus à mettre en doute leur efficacité pour combattre le cancer et les maladies cardiovasculaires. En Allemagne, par exemple, l'ail est le médicament en vente libre le plus en demande. Plusieurs chercheurs américains ont dit consommer régulièrement aussi bien des suppléments d'ail que de l'ail frais.

Quels suppléments sont les plus efficaces? Les suppléments les plus fréquemment testés sont le *Kyolic* (fabriqué au Japon), et le *Kwai* (fabriqué en Allemagne). Le *Kyolic,* sorte d'extrait d'ail pressé à froid ayant macéré dans l'alcool, contient de nombreux composés du soufre; il est disponible sous forme de solution liquide ou de poudre séchée. Certains chercheurs le préfèrent aux autres types de suppléments, parce qu'il contient une quantité standard de S-allyicystéine, l'un des principes actifs de l'ail. Le *Kyolic* ne renferme toutefois pas d'allicine.

La poudre *Kwai,* qui a aussi été testée abondamment, libère, contrairement au *Kyolic,* de l'allicine; c'est à cette substance que bien des chercheurs attribuent les propriétés curatives de l'ail. L'enrobage de ce supplément le rend gastrorésistant et entérosoluble, c'est-à-dire qu'il se dissout dans l'intestin seulement, épargnant ainsi l'estomac.

À titre d'élément de comparaison, 2 ou 3 gousses d'ail frais équivalent à:

- 1 cuillerée à thé de poudre d'ail (telle que vendue dans les épiceries)

   ou

- 4 comprimés de 1 000 mg (1 g) chacun de poudre d'ail *Kwai*

   ou

- 4 gélules d'extrait d'ail *Kyolic*

   ou

- 1 cuillerée à thé de *Kyolic* en solution liquide

Il est fortement conseillé de prendre ses suppléments d'ail au moment des repas.

Quant à savoir quels constituants de l'ail sont les plus importants, et partant, quels suppléments sont les plus recommandables, les chercheurs ne sont pas encore arrivés à s'entendre là-dessus. Des études rigoureuses ont néanmoins démontré que tant le *Kwai* que le *Kyolic* ont produit des effets positifs chez les patients souffrant d'hypercholestérolémie ou/et d'hypertension et ont confirmé leurs vertus antioxydantes et anticoagulantes.

3. Savoir doser

Risques de toxicité. – Sachez que l'ail cru peut être toxique, à fortes doses; en revanche, l'ail cuit serait à peu près sans danger.

Symptômes de toxicité et effets secondaires. – Une quantité supérieure à trois gousses d'ail cru par jour peut provoquer de la diarrhée, des gaz, de la flatulence et de la fièvre. Une dose supérieure à 20 g par jour (7 à 10 gousses) a été associée à des hémorragies gastriques. Si vous faites usage de suppléments, n'excédez jamais la quantité recommandée par le fabricant sur l'emballage du produit.

14
Des végétaux qui valent leur pesant d'or

Pas besoin de chercher midi à quatorze heures pour trouver les meilleurs antidotes au vieillissement: mangez des fruits et des légumes en quantité! La fontaine de jouvence, vous ne la trouverez pas ailleurs! Les végétaux comestibles ne sont pas des éléments parmi tant d'autres qui ont pris forme selon les hasards de la création; ce sont des éléments naturels dotés de pouvoirs prodigieux avec lesquels vous devez absolument compter pour vivre en pleine possession de votre corps et de votre esprit. Ils regorgent d'innombrables substances – dont certaines ont pu être isolées, et d'autres attendent de l'être – qui font de vos cellules de véritables forteresses prêtes à parer à la moindre attaque des radicaux libres, agents responsables au premier chef du vieillissement. Il n'est pas impossible d'ailleurs que le vieillissement prématuré de l'organisme soit en grande partie attribuable à une trop faible consommation de fruits et de légumes. Incroyable mais vrai!

Sachant que le vieillissement physiologique, la perte progressive de l'autonomie et la mort sont causés par un affaiblissement progressif de la capacité des cellules à résister aux attaques des radicaux libres, que reste-t-il à faire pour repousser le plus loin possible ces perspectives, sinon à nourrir les tissus de l'organisme de substances capables de tenir tête à ces agents oxydants? Et vous savez où sont enfouies ces précieuses substances qui attendent de déployer tous leurs prodiges? Dans les fruits et légumes, tout simplement! «De véritables pépites d'or!» comme le dit le généticien-biochimiste Bruce Ames pour évoquer le potentiel médicinal inouï des aliments végétaux. Vous n'êtes pas vraiment convaincu?...

Des observations qui font réfléchir...

- Pas une seule portion de fruit, de légume ou de jus de fruit ne figure au menu quotidien de 50 % des Américains!
- Moins de 10 % des Américains intègrent à leur régime alimentaire quotidien les cinq portions de fruits et de légumes correspondant à l'apport nutritionnel recommandé (ANR) par les autorités sanitaires.
- Le fait de s'abstenir de manger des fruits et des légumes double le risque de développer un cancer.

Pas assez *high-tech* comme traitement?... Ils peuvent pourtant, à tout âge – et encore davantage lorsque s'est amorcé le processus de vieillissement –, transformer les pouvoirs et la destinée de vos cellules.

Habituez-vous dès maintenant à les voir comme de très puissants agents biochimiques plutôt que de les considérer comme des produits ordinaires, simplement parce qu'ils sont à portée de la main. Ils regorgent en effet d'une variété phénoménale d'antioxydants, dont plusieurs restent à être isolés. On ignore aussi lesquels de ces agents ont le plus fort impact sur la santé et sur le vieillissement. Il est assez peu vraisemblable qu'on y décèle un jour quelque élément magique qui agisse de façon isolée, quoique plusieurs chercheurs entrevoient d'arriver dans un avenir prochain à extraire et à synthétiser des constituants spécifiques susceptibles d'aider à combattre certains types particuliers de maladies et à rester jeune plus longtemps.

On peut douter toutefois que les entreprises pharmaceutiques parviennent à mettre au point un «comprimé de brocoli» qui agisse avec la même force que l'aliment lui-même. La seule façon, donc, de profiter au maximum de ces puissants remèdes que la nature met généreusement à notre portée et de mettre à profit les effets qu'induisent leurs subtiles interactions, c'est de les consommer tels quels, en optant autant que possible pour les aliments *entiers*.

COMMENT LES FRUITS ET LES LÉGUMES
PEUVENT CONTRIBUER À FREINER LE VIEILLISSEMENT

Les pouvoirs étonnants des fruits et des légumes en tant qu'agents protecteurs contre les maladies chroniques et le vieillissement ont été maintes fois mis en évidence. On sait maintenant qu'ils jouent un rôle important dans la prévention du cancer, des maladies cardiovasculaires, des troubles régressifs liés à l'âge et de divers types de problèmes oculaires, pour ne nommer que ceux-là.

Comment réduire vos risques d'être atteint d'un cancer

Si surprenant que cela puisse paraître, la consommation *régulière* de fruits et de légumes peut diminuer de 50 % les risques d'être atteint d'un cancer: c'est du moins la conclusion à laquelle en arrive, à la fin d'une analyse extrêmement rigoureuse des données de près de 200 études réalisées dans 17 pays sur les rapports entre l'alimentation et le cancer, l'épidémiologiste Gladys Block, de Berkeley. Même les fumeurs répondraient en partie à ce traitement naturel; les aliments riches en bêta-carotène (carotte, patate douce, épinards, légumes verts à feuilles) seraient particulièrement efficaces à réparer les lésions susceptibles d'induire le cancer. Une carotte ou une demi-tasse d'épinards par jour, est-ce vraiment trop demander, quand on sait que cette mesure diététique peut réduire de moitié les risques d'être victime d'un cancer du poumon – même chez les personnes qui fument depuis de nombreuses années?...

Chou, brocoli, chou-fleur et autres crucifères, tous ces légumes familiers sont remplis de substances qui accélèrent les réactions biochimiques permettant à l'organisme de se débarrasser des hormones œstrogènes nocives, et partant, de déjouer le cancer du sein.

Les tomates ont également des vertus anticancéreuses, le saviez-vous? Des chercheurs de l'Université Johns Hopkins ont découvert en effet que la fréquence du cancer du pancréas chez les gros consommateurs de tomates est cinq fois moins élevée que chez ceux qui n'en consomment jamais. Des corrélations semblables ont été établies par des chercheurs suisses à propos du cancer de l'endomètre: les femmes qui mangent le plus de fruits et de légumes, notamment de légumes verts ou orange vif, seraient deux fois moins réceptives à ce type de cancer.

Et ces effets bénéfiques s'observent même après que le cancer s'est déclaré. Une étude détaillée du régime alimentaire de 463 hommes et de 212 femmes atteints du cancer effectuée par une équipe du Cancer Research Center, à Hawaï, l'a confirmé une fois de plus: la durée de survie des femmes qui mangeaient le plus de légumes a été deux fois plus longue que celle des femmes qui en consommaient le moins; de même, la durée de survie d'hommes atteints de cancer s'est avérée plus longue chez les gros mangeurs de tomates, d'oranges et de brocoli que chez ceux qui s'abstenaient d'en manger.

Vos artères en redemanderont!

«Il n'est jamais trop tard, dit le D^r JoAnn Manson, de Harvard, pour adopter des habitudes alimentaires qui réduisent le risque d'être victime d'une maladie cardiovasculaire: la première d'entre elles consiste à intégrer une plus grande quantité de fruits et de légumes à votre ration alimentaire.» Cette mesure contribue non seulement à prévenir l'infarctus et l'accident vasculaire cérébral, mais à désobstruer les artères à la suite d'un infarctus, comme plusieurs travaux scientifiques l'ont montré. Des chercheurs de Harvard ont pu constater notamment qu'une portion supplémentaire d'un aliment riche en bêta-carotène (une carotte de plus, par exemple), avait contribué à réduire, chez un groupe de femmes, les risques d'infarctus de 22 % et les risques d'un accident vasculaire cérébral de 70 %. D'autres travaux font état d'une incidence beaucoup moins élevée de handicaps fonctionnels permanents ou de décès consécutifs à un accident vasculaire cérébral chez les sujets dont le taux sanguin de caroténoïdes (bêta-carotène, lutéine, etc.) est élevé.

Un régime où fruits et légumes sont à l'honneur contribue également à réduire l'hypertension. Une équipe italienne rapporte

---

⚘ UN EXPERT NOUS LIVRE SES SECRETS ⚘

Bruce Ames
*Professeur de biologie moléculaire
à l'Université de la Californie à Berkeley
et biochimiste de réputation internationale*

Pour le professeur Ames, dont les travaux sur les radicaux libres et les antioxydants sont bien connus de la communauté scientifique, les radicaux libres sont, à n'en pas douter, les grands responsables du vieillissement. Pour allonger l'espérance de vie, il recommande de consommer beaucoup de fruits et de légumes et d'éviter de fumer. Il fait en sorte lui-même d'obtenir chaque jour un apport complémentaire de certaines vitamines:

> Vitamine C   250-500 mg par jour
> Vitamine E   400 UI par jour
> Bêta-carotène   15 mg (25 000 UI), à l'occasion

«Au cours des cent prochaines années, dit-il, nous allons assister à une extension significative de l'espérance de vie. Ce ne sera plus un phénomène exceptionnel que de voir une personne vivre jusqu'à 100 ans, et même au-delà.»

---

qu'on a pu réduire de moitié la posologie de médicaments prescrits à des patients souffrant d'hypertension après qu'ils eurent pris l'habitude de consommer entre trois et six portions de fruits et de légumes par jour! Certains d'entre eux peuvent même se passer maintenant de tout médicament antihypertenseur grâce à ce réaménagement de leur régime.

Du lycopène et de l'acide folique pour être en pleine possession de ses moyens

Il est assez inquiétant et, pour le moins, surprenant de penser qu'une simple carence en lycopène (pigment de couleur rouge qu'on trouve dans la tomate, et, en moins grandes quantités, dans le melon d'eau et l'abricot) puisse affecter chez les personnes âgées la prise en charge de leurs activités et de leurs soins quotidiens. C'est pourtant la conclusion à laquelle en sont venus David Snowden et ses collègues de l'Université du Kentucky après avoir mis en relation les concentrations sanguines en lycopène des sujets d'un échantillon donné (dans ce cas-ci, 88 femmes âgées de plus de 75 ans) et les résultats obtenus lors d'une évaluation visant à mesurer la capacité des sujets à effectuer par eux-mêmes les actions les plus courantes: marcher, faire sa toilette, prendre son bain, s'habiller et s'alimenter.

Les résultats sont clairs: plus les taux de lycopène sont faibles, plus le rendement – et l'autonomie du sujet, qui y est nécessairement reliée – l'est également; les femmes chez qui avaient été relevés les taux sanguins les plus faibles de lycopène étaient même quatre fois plus susceptibles que celles dont les taux étaient au-dessus de la moyenne de dépendre de quelqu'un d'autre pour effectuer ces actions routinières. Une carence en lycopène a pu, en pareil cas, favoriser à la longue les assauts des radicaux libres sur plusieurs sites, dont les articulations, les muscles et les cellules du cerveau, entraînant une dégradation globale des capacités physiques et mentales, présument les auteurs.

Un apport insuffisant d'acide folique, vitamine du groupe B présente, entre autres, dans les légumes verts à feuilles et les légumineuses (voir le chapitre 4), annoncerait également une éventuelle régression des facultés mentales, de même qu'une plus grande susceptibilité à la dépression.

Un bon remède contre les maladies oculaires

Les personnes qui consomment moins de trois portions et demie de fruits et de légumes par jour – se privant ainsi d'une source naturelle de puissants antioxydants (caroténoïdes, vitamine C et acide folique) aidant à prévenir l'opacification du cristallin par les radicaux libres – multiplient par quatre le risque de développer plus tard des cataractes, selon le chercheur Paul Jacques, de l'Université Tufts. Les épinards seraient particulièrement efficaces à prévenir l'oxydation du cristallin chez les personnes âgées, lit-on dans un article consacré à la question dans le périodique *British Medical Journal*.

Cet aliment offre aussi une excellente protection contre la dégénérescence maculaire, autre maladie de l'œil pouvant affecter gravement la vision avec l'âge; la dégénérescence maculaire résulterait des assauts répétés des radicaux libres contre la partie centrale de la rétine, appelée *macula*. Selon les analyses de Johanna Seddon, ophtalmologue à la Massachusetts Eye and Ear Infirmary, l'incidence de la dégénérescence maculaire est de 43 % moins élevée chez les personnes qui consomment de grandes quantités de légumes à haute teneur en caroténoïdes (épinards, chou cavalier et chou frisé, par exemple).

STRATÉGIE À ADOPTER POUR METTRE
TOUTES LES CHANCES DE SON CÔTÉ

Voici une série de mesures qui devraient vous aider, en vous appuyant sur un régime où les aliments végétaux ne font plus figure de parents pauvres, à différer les premiers symptômes du vieillissement.

- Intégrez chaque jour au menu quotidien *de cinq à neuf portions* de fruits et de légumes, une «portion» correspondant ici à l'une ou l'autre des options suivantes:
    - ½ tasse d'un fruit ou d'un légume cuit ou cru, coupé en morceaux;
    - 1 tasse d'un légume cru à feuilles;
    - 1 fruit de taille moyenne;
    - 180 ml de jus de fruit ou de légume.
- Soyez attentif à varier le plus possible vos menus, car la science n'est pas encore parvenue à délimiter avec précision quels fruits et légumes offrent la meilleure protection contre le vieillissement physiologique.
- Optez pour les fruits et les légumes frais ou congelés, de préférence à ceux qui ont été mis en conserve, ce mode de préparation détruisant certains types d'antioxydants, dont le glutathion et les indoles.
- Ne vous limitez pas aux jus; il est important de consommer également des fruits et des légumes entiers, afin de pouvoir

profiter de leur spectre complet d'antioxydants. À moins de disposer d'un extracteur de jus très puissant qui permette de les broyer complètement (y compris les noyaux et les membranes des agrumes), auquel cas vous n'avez pas à craindre de perdre le moindre élément nutritif; certains avancent même que c'est sous cette forme que les fruits et les légumes seraient le plus nutritifs.
- Mangez à la fois des légumes crus et des légumes cuits très légèrement, les deux formes ayant des atouts différents: les légumes crus renferment en général plus d'antioxydants que les légumes cuits; en revanche, une cuisson légère facilite l'absorption du bêta-carotène. Le brocoli et le chou-fleur devraient être consommés crus ou cuits *al dente,* une cuisson prolongée détruisant certains de leurs composants les plus actifs.
- Les fruits et les légumes de couleur renferment, en règle générale, plus de caroténoïdes que les autres; plus est accentuée la couleur de la chair, plus sont marquées les vertus antioxydantes de l'aliment. Ainsi en est-il des légumes orange foncé, comme la carotte et la patate douce, des légumes à feuilles vert sombre tels que les épinards et la laitue, des raisins rouges ainsi que des oignons jaunes ou rouges. De même, les bleuets sont une excellente source de flavonoïdes antioxydants.
- La cuisson au micro-ondes est préférable à tout autre mode de cuisson si l'on veut préserver les vertus antioxydantes des légumes. Selon les analyses du ministère de l'Agriculture, une portion de brocoli, par exemple, cuit au micro-ondes perdra 15 % de sa teneur en vitamine C, contre 50 % si on le met à bouillir sur la cuisinière dans une demi-tasse d'eau. De même, les légumes cuits à la vapeur, sautés ou revenus dans un peu d'huile perdent moins de leur valeur nutritive en antioxydants que s'ils sont bouillis.

Les «incontournables»

Dites-vous bien que tout fruit ou légume que vous consommez contribue de quelque manière, d'un point de vue biochimique, à préserver votre jeunesse. Il reste que quelques-uns d'entre eux ont un potentiel assez impressionnant, que vous ne sauriez ignorer. Nous avons déjà parlé de l'ail au chapitre précédent. Voici 10 autres aliments d'origine végétale dont les composants sont autant d'antidotes au vieillissement prématuré.

1. Agrumes. – L'orange a été reconnue par le National Cancer Institute comme étant l'aliment qui offre l'éventail le plus complet de toutes les classes d'agents anticancéreux naturels qui ont pu être identifiés jusqu'à maintenant: citons, entre autres, les caroténoïdes, les terpènes, les flavonoïdes et la vitamine C. La pulpe de pamplemousse, faite d'un ensemble de petits sacs de jus entourés de membranes, renferme, quant à elle, un type unique de fibre soluble capable à la fois de réduire le taux sanguin de cholestérol et d'inverser le processus favorisant le développement de l'athérosclérose; le pamplemousse constitue également une excellente source de glutathion.

2. Avocat. – À cause de sa teneur élevée en glutathion (un antioxydant à fort potentiel, comme on l'a vu au chapitre 10), l'avocat neutralise les effets nocifs de certaines graisses alimentaires. Il est très riche en acides gras, dont la majeure partie sont monoinsaturés et résiste, de ce fait, à l'oxydation. Il peut contribuer à réduire le cholestérol sanguin et à l'empêcher de se dégrader (de manière plus efficace même qu'un régime à basse teneur en matières grasses, selon une étude récente). L'avocat constitue aussi une très bonne source de potassium, nutriment dont les effets salutaires sur les vaisseaux sanguins sont bien connus.

3. Baies (bleuets ou myrtilles, canneberges, fraises, framboises). – Les baies constituent, elles aussi, d'excellentes sources d'antioxydants. Les bleuets ou myrtilles renferment plus d'anthocyanosides que tout autre aliment, et trois fois plus que le vin rouge et le thé vert, qui arrivent aux deuxième et troisième rangs parmi les meilleures sources d'anthocyanosides. Les bleuets et les canneberges renferment en outre des substances aptes à inhiber l'action des bactéries responsables des infections des voies urinaires. Les fraises seraient dotées de vertus anticancéreuses, selon une étude réalisée auprès de personnes âgées. Les baies constituent également, d'une manière générale, une très bonne source de vitamine C, dont on connaît les effets «rajeunissants».

4. Brocoli. – Une panoplie d'antioxydants, tels que la vitamine C, le bêta-carotène, la quercétine, le glutathion, la lutéine et des indoles, entrent dans la composition du brocoli. Il renferme en outre du suloraphane, au sujet duquel des chercheurs de Harvard ne tarissent pas d'éloges: cet antioxydant aurait permis, disent-ils, de réduire de 66 % les taux de cancer dans un échantillon donné en stimulant l'activité d'enzymes de détoxication. On sait qu'il accélère l'utilisation par l'organisme d'un certain type d'œstrogènes favorisant le développement du cancer; ses effets protecteurs contre le cancer du côlon et le cancer du poumon sont également bien connus (il pourrait même prolonger la survie des personnes atteintes d'un cancer pulmonaire, croient certains chercheurs). Le brocoli contribue par ailleurs, grâce à sa teneur élevée en chrome, à la régulation des taux sanguins d'insuline et de glucose. Et il prévient l'altération de l'appareil cardiovasculaire.

Voilà un produit naturel au spectre exceptionnellement étendu et aux vertus antioxydantes peu ordinaires!

5. Carotte. – Les vertus thérapeutiques de la carotte sont connues depuis longtemps. Cinq portions de carottes par semaine peuvent aider à réduire les risques d'accident vasculaire cérébral jusqu'à 68 %, si l'on se reporte aux résultats obtenus par une équipe de Harvard lors d'essais cliniques auprès d'un groupe de femmes. De même, quelques carottes par jour auraient suffi à réduire de 10 % le taux sanguin de cholestérol chez des sujets de sexe masculin. On rapporte également qu'une carotte de taille moyenne (source de 6 mg environ de bêta-carotène) par jour pourrait réduire de 50 % les taux de cancer du poumon, même chez les gros fumeurs. Des expériences ont révélé de plus que cet humble légume augmente la résistance aux maladies infectieuses en renforçant l'immunité.

L'atout majeur de cet aliment serait sa concentration en bêta-carotène, agent très féroce dans la défense de l'organisme contre les maladies qui accélèrent le vieillissement; on prétend même qu'un taux sanguin déficitaire de bêta-carotène est un indice fiable de risques accrus d'être victime d'un infarctus, de divers types de cancers et d'un accident vasculaire cérébral fatal ou entraînant un handicap fonctionnel. Le jus de carotte serait encore plus efficace que le légume entier: 250 ml de jus de carotte fournissent pas moins de 24 mg de bêta-carotène.

6. Chou. – Comme le brocoli et les autres légumes de la famille des crucifères, le chou renferme des composés capables de mener une lutte acharnée aux radicaux libres. Ses vertus anticancéreuses sont maintenant reconnues. Des essais ont clairement démontré qu'il peut aider à réduire les risques d'être victime du cancer du côlon (en mangeant du chou une fois par semaine, des hommes auraient réduit de 34 %, par rapport à ceux qui n'en consommaient qu'une fois par mois, la probabilité d'être atteints de ce type de cancer) et du cancer de l'estomac. En stimulant l'utilisation par l'organisme d'un type d'œstrogènes propices au développement de cellules cancéreuses, il peut en outre inhiber le cancer du sein, soutient le chercheur H. Leon Bradlow, du Strang Cornell Cancer Research Laboratory, à New York: il n'aura fallu que cinq jours de «traitement» pour voir s'accélérer ce processus chez 70 % des femmes qui participaient à l'expérience!

Le chou de Savoie (à feuilles frisées) serait le plus efficace de tous. Il est recommandé de consommer crus ou cuits très légèrement le chou et les autres légumes de la famille des crucifères.

7. Épinards. – Comme tous les légumes verts à feuilles, les épinards regorgent de composés chimiques bienfaisants, dont la lutéine et le bêta-carotène, qui permettent de réduire les risques d'être victime de diverses maladies induites par les radicaux libres – cancer, affections cardiaques, hypertension, accident vasculaire cérébral, cataracte, dégénérescence maculaire, troubles neuropsychiatriques. Une grande consommation d'épinards pourrait contribuer à réduire de 45 % la probabilité de souffrir de dégénérescence maculaire, affection pouvant entraîner la cécité.

Il a été démontré de même que l'absorption quotidienne de une tasse environ d'épinards crus ou de une demi-tasse d'épinards cuits peut diminuer de moitié les risques de cancer du poumon et ce, même chez les gros fumeurs. Les épinards sont aussi une excellente source d'acide folique, substance qui protège les artères et les cellules du cerveau.

8. Oignon. – Très riche en antioxydants, l'oignon contribue de diverses manières, comme l'ail, son proche parent, à ralentir le vieillissement: en prévenant le cancer (notamment le cancer de l'estomac), en liquéfiant le sang, en prévenant la formation de caillots nocifs induite par certaines graisses alimentaires, telles que le beurre, et en augmentant le taux sanguin de cholestérol HDL. Les oignons rouges et les oignons jaunes constituent la meilleure source alimentaire qui soit de quercétine, antioxydant reconnu pour son action énergique contre certains agents cancéreux, pour sa capacité à inhiber l'activité d'enzymes qui stimulent la croissance du cancer et à prévenir l'oxydation et la dégradation du cholestérol LDL, de même que pour ses vertus anti-inflammatoires, antibactériennes, antifongiques et antivirales.

9. Raisin. – Le raisin constitue une source très appréciable d'antioxydants, dont au moins 20 ont été isolés jusqu'à maintenant, selon des chercheurs de l'Université de la Californie à Davis, d'où son aptitude à prévenir la formation de caillots nocifs (des tests effectués à l'Université du Wisconsin révèlent que trois verres de jus de raisin noir ont le même effet anticoagulant que un verre de vin rouge), à inhiber l'oxydation du cholestérol LDL et à exercer une action relaxante sur les vaisseaux sanguins. On incline à penser que c'est à la quercétine, présente aussi dans l'oignon et le thé, qu'il faut attribuer les effets les plus marqués du fruit.

Il est à noter que ces substances protectrices se trouvent dans la peau et les pépins et qu'elles sont d'autant plus abondantes que la couleur du fruit est accentuée; il faut en conclure que le raisin rouge et le raisin noir ainsi que les jus qui en sont extraits exercent une action plus marquée.

10. Tomate. – La tomate fournit plus de lycopène que toute autre source alimentaire et offre, à ce titre, une excellente protection (possiblement supérieure à celle du bêta-carotène, selon certains chercheurs) contre divers troubles et maladies, dont le cancer du pancréas, le cancer du col de l'utérus et le cancer des voies gastro-intestinales (cavité orale, œsophage, estomac, côlon, rectum). Le lycopène pourrait même aider à prévenir le déclin des capacités physiques et mentales, comme l'ont montré des essais cliniques auprès de personnes âgées. (On notera que les effets du lycopène ne sont pas annulés par la cuisson et la mise en conserve; le jus de tomate, les tomates en conserve et la sauce aux tomates devraient permettre, par conséquent, d'obtenir un apport satisfaisant.)

Outre le lycopène, on relève parmi les constituants chimiques de la tomate l'acide p-coumarique et l'acide chlorogénique, substances capables d'entraver la formation des nitrosamines, agents souvent impliqués dans le développement du cancer.

LES VÉGÉTARIENS VIVENT-ILS PLUS LONGTEMPS?

Il n'y a pas de doute qu'en consommant une plus grande quantité de fruits et de légumes, vous atténuerez les conséquences du vieillissement, et vivrez plus longtemps. Et si l'on s'en tient aux aliments d'origine végétale et au poisson, augmente-t-on ses chances de rester jeune malgré le passage des ans?

Si l'on se reporte aux statistiques, et que l'on tient compte de la position avantageuse où se trouvent les végétariens à ce propos – on relève en effet moins de problèmes d'excès de poids, d'hypercholestérolémie, d'hypertension, d'infarctus et de cancers chez les végétariens et ils semblent mieux résister aux infections et vivre plus longtemps, en règle générale, que les grands consommateurs de viande –, il faut répondre oui à cette question. «Imaginons un instant que les Américains adopteraient tous désormais un régime végétarien, spécule le Dr William Roberts, rédacteur en chef de l'*American Journal of Cardiology*. Je suis sûr que nous verrions disparaître peu à peu cette maladie endémique qu'est devenue l'athérosclérose coronarienne.»

Si l'on en croit des statistiques établies en 1994 à partir d'une enquête nutritionnelle réalisée auprès de 6 000 végétariens par des chercheurs de la London School Of Hygiene and Tropical Medicine, le végétarisme réduit de 28 % les risques de mourir d'une maladie cardiaque et de 39 % les risques de mourir d'un cancer, en comparaison des risques associés à la consommation régulière de viande. Une autre étude, portant cette fois sur un échantillon de 27 530 sujets, choisis parmi des membres d'une communauté religieuse (Seventh Day Adventists), laisse entendre que les taux de mortalité augmentent en proportion directe de la consommation de viande et de volaille. Il est frappant de voir que les sujets masculins ayant pu profiter depuis un très jeune âge des bienfaits du régime végétarien étaient moins susceptibles que les autres sujets de l'échantillon de mourir d'une maladie cardiovasculaire. Des chercheurs de l'Université de la Caroline du Nord se disent persuadés, pour leur part, que les bienfaits du végétarisme ne se manifestent qu'à l'âge adulte.

Chez les femmes, le végétarisme semble représenter une excellente forme de protection contre le cancer du sein et le cancer de l'ovaire. On relève systématiquement des taux supérieurs d'œstrogènes dans la circulation sanguine des consommatrices de viande par rapport à ceux qu'affichent les végétariennes (probablement à cause des effets néfastes des graisses saturées); or on sait qu'un taux excessif d'œstrogènes peut induire le cancer du sein et celui de l'ovaire.

Les végétariens seraient aussi moins sujets au cancer du côlon, au diabète non insulinodépendant, aux calculs biliaires et aux calculs rénaux, de même qu'à l'ostéoporose et à l'arthrite. On attribue cette résistance accrue à la maladie et, donc, au vieillissement à une plus grande vigueur des mécanismes immunitaires chez les végétariens: leurs globules blancs seraient deux fois plus efficaces à détruire les cellules tumorales que ceux des consommateurs de viande, selon une étude menée en Allemagne.

Reste à savoir si c'est parce qu'ils mangent beaucoup de fruits et de légumes ou parce qu'ils s'abstiennent totalement de manger de la viande que les végétariens vivent plus longtemps et préservent sur une plus longue durée leur jeunesse et leur santé. Les deux facteurs seraient en cause, croient les experts. Les végétariens profiteraient ainsi à la fois des bienfaits des végétaux en tant qu'agents «antivieillissement» – injections continuelles d'antioxydants dans les cellules, meilleure résistance aux maladies chroniques et à la dégradation de l'organisme, meilleure réponse immunitaire, d'où une capacité accrue à lutter contre les maladies infectieuses et contre le cancer –, tout en évitant les effets défavorables des produits d'origine animale, notamment le fer, certaines matières grasses dangereuses et un apport excessif en calories, facteurs qui accélèrent le vieillissement de l'organisme, comme on le verra plus loin.

15
L'huile de poisson: potion magique?

Vous n'êtes pas amateur de poisson? Dommage! car les bienfaits de l'huile de poisson sur le métabolisme sont inestimables. Lorsque les cellules ne disposent pas d'une quantité suffisante d'acides gras oméga-3, lipides dont le potentiel pharmacologique est reconnu depuis longtemps, elles s'affolent et déclenchent toute une série de réactions chimiques susceptibles de détruire les articulations, d'obstruer les artères, d'endolorir les muscles et de favoriser la progression du cancer – autrement dit d'accélérer la détérioration de l'organisme. Pour prévenir ces petites explosions qui vous font vieillir avant le temps, mangez régulièrement du poisson à chair grasse: c'est le seul aliment dont la teneur en graisses est un atout et non un danger.

LES GRANDS MANGEURS de poisson ont plus de chances d'échapper aux maladies chroniques qui s'installent avec l'âge (cardiopathies, cancer, arthrite, diabète, psoriasis, bronchite) et de vivre plus longtemps que ceux qui en font une très faible consommation: les études nutritionnelles et épidémiologiques sont claires là-dessus. Les Japonais, qui consomment trois fois plus de poisson que les Américains, détiennent d'ailleurs le record mondial de longévité.

Le profit que l'on peut tirer à consommer fréquemment du poisson de mer tient surtout à sa teneur élevée en *acides gras oméga-3*. On sait que cette espèce particulière d'acides gras inhibe la formation des prostaglandines – substances analogues aux hormones souvent impliquées dans la sclérose des artères, les douleurs articulaires, la croissance des tumeurs malignes et le dérèglement des fonctions cellulaires –, notamment en parant aux dommages des dangereux acides gras oméga-6, lipides oxydés que renferment certaines matières grasses alimentaires, telles l'huile de maïs et l'huile de tournesol, véritables réservoirs de radicaux libres. «Nos essais sur des modèles animaux nous amènent à conclure que l'huile de poisson réduit effectivement la taille des tumeurs malignes et les empêche, jusqu'à un certain point, de se propager – tout le contraire, en somme, des effets de l'huile de maïs», allègue l'éminent chercheur Artemis Simopoulos, président du Center for Genetics, Nutrition and Health, à Washington, D.C. Il a été établi également, sur la base d'expérimentations animales ici encore, que les acides gras oméga-3 contribuent à stimuler l'activité d'enzymes antioxydantes, tandis que les oméga-6 la ralentissent.

En bref, si vos cellules regorgent d'oméga-6 et manquent d'oméga-3 (comme c'est le cas de la plupart des Américains, dont l'alimentation fournit 10 fois plus d'oméga-6 que d'oméga-3), les premiers prennent le contrôle de l'activité cellulaire, semant partout la destruction. C'est à ce déséquilibre aux conséquences extrêmement périlleuses que plusieurs experts attribuent le niveau endémique qu'ont atteint dans la population américaine les maladies du vieillissement. Toute mesure de nature à corriger des taux d'acides gras déficients dans vos cellules vous aidera à préserver votre jeunesse.

COMMENT LE POISSON PEUT CONTRIBUER À FREINER LE VIEILLISSEMENT

Toutes les espèces qui frayent dans les eaux océaniques, en particulier les poissons *à chair grasse,* tels que le saumon, le thon, le maquereau et la sardine, sont très riches en oméga-3, catégorie de lipides qui, à l'instar de l'aspirine, ont la propriété de:

- liquéfier le sang et donc de prévenir la formation de caillots susceptibles d'obstruer les artères;
- assouplir les artères;
- réduire l'hypertension;

- réduire les taux excessifs de triglycérides;
- augmenter les concentrations sanguines de cholestérol HDL;
- régulariser les battements cardiaques;
- inhiber les réactions inflammatoires favorisant le développement de diverses maladies (cancer, arthrite, psoriasis, diabète) et le dérèglement des fonctions cellulaires en général.

Les produits d'origine marine renferment également des antioxydants très puissants, dont le sélénium et la coenzyme Q10 (ubiquinone-10), qui aident à combattre les maladies et à prévenir les symptômes du vieillissement, comme on l'a vu aux chapitres 9 et 11; le saumon, le maquereau et la sardine offrent un apport intéressant en coenzyme Q10.

Vos artères méritent ce qu'il y a de mieux

Après avoir observé maintes fois, à l'occasion d'autopsies, que les sujets dont les artères étaient le plus gravement atteintes étaient en même temps ceux dont les tissus adipeux contenaient les taux les moins élevés d'huile de poisson, des chercheurs en sont venus à conclure que les oméga-3 exercent une action protectrice contre l'athérosclérose. D'autres travaux, dont une étude menée par des chercheurs canadiens, laissent entendre que les consommateurs de poisson (il s'agit ici d'une consommation de plus de 230 g environ par semaine) sont deux fois moins exposés au risque de voir leurs artères s'obstruer à nouveau après une angioplastie (intervention chirurgicale visant à dilater et à dégager les artères) que ceux qui n'en consomment à peu près jamais. Le saumon et les sardines ont donné les meilleurs résultats; les capsules d'huile de poisson sont toutefois restées sans effet chez ces patients.

L'huile de poisson est aussi l'un des moyens les plus sûrs de réduire les triglycérides dans le sang.

Il est reconnu également que l'absorption d'huile de poisson ou la consommation de saumon sur une base régulière peut augmenter le taux sanguin de lipoprotéines HDL, le «bon» cholestérol.

Ces effets concourent indéniablement à prévenir le durcissement, le rétrécissement et le vieillissement des artères.

Des investigations menées par des chercheurs de l'Université du Minnesota révèlent qu'une dose de 3 000 mg d'huile de poisson par jour (soit la quantité d'huile de poisson contenue dans 200 g environ de maquereau ou de sardines en conserve) a contribué à rendre leur élasticité à des artères passablement sclérosées, facilitant ainsi leur extension au gré des variations de la pression sanguine.

Un atout majeur pour déjouer les soubresauts du cœur

L'action bénéfique de l'huile de poisson sur les artères ne peut qu'avoir des effets positifs sur la santé cardiovasculaire en général. On ne s'étonnera donc pas que la consommation de poisson à chair grasse ait été associée à une incidence plus faible de l'infarctus et de l'accident vasculaire cérébral (AVC). Une portion de 30 g à peine de poisson par jour réduirait en effet de 50 % les risques d'être victime d'un infarctus, si l'on se reporte aux résultats d'une importante étude menée au Danemark. De deux manières: en améliorant le fonctionnement du cœur en général et en prévenant l'arythmie et la fibrillation ventriculaire, battements irréguliers susceptibles d'entraîner une mort subite.

Des expériences réalisées sur des singes en Australie et aux États-Unis ont bien mis en évidence les effets bénéfiques de l'huile de poisson dans la prévention de l'arythmie et de la fibrillation consécutives à un infarctus; les chercheurs de l'Université de l'Ohio sont même parvenus, dans 87 % des cas, à faire cesser la fibrillation ventriculaire.

Des chercheurs danois attribuent de même à une consommation régulière de poisson (150 g au moins par semaine) les résultats obtenus au terme d'essais effectués auprès d'un groupe de sujets masculins. L'expérience visait avant tout à apprécier le taux de vulnérabilité aux AVC en rapport avec une consommation régulière de poisson. Les essais ont été concluants: la susceptibilité aux AVC serait deux fois plus grande chez ceux qui ne mangent presque jamais de poisson. Le fait que l'huile de poisson contribue à éclaircir le sang et à réduire les caillots nocifs y est pour beaucoup selon eux.

Le poisson à chair grasse peut être salutaire même après que le cœur a été mis à rude épreuve, comme le suggère une vaste étude du Dr William Burr, du Medical Research Council, à Cardiff (pays de Galles), auprès d'un groupe de patients ayant été victimes d'un infarctus. Après avoir mis à l'épreuve durant plusieurs années, auprès de groupes de sujets différents, trois types de mesures diététiques – une consommation accrue de poisson à chair grasse, soit deux portions, au moins, par semaine (groupe 1), une consommation accrue de fibres alimentaires (groupe 2) et un régime moins riche en matières grasses (groupe 3) –, l'équipe galloise s'est aperçue qu'au sein du premier groupe moins de sujets (près de 30 % de moins) avaient succombé à une maladie de cœur au cours des deux années suivantes; aucune réduction toutefois du taux de maladies cardiovasculaires ni extension de la durée de vie chez les sujets des deux autres groupes.

Le poisson: antidiabétique?

Des recherches effectuées pour le compte du gouvernement hollandais rendent compte des vertus thérapeutiques du poisson sous toutes ses formes – à chair maigre comme à chair grasse, aussi bien frais qu'en conserve – dans la prévention du diabète non insulinodépendant: les investigateurs ont pu établir en effet au terme de l'étude que 30 g à peine de poisson par jour peut réduire de 50 % les risques de développer cette forme particulière de diabète sucré. Le poisson aiderait, selon eux, à réduire la tolérance au glucose, l'une des causes majeures de ce type de diabète.

Les effets de l'huile de poisson sur certains types de cancers

Les personnes atteintes de cancer pourraient tirer profit d'une consommation régulière de poisson, prétendent des chercheurs italiens: l'administration de doses d'huile de poisson équivalentes à environ 230 g de maquereau par jour aurait contribué en effet à réduire de 62 % – et ce, en moins de deux semaines – la prolifération anormale de certaines cellules chez 90 % des sujets d'un groupe composé de personnes vulnérables au cancer du côlon.

Les taux peu élevés de cancer du sein au Japon (cinq fois moins qu'aux États-Unis), où le poisson occupe une place de choix dans l'alimentation, renforcent l'hypothèse de l'action thérapeutique des acides gras oméga-3 dans la prévention du cancer du sein. Une enquête épidémiologique conduite à travers 30 pays par des investigateurs belges a d'ailleurs permis d'établir une corrélation directe entre la consommation régulière de poisson et une incidence plus faible du cancer du sein; c'est chez les consommatrices de viande que le plus grand nombre de décès reliés à un cancer du sein ont été enregistrés.

Les vertus thérapeutiques de l'huile de poisson s'exerceraient même une fois que le cancer s'est déclaré, en freinant la migration des cellules cancéreuses vers d'autres organes (métastases), si l'on en juge d'après une étude réalisée par une équipe de Harvard auprès d'un groupe de femmes atteintes d'un cancer du sein. Des expérimentations sur des souris pilotées par David Rose, de l'American Health Foundation, suggèrent également que l'huile de poisson pourrait réduire de manière significative les métastases (de 40 % dans ce cas-ci, par rapport aux animaux nourris à l'huile de maïs).

Un autre moyen de compenser les effets néfastes de la cigarette

Les oméga-3 contenus dans l'huile de poisson peuvent même compenser certains des effets destructeurs des radicaux libres produits par le tabac en ralentissant la détérioration des poumons, comme le rapportent les auteurs d'une étude menée auprès de 9 000 fumeurs et anciens fumeurs: la différence entre le taux de susceptibilité de ceux qui mangeaient quatre portions de poisson par semaine et celui des sujets qui n'en consommaient qu'une demi-portion ou moins par semaine à des affections pulmonaires telles que l'emphysème ou la bronchite était de 45 %! Ces résultats ont confirmé, une fois de plus, les vertus anti-inflammatoires de l'huile de poisson et, par voie de conséquence, son aptitude à prévenir les lésions cellulaires.

STRATÉGIE À ADOPTER POUR METTRE
TOUTES LES CHANCES DE SON CÔTÉ

1. Évaluer ses besoins

On recommande d'inscrire au menu hebdomadaire deux à trois portions de poisson par semaine, en optant le plus souvent possible pour le poisson à chair grasse, dont on vient d'examiner toutes les vertus préventives et curatives.

2. Cibler les meilleures sources d'oméga-3

Les aliments de choix. – L'éventail est si vaste qu'aucune raison ne justifie de s'en priver:

- maquereau ▲
- anchois ▲
- hareng, frais et en conserve ▲
- saumon, frais et en conserve ▲
- sardines, fraîches et en conserve (mises en conserve dans l'eau ou dans leur propre huile) ▲
- thon frais ▲
- morue charbonnière ▲
- turbot
- aiguillat noir, roussette maillée
- tassergal
- thon blanc (germon), en conserve
- bar d'Amérique
- éperlan
- huîtres
- espadon
- bar commun
- truite arc-en-ciel
- pompano

(▲: source très élevée d'oméga-3)

Pour profiter de tous les bienfaits des oméga-3 présents dans les poissons à chair grasse, évitez de les napper de beurre, de mayonnaise ou de sauce à base de crème: en imbibant ainsi vos cellules de graisses nocives, vous annuleriez du coup certains des effets protecteurs des oméga-3 contre le vieillissement, tout en favorisant les lésions cellulaires. Le poisson frit est à déconseiller pour les mêmes raisons.

Il n'y a pas que les poissons frayant dans les profondeurs océaniques qui portent en eux cette substance unique que sont les acides gras oméga-3. Plusieurs aliments de source végétale en renferment, eux aussi, ce qui peut représenter une option intéressante si vous êtes un adepte du «végétalisme» (voir encadré: «Des oméga-3 dans les plantes!»). Sachez toutefois que les oméga-3 d'origine terrestre ne sont pas aussi actifs sur le plan biochimique que ceux d'origine marine. Abstenez-vous cependant de consommer des huiles riches en acides gras polyinsaturés oméga-6, notamment l'huile de maïs, l'huile de carthame et l'huile de tournesol, ce type d'acides gras favorisant la multiplication des radicaux libres; vous vous trouveriez, ici encore, à réduire de beaucoup l'efficacité des bons corps gras que sont les oméga-3.

Les suppléments. – L'huile de poisson en capsule est-elle à conseiller? Les spécialistes de la question, dont le Dr Alexander Leaf, de Harvard, sont unanimes à encourager la consommation de poisson frais ou en conserve plutôt que le recours aux capsules pour faire provision d'huile de poisson. Le Dr Leaf ne voit toutefois aucun risque à puiser ses acides gras oméga-3 à même les suppléments, si c'est la seule option qui s'offre: les doses ne dépassant pas 1 000 mg par jour ne devraient pas entraîner d'effets dommageables, selon lui. (Voir plus loin, à la rubrique «Savoir doser», les recommandations concernant la vitamine E.)

DES OMÉGA-3 DANS LES PLANTES!	
Aliment	Teneur en acide gras oméga-3 par portion de 100 g (en grammes)
Huile de lin	53,3
Huile de canola (colza)	11,1
Huile de noix	10,4
Huile de noix cendrée	8,7
Huile de germe de blé	6,9
Huile de soya	6,8
Noix (de Grenoble)	6,8
Haricots de soya, frais	3,2
Haricots («noix») de soya, rôtis	1,5
Faines	1,7
Germe d'avoine	1,4
Pourpier	0,9

Source: ministère de l'Agriculture des États-Unis.

3. Savoir doser

Effets secondaires. – Des surdoses d'huile de poisson (fraîche ou en capsules) peuvent avoir pour effet de prolonger les saignements en cas de blessure ou d'affaiblir la réponse immunitaire.

Si vous mangez du poisson chaque jour, soyez assuré de prendre également des suppléments de vitamine E (de 200 à 400 UI par jour) afin de maintenir à son niveau de rendement maximal votre système immunitaire, recommande l'immunologiste Simin Meydani, de l'Université Tufts.

MISE EN GARDE

Les personnes qui prennent des anticoagulants ou tout autre médicament qui éclaircit le sang devraient consulter leur médecin afin d'établir les doses appropriées d'huile de poisson à consommer.

16

Le soya: secret de la longévité des Asiatiques

Tout ordinaire que puisse paraître ce minuscule légume de forme filamenteuse, le haricot de soya est un aliment au potentiel énorme, dont on ne saurait mésestimer l'action pharmacologique contre les premiers signes de vieillissement. On aurait tort en effet de se priver de cet élixir de jeunesse capable de détruire les agents responsables de nombreuses pathologies, parmi d'autres aléas de l'âge.

LE CÉLÈBRE Dr Denham Harman, de l'Université du Nebraska, père de la théorie radicalaire du vieillissement, présentait des preuves irréfutables il y a quelques décennies de l'efficacité du haricot de soya (ou soja) dans la lutte contre les agents responsables de l'oxydation cellulaire.

Après avoir comparé les effets d'un régime à base de protéine de soya et ceux d'un régime à base de caséine (protéine présente dans le lait et d'autres produits laitiers) sur des animaux de laboratoire, il s'est aperçu que le soya avait des vertus rajeunissantes et pouvait même prolonger de 13 % l'espérance de vie par rapport à celle du groupe témoin, où le lait de vache avait accéléré le processus de vieillissement physiologique. Il a également mis en évidence le fait que les acides aminés entrant dans la composition du haricot de soya sont moins vulnérables à l'oxydation; ils sont donc moins susceptibles que beaucoup d'autres catégories d'aliments de provoquer des explosions de radicaux libres un peu partout à travers le corps, et donc d'endommager et de faire vieillir les cellules avant le temps.

Ce n'est pas sans raison que les végétariens qui en consomment de grandes quantités vivent plus longtemps. Cela pourrait expliquer aussi en partie pourquoi les Japonais, plus grands consommateurs de haricots de soya au monde (ils en mangent 30 fois plus que les Américains), détiennent le record de la longévité.

COMMENT AGIT LE HARICOT DE SOYA

Des chercheurs sont parvenus à isoler certains des ingrédients actifs qui sont à la source de la formidable énergie que peut déployer le haricot de soya sur le plan biochimique. Inhibiteurs des protéases, génistéine, daidzéine, phytates, saponines, phytostérols, acides phénoliques, lécithine – l'aliment est une véritable fabrique d'antioxydants et de substances médicinales. D'où sa capacité à entraver sur plusieurs fronts à la fois le développement des maladies chroniques et à freiner le vieillissement.

L'un de ses constituants, un inhibiteur de protéase appelé *inhibiteur de Bowman-Birk*, est si polyvalent, dit Ann Kennedy, chercheur à l'Université de la Pennsylvanie, qu'on le qualifie maintenant d'«agent anticancéreux universel».

La *génistéine*, représentante du groupe des isoflavonoïdes, constitue également un remède naturel unique, et extrêmement prometteur, selon Stephen Barnes, professeur de pharmacologie à l'Université de l'Alabama à Birmingham. C'est à cette substance, au spectre exceptionnellement étendu, qu'on attribue d'ailleurs, pour une bonne part, les vertus curatives du haricot de soya.

On prétend que la génistéine peut agir à presque tous les stades du processus de cancérisation: elle serait capable non seulement de bloquer une enzyme activant les gènes du cancer, mais d'empêcher de nouveaux vaisseaux sanguins de se former pour répondre aux besoins d'un cancer en croissance (phénomène connu des scientifiques sous le nom d'*angiogenèse* ou *angiogénie*); on la dit apte à freiner le développement de tous les types de cancers – sein, côlon, poumon, prostate, peau, sang (leucémie) –, comme l'ont montré des tests *in vitro*. Sa capacité à exercer une action antagoniste sur certaines hormones en ferait un agent très efficace contre les cancers d'origine hormonale, tels que le cancer du sein et le cancer de la prostate. Les effets inhibiteurs du soya sur le cancer du sein s'expliqueraient de deux manières: (1) des composants de ce légume semblent dotés de propriétés anticancéreuses s'exerçant directement sur les cellules; (2) il serait capable de contrarier la propension des œstrogènes à stimuler les transformations malignes des tissus mammaires, un peu comme le fait le tamoxifène (médicament anti-œstrogénique prescrit dans certains cas pour prévenir l'apparition et les métastases du cancer du sein).

Et ce n'est pas tout! La génistéine est en mesure, dit-on, de freiner la division cellulaire dans les tissus du sein, allouant ainsi un peu plus de temps aux enzymes pour réparer les dommages occasionnés à l'ADN, seule façon de prévenir les mutations génétiques susceptibles d'engendrer des anomalies qui pourraient ensuite être transmises de cellule en cellule, mutations dont on sait pertinemment qu'elles accélèrent le développement du cancer et le vieillissement.

Certains chercheurs prétendent même qu'une brève exposition à la génistéine durant les toutes premières années de la vie constituerait une sorte de vaccination contre le cancer. Des expérimentations menées sur des rates sous la direction de Coral Lamartinière, de l'Université de l'Alabama, ont permis d'établir que même de très faibles doses de génistéine administrées peu après la naissance des petites bêtes retardent l'apparition du cancer à l'âge adulte ou empêche le cancer de s'amplifier ou encore de s'étendre à d'autres sites à un âge plus avancé.

L'expérience s'est déroulée de la façon suivante: on a d'abord inoculé à toutes les bêtes un produit chimique de nature à provoquer plus tard des tumeurs mammaires; on a ensuite administré de la génistéine à une partie du groupe, et un composé inactif biologiquement aux rates du groupe témoin. Les conclusions sont ahurissantes: 60 % de celles qui avaient reçu de la génistéine ont développé des tumeurs cancéreuses entre l'âge moyen et l'âge avancé, contre 100 % dans l'autre groupe!

Ces constatations laissent à penser que les nourrissons alimentés présentement au lait de soya ou qui l'ont été il y a trente ans pourraient déjà être inoculés, ne serait-ce qu'en partie, contre les tumeurs malignes, avance Barnes. Reste à voir si les humains répondent à la génistéine comme le font les animaux de laboratoire, ce qui n'a pas encore été démontré. Ce constituant du soya est si puissant que plusieurs chercheurs entrevoient qu'il pourra un jour être utilisé comme antidote au cancer. Pourquoi attendre que ce médicament voie le jour, quand l'aliment qui lui sert de modèle vous est déjà si facilement accessible?...

La génistéine agit en outre sur l'appareil cardiovasculaire. En effet, de même qu'elle peut entraver la prolifération de cellules cancéreuses, elle a le pouvoir d'inhiber la multiplication des cellules des muscles lisses sur les parois des artères, et de prévenir par le fait même la formation de dépôts qui risquent, à la longue, d'obstruer les artères. La génistéine aide aussi à inhiber la formation de caillots nocifs (thrombus) en ralentissant l'activité d'une enzyme appelée *thrombine,* qui stimule la coagulation; elle contribue ainsi indirectement à réduire les risques d'infarctus et d'accidents vasculaires cérébraux.

Un autre constituant du haricot de soya, la *daidzéine,* partagerait certains des attributs de la génistéine: des expériences ont démontré qu'elle peut stopper le cancer chez l'animal et s'opposer, à titre d'isoflavonoïde, à l'action des œstrogènes.

COMMENT LE HARICOT DE SOYA PEUT CONTRIBUER À FREINER LE VIEILLISSEMENT

Comme on l'a vu précédemment, les substances qui entrent dans la composition du haricot de soya sont des agents très puissants sur le plan biochimique. Il va de soi que leur action protectrice contre le cancer du sein, le cancer de la prostate et l'athérosclérose, sans compter leurs effets bénéfiques sur la stabilisation du glucose sanguin et le renforcement du système osseux, ont des répercussions directes sur le vieillissement.

Un puissant inhibiteur du cancer du sein

On a souvent imputé le cancer du sein à une consommation excessive de matières grasses. Barnes se demande si ce ne serait pas plutôt à la très faible consommation d'aliments comme le haricot

Des observations qui font réfléchir...

- Les deux tiers des récoltes de haricot de soya aux États-Unis – récoltes qui représentent à elles seules 50 % de la production mondiale – servent à la fabrication de nourriture pour les animaux domestiques et pour le bétail, le reste étant exporté au Japon.
- Les Japonais, qui détiennent le record mondial de la longévité, consomment environ 30 g de soya par jour.
- Les Américains mangent si peu de soya qu'il ne serait pas pertinent d'en fixer l'apport quotidien moyen. Or on compte aux États-Unis quatre fois plus de cancers du sein à issue fatale et cinq fois plus de cancers de la prostate qu'au Japon.

---

de soya, rempli de substances antioxydantes et anticancéreuses, comme l'ont montré ses études sur la génistéine, qu'il faut attribuer, ne serait-ce qu'en partie, les taux alarmants de cancer du sein chez les Américaines. Les faibles taux de cancer du sein au Japon ne parlent-ils pas d'eux-mêmes, demande-t-il?

Des comptes rendus scientifiques émanant d'autres sources semblent corroborer ses hypothèses. Prenons-en pour exemple les résultats enregistrés au terme d'une étude réalisée auprès d'un groupe de femmes non ménopausées de la région de Singapour: les facteurs de risque liés au cancer du sein chez celles qui consommaient deux fois plus de protéines de soya que les autres se sont avérés être de 50 % inférieurs à ceux des autres sujets de l'échantillon!

Ces données suggèrent qu'une consommation régulière de haricot de soya devrait réduire l'incidence et la dissémination du cancer du sein avant et après la ménopause.

Un aliment capable de freiner le cancer de la prostate

Les propriétés chimiothérapiques du soya pourraient expliquer en grande partie le fait que les Japonais ne succombent pas au cancer de la prostate à une fréquence aussi élevée que les Occidentaux en général, car si les premiers semblent aussi vulnérables que les seconds aux tumeurs latentes, de faible dimension, de la

---

✥ UN EXPERT NOUS LIVRE SES SECRETS ✥

Dr ANDRÉ WEIL
Professeur-chercheur à l'Université de l'Arizona

Le Dr André Weil, l'un des plus éminents adeptes de la médecine parallèle, encourage le recours aux antioxydants et autres substances naturelles pour la prévention et le traitement des maladies et du vieillissement.

Il prend chaque jour, et recommande fortement, les suppléments vitaminiques et minéraux suivants:

Bêta-carotène	25 000 UI (15 mg)
Vitamine E (naturelle)	400 UI, avant 40 ans, et
	800 UI, après 40 ans
Sélénium	200 µg
Vitamine C	1 000-2 000 mg, deux fois par jour

---

prostate, comme le souligne le chercheur finlandais Herman Adlercreutz, les tumeurs n'atteignent jamais chez les Japonais le degré de croissance qui les rendrait mortelles. Selon lui, les fortes concentrations sanguines en constituants du soya relevées chez les Japonais (de 110 % supérieures à celles des Finlandais, lit-on dans l'une des études) feraient ici toute la différence. Tous les essais menés sur des animaux de laboratoire révèlent que les dérivés du soya font chuter systématiquement les taux de cancer de la prostate, soutient-il. Il est même déjà parvenu, grâce au soya, à freiner *in vitro* des métastases de cellules prélevées sur des tumeurs malignes de la prostate. «Les facteurs de risque associés au cancer sont deux fois plus élevés chez ceux qui mangent peu de haricots de soya», va jusqu'à dire le chercheur Mark Messina*.

Les effets bienfaisants de l'aliment s'expliquent, selon lui, par l'action antihormonale de certains de ses ingrédients actifs, laquelle aurait pour effet de gêner la croissance des cellules tumorales et de les empêcher d'atteindre le stade au-delà duquel la vie du sujet est gravement hypothéquée.

---

* Mark MESSINA, Virginia MESSINA et Kenneth D. R. SETCHELL, *The Simple Soybean and Your Health,* Avery Press, 1994.

Un moyen très facile de stopper la sclérose des artères

Le haricot de soya contribue, à divers titres, à la santé du système cardiovasculaire. La protéine de soya est capable, à elle seule, de freiner et même de faire régresser des lésions artérielles. Une vaste étude menée par des chercheurs de l'Université de Milan révèle que la substitution de protéines de soya aux protéines d'origine animale (viande et produits laitiers) peut entraîner également, en moins de trois semaines, une chute de 21 % du taux de cholestérol sanguin et ce, même chez les sujets dont le régime alimentaire comporte un pourcentage élevé de sources à haute teneur en cholestérol. Le soya peut aussi contribuer à augmenter le taux de cholestérol HDL, si bénéfique à la santé du cœur, et à réduire les concentrations de triglycérides. Il a été établi en outre, à partir d'expérimentations menées au Japon que le lait de soya contrarie l'oxydation du cholestérol LDL, comme le fait la vitamine E; il participe ainsi à la protection des conduits sanguins contre les ravages de l'athérosclérose. Certains travaux indiquent en outre que cet aliment peut améliorer le flux sanguin vers le cœur, d'où ses effets régénérateurs sur les artères.

Du soya pour équilibrer la glycémie

Vous pouvez faire confiance au haricot de soya pour vous aider à réguler votre taux sanguin de glucose, si votre insuline faillit à la tâche; vous réduirez d'autant vos risques d'être atteint de diabète et possiblement d'une maladie coronarienne. Le haricot de soya est particulièrement riche en glycine et en arginine, deux acides aminés aptes à prévenir les montées d'insuline – car on sait que l'excès d'insuline, comme l'excès de glucose, dans le sang est extrêmement dommageable aux cellules: ces désordres métaboliques sont directement impliqués dans les affections qui accélèrent le vieillissement des tissus.

Une analyse détaillée des aliments les plus propices à provoquer une hausse du glucose sanguin réalisée par le chercheur David Jenkins, de l'Université de Toronto, révèle que les haricots de soya sont, après les arachides, l'un des aliments les plus sécuritaires à cet égard, du fait qu'ils aident à stabiliser la glycémie, ce qui diminuerait la demande en insuline. (On reviendra là-dessus au chapitre 28.)

TENEUR DES DÉRIVÉS DU SOYA EN ISOFLAVONOÏDES (GÉNISTÉINE ET DAIDZÉINE)		
Aliment	Portion	Teneur en isoflavonoïdes (en milligramme)
Farine de soya	½ tasse	50
Tofu	½ tasse	40
Tempeh	½ tasse	40
Miso	½ tasse	40
Lait de soya	1 tasse	40
Noix de soya	30 g	40
Protéines de soya texturées	½ tasse	35
Haricots de soya, cuits	½ tasse	35

Source: M. Messina, V. Messina, et K. D. R. Setchell, *The Simple Soybean and Your Health.*

D'excellentes protéines pour prévenir les pertes osseuses

Une consommation abondante de protéines de soya, au moyen d'aliments tels que le lait de soya, les haricots de soya ou le tofu, aide au maintien d'une ossature solide. Les recherches effectuées sur la question par Mark Messina, alors qu'il était au service du National Cancer Institute, font clairement ressortir les effets néfastes des protéines d'origine animale, dont une excrétion importante de calcium dans les urines (50 mg de calcium de plus par jour que chez les consommatrices de soya, selon les données d'une étude), décalcification qui, à la longue, peut affecter gravement la masse osseuse. On a découvert également que des constituants du soya exercent une action protectrice globale contre l'altération du système osseux.

STRATÉGIE À ADOPTER POUR METTRE TOUTES LES CHANCES DE SON CÔTÉ

1. Évaluer ses besoins

Les Américains consomment une quantité si minime de produits alimentaires à base de soya que la moindre portion de haricots de soya ou de l'un de ses dérivés ajoutée au menu devrait normalement leur être bénéfique. Les Asiatiques absorbent en moyenne entre 50 et 75 mg de génistéine par jour, soit la quantité contenue dans une portion de 115 g environ de tofu ferme ou mou. L'addition d'une tasse de lait de soya ou de 85 à 115 g de tofu au menu quotidien constitue un très bon investissement, selon Messina, en prévision des demandes accrues de l'organisme appelé avec l'âge à combattre les maladies qui l'assaillent.

La génistéine et la daidzéine, deux agents actifs du haricot de soya, restent dans le sang durant vingt-quatre à trente-six heures, comme l'ont montré des chercheurs de l'Université du Texas; il est donc conseillé d'en manger chaque jour si l'on veut maintenir les taux de ces substances protectrices à un niveau satisfaisant dans les cellules de l'organisme.

2. Cibler les meilleurs produits

Pour profiter au maximum des vertus médicinales du soya, optez pour les produits à base de *protéine* de soya:

- lait de soya
- farine de soya
- haricots entiers blancs ou noirs,
- tofu
- miso*
- tempeh
- protéines de soya texturées

Il est à noter que la sauce soya et l'huile de soya ne figurent pas dans la liste, car elles ne renferment que de très faibles quantités de substances protectrices.

---

* Le miso est une sorte de pâte fermentée préparée à partir de haricots de soya. On lui attribue des effets thérapeutiques non négligeables dans le traitement du cancer de l'estomac (l'ingestion d'un bol de miso par jour pourrait réduire de 33 % la susceptibilité à ce type de cancer, si l'on en croit une étude menée sur la question par des chercheurs de l'Université d'Okayama, au Japon), en vertu sans doute de son potentiel antioxydant et de certains ingrédients activés par la fermentation, qui en font un produit alimentaire particulièrement efficace contre l'oxydation des graisses dans l'organisme.

3. Quelques petits trucs pour exploiter au maximum les vertus du soya

- Lorsqu'une recette requiert, par exemple, une tasse de farine de blé entier, remplacez un tiers de cette quantité par de la farine de soya.
- Versez du lait de soya sans matières grasses sur vos céréales du matin.
- Remplacez le lait de vache par du lait de soya dans vos recettes de pâtisserie et d'autres desserts.
- Incorporez un peu de poudre de protéine de soya à vos boissons.
- Mangez des noix de soya rôties comme collation.
- Utilisez du tofu ou du lait de soya plutôt que du lait de vache dans la préparation des laits frappés aux fruits.
- Faites revenir dans la poêle des petits morceaux de tofu ou de tempeh en même temps que vos légumes.
- Remplacez les hot-dogs ou hamburgers habituels, à base de viande, par les produits similaires à base de soya.
- Utilisez les haricots de soya frais, et cuits légèrement, comme légume d'accompagnement.
- Remplacez les haricots secs requis pour une recette de potage, de ragoût ou de pot-au-feu par des haricots de soya séchés.
- Substituez des protéines de soya texturées, vendues en granules ou en morceaux, que vous aurez au préalable réhydratées, à une partie de la viande hachée requise pour la préparation des pains de viande, ragoûts, sauce spaghetti, chili, etc. (Voir la recette de hamburger au soya, au chapitre 19.)

17
Le thé : des vertus légendaires

La réputation du thé, comme antidote à de nombreuses maladies chroniques, y compris les maladies cardiovasculaires et le cancer, n'est plus à faire. Les Asiatiques y ont recours depuis quatre mille ans pour soigner les maux, grands et petits, qui peuvent surgir dans la longue marche vers la maturité. La science a fini par leur donner raison : c'est un antioxydant presque aussi puissant que le vin et, à ce titre, un adjuvant non négligeable dans le prolongement de la vie.

LES VERTUS LÉGENDAIRES du thé sont attribuables en grande partie à la *Camellia sinensis*, plante à feuilles persistantes poussant sous les climats chauds qui regorgent de substances médicinales. Aussitôt infusées, ses feuilles commencent à libérer dans l'eau chaude leur subtil et puissant mélange d'antioxydants. Si l'on en croit les travaux scientifiques les plus récents, les trois variétés de *Camellia sinensis*, le thé noir, le thé vert et le thé oolong (*à ne pas confondre avec les tisanes, qui n'ont pas les pouvoirs antioxydants du thé*) peuvent accroître vos chances de vous maintenir en bonne santé même si vous prenez de l'âge.

Deux groupes de chercheurs – l'un norvégien, l'autre hollandais –, bénéficiant chacun du soutien gouvernemental, dressaient récemment le même constat : boire régulièrement du thé, c'est se prémunir contre la maladie et la mort prématurée. Au terme d'une étude mettant à contribution près de 20 000 personnes, le premier groupe faisait état d'une réduction notable des taux de décès en association avec une consommation régulière de thé (une tasse par

---

Mythes et réali-thés

Thé vert ou thé noir? Bien que le thé vert renferme une plus grande quantité d'un type particulièrement efficace d'antioxydants, appelés *catéchines*, le thé noir, très populaire dans les pays occidentaux, est tout aussi efficace, lit-on dans les comptes rendus les plus récents, à vaincre les radicaux libres et, par le fait même, à freiner le vieillissement de l'organisme, en vertu d'autres catégories d'antioxydants dont l'action serait aussi énergique que celles des catéchines. Fini donc le temps où l'on ne jurait que par le thé vert!

Le *thé noir* est du thé vert dont les feuilles ont été séchées et soumises à la chaleur, ce qui en change nécessairement la couleur et le goût.

Le *thé oolong* est fabriqué à partir de feuilles de thé vert, qui sont ensuite partiellement séchées et chauffées.

Le *thé soluble («instantané»)* renferme également des ingrédients actifs.

Le *thé glacé* est aussi efficace que le thé chaud ou bouillant.

Les *sachets de thé* libèrent autant d'antioxydants que les feuilles de thé infusées directement, en assumant bien sûr que la durée de l'infusion est la même. (La durée d'infusion recommandée pour libérer le maximum d'antioxydants dans l'eau chaude est de trois minutes, que l'on utilise un sachet ou une cuillerée de feuilles par tasse. Presque toute la caféine du thé est libérée durant la première minute de l'infusion.)

---

jour); l'autre groupe rapportait également, après une vaste enquête nutritionnelle auprès de personnes âgées, des taux de décès plus faibles et moins de cardiopathies mortelles en relation avec la consommation de deux tasses environ de thé noir par jour. Les flavonoïdes, type particulier d'antioxydants présent en fortes concentrations dans le thé, seraient responsables de cette action protectrice.

COMMENT AGIT LE THÉ

Le thé est un mélange très complexe de polyphénols à action antioxydante, tels que les catéchines et la quercétine, qui se retrouvent aussi en concentrations élevées dans le raisin, les baies, l'oignon et le vin rouge. L'action antioxydante – et anticoagulante – du thé serait presque aussi forte, tout en étant moins dommageable pour plusieurs, que celle du vin rouge, selon les analyses du chercheur Andrew Waterhouse, de l'Université de la Californie à Davis. Certains types de thé renfermeraient même plus de catéchines, ingrédient auquel est attribuée en grande partie l'action énergique du vin rouge. À titre d'exemple, un verre de vin rouge contient 300 mg de catéchines, une tasse de thé vert 375 mg, et une tasse de thé noir 210 mg. (Mentionnons au passage que le jus de raisin noir est une autre boisson que peuvent substituer au vin rouge les personnes qui veulent profiter des antioxydants sans toucher à l'alcool; il faut boire cependant trois fois plus de jus de raisin que de vin rouge pour obtenir la même protection contre l'oxydation cellulaire et la formation de caillots nocifs.)

Des chercheurs italiens ont fait la démonstration que le thé accroît de façon très sensible l'activité antioxydante dans le sang. Mauro Serafini, de l'Institut national de la nutrition, à Rome, démontrait récemment qu'une tasse environ de thé fort, préparé en infusant durant deux minutes trois petites cuillerées de feuilles de thé vert ou noir, avait accru le taux sanguin d'antioxydants; l'augmentation, de l'ordre de 41 % à 48 %, selon le cas, était manifeste trente minutes seulement après l'absorption du thé vert et de cinquante minutes dans le cas du thé noir. Ils ont observé par ailleurs que l'activité antioxydante était revenue à la normale, dans un cas comme dans l'autre, au bout de quatre-vingts minutes.

Le thé – tant le thé vert que le thé noir – a également la propriété de stimuler l'activité des enzymes responsables de la détoxication de l'organisme, activité sans laquelle les cellules ne pourraient être débarrassées des radicaux libres et d'autres produits dommageables. Il serait apte en outre, selon le chercheur John Weisburger, de l'American Health Foundation, à neutraliser tant les nitrosamines, substances très nocives présentes dans les viandes traitées, que les amines hétérocycliques qui se forment durant la cuisson de la viande. Il en ressort que l'habitude de boire du thé en même temps que l'on mange de la viande contribue à diminuer les dangers potentiels de ces substances. Convaincu des propriétés médicinales du thé, Weisburger en boit lui-même cinq tasses par jour; il soutient que le thé est un cocktail d'antioxydants aussi puissant que deux fruits ou légumes.

COMMENT LE THÉ PEUT CONTRIBUER À FREINER LE VIEILLISSEMENT

Moins de maladies cardiovasculaires mortelles chez les buveurs de thé

Le rôle protecteur du thé contre certains facteurs susceptibles d'endommager l'appareil cardiovasculaire et d'entraîner une mort prématurée a été maintes fois mis en évidence.

Une étude hollandaise portant sur 805 sujets de sexe masculin, dont l'âge variait entre 65 et 84 ans, révèle que les taux de décès par maladie cardiovasculaire enregistrés au cours des cinq années qu'a duré l'étude étaient de 50 % inférieurs chez les buveurs de thé (à raison de deux tasses et plus de thé noir par jour) par rapport à ceux qui en buvaient une quantité moindre. Les flavonoïdes seraient les agents responsables de ces effets favorables.

Diverses études visant à apprécier les effets du thé sur plusieurs facteurs de risque, dont le taux sanguin de cholestérol, l'accumulation de dépôts graisseux (plaque athéromateuse) sur les parois artérielles, la propension à former des caillots et la vulnérabilité aux accidents cardiaques, se sont toutes avérées très concluantes. Parmi les résultats associés à une consommation régulière de thé, citons:

- une baisse de 9 points, en moyenne, des taux sanguins de cholestérol chez des Norvégiens de sexe masculin (la «dose» à l'essai était de cinq tasses de thé ou plus par jour);
- une aptitude beaucoup plus marquée des cellules à prévenir l'oxydation du cholestérol LDL et les symptômes d'athérosclérose qui auraient pu s'ensuivre (cette expérience, menée par le chercheur Robert Nicolosi, professeur à l'Université du Massachusetts, portait essentiellement sur le thé noir);
- un taux beaucoup plus faible d'athéromes et d'artères sclérosées;

- une capacité plus grande de prévenir ou de dissoudre les caillots nocifs;
- une vulnérabilité beaucoup moins grande aux accidents vasculaires cérébraux (une vaste étude portant sur 6 000 Japonaises a montré que celles qui buvaient au moins cinq tasses de thé vert par jour étaient deux fois moins vulnérables aux accidents vasculaires cérébraux que celles qui en absorbaient un volume moindre).

Moins de cancer chez les buveurs de thé

Diverses équipes à travers le monde ont tenté d'évaluer le potentiel pharmacologique du thé dans la prévention et le traitement du cancer. Les résultats ont, là encore, dépassé toutes les attentes. En liaison avec une consommation régulière de thé, on relève notamment:

- moins de cancers en général chez l'animal et chez l'homme (thé vert et thé noir), notamment en Chine et au Japon, comme si certains principes actifs de la plante neutralisaient les effets potentiellement cancérigènes d'autres substances alimentaires, ainsi que le présume Hans Stich, chercheur à l'Université de la Colombie-Britannique spécialisé dans la recherche sur le cancer;
- moins de cancers de l'œsophage (20 % de moins chez les hommes et 50 % de moins chez les femmes, selon des tests effectués à Shanghai par le National Cancer Institute avec du thé vert);
- moins de cancers du pancréas chez les personnes âgées qui boivent chaque jour du thé depuis longtemps (63 % de moins de risques d'être atteint d'un cancer du pancréas chez les sujets qui buvaient plus de deux tasses de thé par jour par rapport à ceux qui n'en buvaient qu'une tasse par jour, selon le compte rendu d'une recherche pilotée par des chercheurs de la faculté de médecine de l'Université de la Californie du Sud);

- un ralentissement de la prolifération cellulaire, prolifération propice à la formation et à la croissance de tumeurs malignes, chez l'animal (des chercheurs de l'Université Rutgers, au New Jersey, ont démontré plus précisément que des constituants du thé peuvent faire obstacle à la capacité des cellules tumorales – il s'agissait dans ce cas-ci de cancers du foie et de leucémies – à fabriquer l'ADN indispensable à leur reproduction, action antagoniste qui a nécessairement pour effet d'entraver les mécanismes de prolifération et de dissémination de la tumeur).

Moins de gingivites chez les buveurs de thé

Des constituants du thé vert et du thé noir aideraient, dit-on – plus efficacement que la tétracycline, antibiotique couramment utilisé en pareil cas –, à neutraliser une bactérie responsable de plusieurs types d'affections buccales (destruction des tissus des gencives, paradontolyse et perte des dents), selon des chercheurs du Tokyo Dental College. Il est avéré également que le thé (vert, noir ou oolong) aide à prévenir la carie, en s'attaquant au départ au *Streptococcus mutans,* bactérie la plus souvent mise en cause dans la carie dentaire.

MISE EN GARDE

Attention au thé bouillant: il peut occasionner des brûlures et des ulcérations à la muqueuse de l'œsophage, ulcérations qui pourraient, à la longue, favoriser le développement du cancer de cette partie de l'appareil digestif.

Troisième partie

Les fauteurs de trouble

Compte tenu de l'importance d'un apport constant en antioxydants pour contrebalancer les effets des radicaux libres sur le vieillissement physiologique – c'est, à la limite, une question de vie ou de mort –, vous ne pouvez en toute logique vous alimenter au gré de vos fantaisies et de vos humeurs, faisant fi des dangers que peut comporter l'ingestion régulière de boissons ou d'aliments nocifs. À moins d'être indifférent au fait de vieillir et de mourir avant le temps…

Vous trouverez dans cette troisième partie du livre des données qui vous forceront à réexaminer vos habitudes alimentaires et à faire les choix qui s'imposent pour mettre au point un régime qui vous confère une éternelle jeunesse plutôt que de vous l'enlever insidieusement. Car certaines catégories d'aliments jouent sur les deux tableaux, le saviez-vous?

18
Les effets pernicieux des graisses

Pour mettre un frein au vieillissement, commencez d'abord par réduire votre consommation de matières grasses: certaines d'entre elles sont un véritable poison pour vos cellules et minent peu à peu votre santé et votre jeunesse.

Vous n'êtes pas sans savoir que les graisses alimentaires peuvent occasionner à la longue de sérieux problèmes d'excès de poids. Vous n'ignorez sans doute pas non plus qu'elles jouent un rôle déterminant dans la sclérose des artères. Mais saviez-vous qu'elles peuvent aussi vous faire vieillir avant le temps? Absolument! Une fois qu'elles ont pénétré dans l'organisme, certaines matières grasses se transforment en composés chimiques favorables à l'engendrement de radicaux libres et provoquent, à ce titre, diverses réactions susceptibles d'amener les cellules à se dérégler, à se cancériser, à semer sans raison le désordre et la destruction et même à s'autodétruire. L'ingestion de ces dangereuses substances déclenche des réactions en chaîne d'une fulgurance inouïe, à la faveur desquelles les radicaux libres se déchaînent et s'immiscent dans les cellules, où ils se livrent aux pires massacres; à bout de force, les cellules mutilées cèdent ou meurent.

Le type de matières grasses que vous consommez a donc des répercussions immédiates sur votre capacité à combattre telle ou telle maladie et sur le rythme auquel vieillissent vos cellules. Vous pouvez accélérer ou ralentir ce rythme selon que vous injectez dans vos cellules de «mauvaises» ou de «bonnes» graisses.

LE PHÉNOMÈNE DE L'OXYDATION

L'oxygène adore les corps gras; il s'y dissout d'ailleurs huit fois plus vite que dans l'eau. Certains l'attirent cependant plus que d'autres. Lorsqu'un corps gras entre en contact avec l'oxygène, on dit qu'il s'«oxyde». Imaginons que vous laissiez un verre d'huile végétale (de l'huile de maïs, par exemple) à l'air libre. Que se passera-t-il? L'oxygène s'y diffusera en un rien de temps. «Cela se passe très rapidement: en moins de deux ou trois secondes!» explique le Dr Harry Demopoulos, professeur à l'Université de New York avant de devenir président de l'Antioxydant Pharmaceuticals Corporation, à Elmsford (New York).

Plus l'huile absorbe de l'oxygène, plus elle devient *peroxydée* (dans le langage courant on dit qu'elle devient «rance») et nocive pour l'organisme. Car elle se trouve maintenant remplie de molécules d'*hydroperoxyde lipidique,* radicaux libres pas très jolis à voir, disent les biochimistes!

Les molécules d'hydroperoxyde lipidique sont autant de petites bombes à retardement qui, tôt ou tard, exploseront dans les cellules. Sous l'effet de la chaleur corporelle, de diverses enzymes et de certains minéraux, tels que le fer et le cuivre, ces molécules se fragmentent et libèrent des substances – dont le redoutable *radical hydrolyse* – qui sèment partout l'anarchie. Leur spécialité: les réactions en chaîne, qui enflamment les cellules les unes après les autres, tels des fusibles qui fondent peu à peu, et dérèglent complètement leurs mécanismes, quand elles ne les détruisent pas purement et simplement. Imaginez maintenant les beaux dégâts que peuvent faire, jour après jour, ces radicaux libres dans les fragiles membranes des cellules de votre cerveau (cellules qui, rappelons-le, sont composées en grande partie de lipides)! Selon d'éminents chercheurs qui se consacrent depuis des années à l'étude du phénomène, ces réactions chimiques sont à l'origine de la maladie et du vieillissement.

Pour préserver votre jeunesse et vieillir en beauté, il convient donc, d'abord et avant tout, d'éviter de consommer des graisses rancies ou en voie de le devenir. Très simple, direz-vous? Détrompez-vous! Car ces graisses ne sont pas toujours visibles à l'œil nu; les aliments transformés ou traités industriellement, par exemple, en renferment de grandes quantités, sans qu'on en ait la moindre idée la plupart du temps. Toute une variété de produits alimentaires préemballés vendus dans les supermarchés contiennent en effet des matières grasses susceptibles de rancir: produits de pâtisserie (biscuits, beignes, muffins, gâteaux, poudings, croûtes de tarte et autres), mélanges instantanés (pour la préparation des biscuits, gâteaux, glaçages, sauces, plats mijotés, etc.), craquelins, croustilles, pizza, céréales, beurre d'arachide, huiles végétales pour la cuisson, mayonnaise, œufs en poudre, vinaigrettes, etc. Même les graisses contenues dans les aliments ou les plats congelés, tels que le poulet frit, sont sujettes à l'oxydation.

On aurait tort cependant de mettre tous les lipides alimentaires sur le même plan, car leurs effets sur le vieillissement varient beaucoup d'une catégorie à l'autre, comme varie d'ailleurs leur tendance à s'oxyder: il en est de bons comme il en est de mauvais et de carrément dévastateurs.

La nocivité des matières grasses dépend, d'abord et avant tout, de leur affinité chimique pour l'oxygène, autrement dit de la rapidité avec laquelle elles s'oxydent. Ainsi, les graisses monoinsaturées s'oxydent très lentement: elles sont donc moins susceptibles de faire du tort aux cellules. En revanche, le cholestérol alimentaire s'oxyde assez facilement: il peut donc être dommageable pour l'organisme. Les plus voraces sous ce chapitre sont les graisses polyinsaturées, qui bouffent l'oxygène comme pas une: elles rancissent alors très rapidement et rejettent de grandes quantités de radicaux libres, ce qui les rend extrêmement dangereuses.

On peut, de ce point de vue, ranger parmi les sources de matières grasses nocives et susceptibles, par conséquent, d'accélérer le vieillissement:

- les huiles végétales très concentrées en acides gras polyinsaturés oméga-6, telles que l'huile de carthame, l'huile de tournesol ou l'huile de maïs (voir encadré: «Teneur des huiles courantes en acides gras polyinsaturés»);
- les graisses qui renferment des acides gras *trans*, comme la margarine et le shortening;

- les aliments à haute teneur en cholestérol (viande, œufs, produits laitiers);
- les produits d'origine animale, sources d'acides gras saturés;

Voyons d'un peu plus près comment ces lipides peuvent perturber les fonctions cellulaires et ainsi accélérer le vieillissement.

VOS PLUS REDOUTABLES ENNEMIS

Les acides gras polyinsaturés: premiers agents du vieillissement physiologique

Les réactions déclenchées par les acides gras polyinsaturés oméga-6 peuvent avoir des conséquences désastreuses: elles peuvent, entre autres, altérer le matériel génétique (l'ADN) des cellules et accentuer les réactions inflammatoires. Des études ont clairement établi que ce type d'acides gras favorise le développement des maladies auto-immunes, crée un terrain propice à l'apparition du cancer, contribue à la sclérose des artères et a des effets nocifs sur les fonctions immunitaires – quatre traits caractéristiques du vieillissement prématuré. Plus vos cellules ont l'occasion de se gaver de graisses de cette sorte, qui se lient rapidement à l'oxygène (elles sont de surcroît déjà peroxydées avant même de pénétrer dans vos cellules), plus le corps rancit, et vieillit. Comme rancit tout morceau de viande exposé à l'air et au soleil. On n'échappe pas facilement aux lois de la nature...

Il y a un peu plus de quarante ans, le Dr Denham Harman, pionnier de la recherche sur les radicaux libres, avait lancé un avertissement en ce sens. Il laissait déjà entendre en effet que certaines graisses créent un milieu favorable à l'apparition de diverses maladies liées à l'âge. Le Dr Harman avait déjà, à l'époque, identifié les coupables: «L'huile de maïs et l'huile de carthame sont les matières grasses les plus dangereuses qui soient pour la santé», disait-il. La moins dommageable? L'huile d'olive, soutenait-il bien avant son temps.

La production et la consommation massives de ces huiles raffinées qui encombrent maintenant les rayons des supermarchés

TENEUR DES HUILES COURANTES EN ACIDES GRAS POLYINSATURÉS

Pour rester jeune le plus longtemps possible, il est indispensable de réduire sa consommation d'acides gras polyinsaturés oméga-6, tels qu'on les retrouve par exemple dans la margarine, les shortenings et les vinaigrettes préparées à partir de l'huile de carthame (ordinaire), de l'huile de tournesol (ordinaire) ou de l'huile de maïs. Pour faire un choix judicieux, inspirez-vous de la liste suivante. Il va sans dire que les huiles placées au bas de la liste sont les plus recommandables.

Huiles comestibles	Teneur en acides gras polyinsaturés oméga-6 (en %)
Huile de carthame	77
Huile de tournesol, ordinaire	69
Huile de maïs	61
Huile de soya	54
Huile de noix	51
Huile de sésame	41
Huile d'arachide	33
Huile de canola	22
Huile de lin	16
Huile d'olive, extra-vierge	8
Huile de macadamia	3

n'étaient certes pas inscrites dans les plans de la Nature! Pour éviter de subir les effets potentiellement dangereux des graisses polyinsaturées oxydées présentes dans ces huiles, on aura tout avantage par conséquent à opter pour les craquelins, biscuits, pâtisseries et autres aliments préparés – tout aliment traité industriellement, en somme – *sans matières grasses*.

Les acides gras *trans*: un vice caché responsable des pires calamités

Comme s'ils n'étaient déjà pas assez dangereux, les acides gras polyinsaturés oméga-6 peuvent devenir encore plus nocifs s'ils prennent une consistance ferme ou semi-ferme – selon qu'ils sont totalement ou partiellement hydrogénés – sous l'effet de divers procédés de transformation, comme ceux que l'on utilise par exemple pour la fabrication de la margarine et du shortening. Au cours de ce processus de solidification, les oméga-6 se transforment en une substance de structure biochimique assez insolite, connue sous le nom d'acides gras *trans* dans le langage scientifique, qu'on ne retrouve nulle part dans la nature. Les réactions chimiques que déclenchent dans l'organisme le métabolisme ou la digestion de ces composés inhabituels engendrent invariablement des flots additionnels de radicaux libres.

Les dégâts qu'occasionnent les molécules de graisses nocives qui s'entassent dans les membranes cellulaires sont indescriptibles! En durcissant ces membranes, elles leur enlèvent toute flexibilité et toute fonctionnalité: comment des cellules mutilées, déformées, vidées de leur substance pourraient-elles patrouiller efficacement l'organisme pour rallier les corps de défense nécessaires à la lutte contre les agents infectieux et la destruction des cellules tumorales!… «On dirait que ces cellules ont les mâchoires paralysées, tant il leur semble difficile tout à coup de phagocyter bactéries, virus et cellules cancéreuses», explique le Dr Demopoulos. Cette tâche routinière, les cellules ne semblent plus aptes à l'accomplir, pas plus d'ailleurs qu'elles n'arrivent à se faufiler à travers les artères rétrécies pour assurer le passage du courant sanguin vers le cœur et le cerveau.

Les données des études effectuées jusqu'à maintenant sur les acides gras *trans* composent un tableau plutôt alarmant. On les dit capables de:

- perturber le rythme des pulsations cardiaques;
- obstruer les artères, en rendant le sang visqueux;
- abaisser le taux sanguin de «bon» cholestérol;
- augmenter le taux sanguin de «mauvais» cholestérol et de cholestérol Lp(a), autre facteur de risque non négligeable;
- affaiblir les défenses immunitaires;
- favoriser la formation de spermatozoïdes morphologiquement anormaux et diminuer le taux sanguin de testostérone;
- créer un terrain propice à l'apparition du cancer, notamment du cancer du sein et du cancer de la prostate.

Selon le Dr Walter Willett, de la Harvard School of Public Health, les acides gras *trans,* présents en très fortes concentrations dans les produits de l'industrie alimentaire tels que gâteaux, biscuits, beignes et chips (au maïs ou à la pomme de terre), seraient impliqués au premier chef, et de façon plus décisive encore que les graisses saturées d'origine animale, dans les taux endémiques de maladies cardiovasculaires. La consommation d'acides *trans* cachés dans les huiles végétales hydrogénées était nulle en 1900; en 1960, elle était déjà passée à 5,5 % de la consommation totale de matières grasses. Or, au cours de la même période, on enregistrait une montée en flèche des taux de cardiopathies. Pure coïncidence? On peut se permettre d'en douter, selon Dr Willett.

La margarine: oui ou non? – Les Américains sont de grands consommateurs de margarine: elle est, de loin, la source de matières grasses à laquelle ils ont le plus souvent recours. Elle est aussi (le savent-ils?) leur principale source d'approvisionnement en acides gras *trans.* Cette habitude alimentaire n'est peut-être pas étrangère au fait que les États-Unis occupent le 17e rang au monde pour l'espérance de vie.

Après avoir procédé à des essais cliniques visant à mesurer les effets d'une consommation fréquente de margarine, le Dr Willett a été amené à conclure qu'elle représentait un facteur de risque indéniable dans la genèse des maladies de cœur; le facteur de risque associé dans ce cas-ci à l'absorption de quatre cuillerées ou plus de margarine par jour était même de 66 % supérieur (chez des sujets de sexe féminin) à celui des sujets du groupe témoin (moins d'une cuillerée à thé par mois), pourcentage qui pourrait atteindre les 90 % si l'on se base sur les résultats d'une étude réalisée en Grèce. «La consommation régulière d'aliments à teneur élevée en acides gras *trans* – la margarine, entre autres – est responsable de 30 000 à 150 000 décès par maladie cardiaque chaque année aux États-Unis», estime le spécialiste.

Les études menées par Willett suggèrent en outre que les femmes qui absorbent les quantités les plus élevées d'acides gras *trans* d'origine alimentaire sont beaucoup plus vulnérables au cancer du sein, de même que les hommes qui sont friands d'aliments à haute teneur en acides gras *trans* sont plus vulnérables au cancer de la prostate.

Toute substance qui accroît la production de radicaux libres dans l'organisme est capable, en réalité, de bien des méfaits, notamment d'accélérer le vieillissement. Un bon conseil, donc: aussitôt que vous voyez les mots «huile végétale hydrogénée» ou «partiellement hydrogénée» dans la liste des ingrédients apparaissant sur les emballages des produits de l'industrie alimentaire, surtout si l'huile en question est placée en tête des ingrédients, il y a tout lieu de réfléchir à deux fois avant d'en faire l'achat. Car ces désignations ne veulent rien dire d'autre que: «Ce produit renferme des acides gras *trans*.»

La margarine en bâtonnets de consistance très ferme (et donc hautement hydrogénée) est la plus nocive de toutes, à cet égard; la margarine molle et la margarine liquide vendues dans les contenants en plastique renferment une moins grande quantité d'acides gras *trans*, mais restent néanmoins une source concentrée d'oméga-6 et sont, à ce titre, un type dangereux de lipides alimentaires. Bref, il est toujours plus sûr de consommer une huile végétale sous sa forme naturelle, c'est-à-dire *non solidifiée*.

Le cholestérol alimentaire: facteur négligeable?

Il vous est peut-être déjà arrivé de vous dire, avec un brin d'insouciance, que tout ce que peut faire le cholestérol alimentaire, c'est de hausser légèrement votre taux de cholestérol sanguin. Savez-vous que les œufs, la viande, le fromage et autres aliments remplis de cholestérol peuvent également vous voler quelques années? C'est ce que suggère, du moins, une vaste étude épidémiologique menée par Richard Shekelle, professeur d'épidémiologie à l'Université du Texas à Houston. L'auteur laisse entendre en effet que les grands consommateurs d'aliments à teneur élevée en cholestérol – 700 milligrammes (mg) ou plus de cholestérol par jour – soustrairaient trois années, en moyenne, à leur espérance de vie. Il rapporte aussi avoir enregistré chez ces sujets des taux supérieurs de cancer du poumon.

Cette réduction de la durée de vie est vraisemblablement attribuable, ici encore, aux radicaux libres. Le cholestérol alimentaire se lie facilement à l'oxygène, pour donner naissance à une variété de dérivés oxydés du cholestérol, familièrement appelés «cholestérol rouillé». Ces dérivés sont des radicaux libres très voraces capables d'endommager irréversiblement le matériel génétique des cellules.

Des expérimentations effectuées sur des lapins sous la surveillance du Dr Demopoulos sont à cet égard très instructives. Pour les besoins de l'expérience, les chercheurs ont badigeonné l'aorte de lapins d'une quantité donnée de cholestérol oxydé ou «rouillé». Ils ont ensuite examiné attentivement au microscope électronique des tissus prélevés dans la muqueuse des aortes, pour constater que ces dérivés toxiques avaient perforé la couche la plus à l'extérieur de la muqueuse! De telles cavités ne peuvent que favoriser l'accumulation de plaquettes sanguines et de dépôts graisseux sur la paroi interne des artères, point de départ des plaques d'athéromes, qui sont à l'origine, comme chacun sait, de l'athérosclérose.

Certains aliments à très haute teneur en cholestérol – la viande, en particulier – sont, de surcroît, très riches en fer, association qui, semble-t-il, ne serait pas toujours de tout repos. Lié au cholestérol, le fer agirait comme catalyseur de réactions impliquant des radicaux libres. Une fois parvenu dans les intestins, ce mélange explosif donnerait naissance à des masses de molécules de cholestérol «rouillé» fortement enclin à s'attaquer aux cellules.

Les graisses d'origine animale: agents pathogènes reconnus

Les dangers associés à une surconsommation de matières grasses d'origine animale (viande, volaille, lait entier, fromage, beurre – autant de sources d'acides gras saturés) ont été maintes fois mis en évidence. Athérosclérose, augmentation du taux de cholestérol LDL, inhibition de l'activité fibrinolytique (indispensable à la dissolution des caillots nocifs), infarctus, accidents vasculaires cérébraux, que de troubles et de maladies du système cardiovasculaire ne leur ont pas été attribués! La preuve a été faite également que ces graisses peuvent agir sur les hormones et ainsi favoriser le cancer du sein et le cancer de la prostate. Les grandes consommatrices de produits d'origine animale présentent d'ailleurs, en règle générale, des taux sanguins d'œstradiol très élevés; or on sait que cette hormone favorise le développement du cancer.

Des recherches ont montré en outre que les personnes dont l'apport en matières grasses, en particulier de matières grasses d'origine animale, représente un pourcentage élevé de la ration alimentaire sont plus sujettes au cancer du côlon. Le compte rendu d'une étude réalisée à Harvard fait même état à ce propos d'une relation dose-effet indéniable: une consommation deux fois plus élevée de graisses saturées (soit 14 % des calories totales, par rapport à 7 %, dans le cas qui nous occupe) aurait entraîné chez un groupe d'hommes deux fois plus de polypes précancéreux, amas cellulaires susceptibles de se transformer en tumeurs malignes.

Des chercheurs ont fait ressortir de même l'implication des graisses animales dans les maladies inflammatoires, en s'appuyant sur le fait que ces graisses stimulent la production de divers agents (prostaglandines et leucotriènes) connus pour leur action nocive sur les articulations; les réactions qu'ils déclenchent favoriseraient non seulement l'arthrite rhumatoïde mais également l'obstruction des artères, la migraine et le psoriasis.

Le type de matières grasses que vous avalez chaque jour a aussi un impact sur le rendement de votre système de détoxication; il influence donc de manière favorable ou défavorable votre capacité à faire obstacle aux radicaux libres. Il va sans dire qu'une baisse de rendement du système de détoxication affecte votre santé en général; vous risquez alors non seulement d'être plus vulnérable au cancer, mais aussi à l'hypertension, aux maladies cardiovasculaires, aux maladies auto-immunes, aux affections inflammatoires, aux troubles du foie et, bien sûr, au vieillissement accéléré.

Des expérimentations animales au Strang Cancer Prevention Center de New York suggèrent que les graisses saturées, en particulier le beurre, pourraient en effet gêner le fonctionnement des mécanismes de détoxication – mécanismes essentiels à l'équilibre physiologique – en activant ou en désactivant certains gènes. L'huile de poisson, source d'acides gras oméga-3, aurait, en revanche, le

Le soya:
une plante aux humeurs changeantes

L'huile de soya. – La majeure partie des acides gras polyinsaturés oméga-6, graisses dommageables à la santé, que renferment les aliments traités industriellement proviennent de l'huile de soya partiellement hydrogénée. Ce qui n'annule pas pour autant certains des attributs avantageux de l'huile de soya *liquide,* dont l'apport en acides gras oméga-3 – très bons pour la santé, ceux-là! – n'est pas négligeable. L'organisme aurait d'ailleurs tendance, dit-on, à transformer biochimiquement l'huile de soya en lipides du type oméga-3. Il reste qu'une grande quantité d'acides gras oméga-6 restent présents dans l'huile de soya hydrogénée. Il vaut mieux s'abstenir, par conséquent, de consommer des produits à base d'huile de soya hydrogénée et avoir recours modérément à l'huile de soya liquide.

La protéine de soya. – La protéine de soya, qui entre dans la composition du haricot de soya, du tofu et du lait de soya, renferme des substances (la génistéine, par exemple) dont les vertus antioxydantes et anticancéreuses ont été maintes fois soulignées. Sous cette forme, le soya est un aliment hors pair, et donc des plus recommandables. (Voir le chapitre 16.)

---

pouvoir de stimuler énergiquement l'action des enzymes responsables de la détoxication de l'organisme, selon le Dr Andrew Dannenberg, directeur de l'établissement new-yorkais. L'huile de soya liquide aurait donné également des résultats positifs, quoique à un moindre degré. L'huile de soya hydrogénée (de consistance ferme) aurait eu cependant l'effet contraire. Ces résultats montrent à quel point les effets de l'huile de soya varient considérablement selon qu'elle est ou non hydrogénée, c'est-à-dire transformée en acides gras *trans*. (Voir l'encadré: «Le soya: une plante aux humeurs changeantes».)

LES «BONNES» GRAISSES ALIMENTAIRES

Vous vous demandez sans doute à ce point de votre lecture: Mais où, diable! trouver les acides gras dont nos cellules ont pourtant besoin pour fonctionner normalement? Y a-t-il un seul type de lipides alimentaires qui ait trouvé grâce aux yeux des chercheurs? Les acides gras *monoinsaturés* et les acides gras *oméga-3*, voilà ce qui vous fera du bien – et vous empêchera de vieillir avant l'heure.

Les bienfaits des graisses monoinsaturées

Les acides gras monoinsaturés, présents dans l'huile d'olive notamment, s'oxydent très lentement et peuvent s'opposer énergiquement à l'action des radicaux libres. Pas étonnant que le cancer et les cardiopathies soient moins fréquents chez les grands consommateurs d'huile d'olive. Des études parallèles menées en Grèce et en Espagne par un groupe de chercheurs de Harvard a permis de constater qu'une consommation régulière d'huile d'olive (plus d'une fois par jour) avait permis dans le premier cas de réduire de 25 % les taux de cancer du sein, pourcentage qui a atteint les 30 % à 35 % dans le second, où la consommation d'huile d'olive était de deux cuillerées à thé par jour environ.

La faible incidence des maladies cardiovasculaires dans les pays méditerranéens a été associée, par maints investigateurs, à la consommation élevée d'huile d'olive chez les habitants de cette région du globe. Les expériences réalisées par Peter Reaven et ses collègues de l'Université de la Californie, conjointement avec des chercheurs d'Israël, ont permis de conclure que les graisses monoinsaturées:

- ont la propriété de stopper l'oxydation du cholestérol LDL, et ce faisant, d'empêcher le cholestérol de traverser les parois des artères et de s'y dégrader en une matière qui détruit ces conduits;
- contribuent à débarrasser l'organisme d'une certaine quantité de cholestérol LDL et à augmenter ainsi l'efficacité du bienfaisant cholestérol HDL;
- favorisent l'action antioxydante de la vitamine E, lorsque les deux substances (graisses monoinsaturées et vitamine E) sont mises en présence l'une de l'autre.

Le célèbre Ancel Keys, connu pour ses études à très grande échelle sur le cholestérol, avait déjà laissé entendre il y a une

LES «BONNES» GRAISSES ALIMENTAIRES	
Meilleures sources d'acides gras monoinsaturés	Meilleures sources d'acides gras oméga-3
Huile d'olive Huile de macadamia Huile de lin Olives Avocat Amandes Noisettes	Poissons à chair grasse (ex.: saumon, maquereau, sardines) Graines de lin Noix (de Grenoble) Haricot de soya

dizaine d'années que les huiles monoinsaturées, et tout spécialement l'huile d'olive, étaient les meilleures sources d'approvisionnement en acides gras d'origine alimentaire. Il s'appuyait notamment sur le fait que les populations méditerranéennes, qui ont les taux de mortalité les plus bas au monde (toutes causes de mortalité confondues), étaient de grands consommateurs d'huile d'olive.

L'huile de poisson: une potion énergique contre le vieillissement

Pour protéger vos cellules, et empêcher que les dangereux oméga-6 n'imposent leur domination sur toute l'activité cellulaire, assurez-vous d'y injecter régulièrement une quantité suffisante d'oméga-3. (Voir encadré: «Les "bonnes" graisses alimentaires», pour connaître les meilleures sources d'oméga-3 d'origine marine et d'origine terrestre.) Un déséquilibre entre les taux d'oméga-6 et les taux d'oméga-3 dans votre organisme ne peut qu'être source de problème à plus d'un titre: arthrite, troubles pulmonaires, accidents vasculaires cérébraux, affections cardiaques, diabète et divers types de cancers. La plupart des Américains, grands consommateurs de margarine et d'autres graisses de cette catégorie, avalent malheureusement 10 fois plus d'oméga-6 que d'oméga-3.

Des études ont pourtant montré clairement les dangers associés à un manque d'acides gras oméga-3 dans les cellules. Des expérimentations sur l'animal effectuées sous la direction de Bill Roebuck, de la faculté de médecine de l'Université Darmouth, au New Hampshire, ont permis d'observer que les oméga-3 peuvent contribuer à inverser un cancer du pancréas, alors que les oméga-6 risquent de l'accentuer. Des chercheurs du New York Cornell Medical Center rapportaient récemment, de leur côté, avoir constaté que, de même que des constituants du brocoli sont capables d'éliminer des agents cancérigènes, de même les oméga-3 stimulent chez l'animal l'activité de certaines enzymes, dont la glutathion-S-transférase, responsable de l'élimination des substances toxiques (dont les radicaux libres) circulant dans l'organisme.

Il est intéressant de noter que les populations qui mangent le plus de poisson dans le monde semblent être mieux protégées contre le cancer et les maladies cardiaques et qu'elles vivent plus longtemps que celles qui n'en consomment pas – vraisemblablement à cause des propriétés uniques de l'huile de poisson. (Pour plus de détails sur les vertus du poisson, voir le chapitre 15.)

COMMENT TIRER LE MEILLEUR PARTI DES GRAISSES ALIMENTAIRES

Voici une série de mesures qui, en mettant à profit les qualités des «bonnes» graisses et en prévenant les dangers associés aux «mauvaises» graisses, devraient vous aider à garder toute votre énergie et à allonger votre espérance de vie.

- Mangez le moins possible de graisses peroxydées (rancies).
- Vérifiez toujours sur les étiquettes placées sur les contenants ou les emballages des produits de l'industrie alimentaire si ces produits contiennent des graisses polyinsaturées telles que l'huile de carthame, l'huile de tournesol, l'huile de maïs, l'huile de soya ou l'huile d'arachide: cette mention signifie que les graisses qu'ils renferment ont été, à un degré ou à un autre, oxydées.
- Évitez de consommer des aliments qui renferment de l'huile ou des huiles entièrement ou partiellement hydrogénée(s), sources d'acides gras *trans*.
- Optez pour les craquelins, biscuits, plats cuisinés et céréales sans matières grasses.
- Utilisez en priorité l'huile d'olive ou l'huile de canola pour la cuisson et la préparation des vinaigrettes, à moins que vous

ne préfériez l'huile de macadamia ou l'huile de noix, qui sont aussi des valeurs sûres.
- Restreignez votre consommation de produits d'origine animale à teneur élevée en graisses saturées et en cholestérol, tels que la viande (porc, bœuf, agneau, veau), la peau des volailles, le beurre, le lait entier, le fromage et le yogourt non écrémé.
- Mangez du poisson à chair grasse plus souvent, afin de profiter de ses bons oméga-3 et de ses antioxydants, lesquels aident à bloquer les effets nocifs de certaines graisses.
- Consommez régulièrement des fruits et des légumes riches en glutathion et/ou prenez des suppléments de ce puissant agent antioxydant: ils contribuent à désamorcer, dans les voies intestinales, l'activité des radicaux libres ayant pénétré dans l'organisme par le biais des matières grasses (voir le chapitre 10).

19
La question épineuse des viandes

> *L'absorption inconsidérée de produits d'origine animale – la viande, au premier chef – peut faire des ravages inimaginables dans vos cellules: il est maintenant avéré qu'elle favorise les maladies cardiovasculaires, le cancer et le vieillissement en général. Et n'allez pas croire que seules les concentrations en graisses saturées soient ici en cause; d'autres agents chimiques contenus dans les viandes participent en effet à la dégénérescence du corps, selon les plus récents constats scientifiques. Est-il possible de se protéger, ne serait-ce que partiellement, contre ces agents dévastateurs? Oui, heureusement!*

ON A COUTUME de croire que c'est la haute teneur en matières grasses de la viande et de la volaille qui en fait des produits nocifs pour la santé. Les dangers d'une surconsommation de graisses, combinés aux risques liés au taux élevé de cholestérol de certains produits d'origine animale, ont été maintes fois dénoncés; des corrélations très nettes ont été établies entre ces facteurs alimentaires et l'incidence de diverses maladies de la vieillesse (cancer, athérosclérose et maladies inflammatoires, dont l'arthrite). Mais la question est loin d'être réglée pour autant, car d'autres raisons sont de plus en plus souvent invoquées dans les comptes rendus scientifiques récents pour expliquer l'affaiblissement progressif de l'organisme, le manque de vigueur et le déclenchement prématuré de graves maladies attribués à la trop grande place que prend souvent la viande dans le régime alimentaire.

Pour réduire la portée que pourraient avoir tous ces facteurs sur votre état de santé, si vous êtes de ceux qui ne peuvent se passer de viande, il est important que vous soyez au fait de la nature des facteurs en cause, des risques qu'ils vous font courir et des mesures qui pourraient vous aider à en atténuer l'impact. C'est précisément l'objet du présent chapitre.

LES DANGERS DE LA CUISSON À TRÈS HAUTE TEMPÉRATURE

La cuisson de tout morceau de viande, de volaille ou même de poisson (quoique dans ce dernier cas les risques soient moins élevés) donne naissance à des substances chimiques connues sous le nom d'*amines hétérocycliques (AHC)*; on attribue ce phénomène aux transformations que subissent les protéines animales sous l'effet du brunissage de la chair animale à haute température. Il est important de savoir que les AHC ne remontent pas à la surface de la viande durant la cuisson; on ne peut donc les éliminer en un rien de temps en se contentant, par exemple, de racler d'un coup de couteau les parties carbonisées d'une croquette de bifteck ou d'une poitrine de poulet cuites au barbecue. Ces composés se forment au contraire à l'intérieur du muscle sous l'effet de la chaleur et restent emprisonnés dans la viande après la cuisson.

Les modes de cuisson *à très haute température* – friture, cuisson sur le gril ou à la poêle, barbecue – seraient les plus néfastes en ce sens, car ils favorisent la production de grandes quantités d'AHC. Le rôtissage et la cuisson au four, en excluant le gril évidemment, seraient un peu moins dommageables. Les viandes braisées ou étuvées, pochées ou bouillies, ou encore cuites au micro-ondes renferment beaucoup moins d'AHC; elles sont, pour cette raison, jugées moins nocives pour la santé.

La cuisson du poisson à haute température ne s'accompagne pas d'une production aussi importante d'AHC, heureusement. Un compte rendu révèle à ce propos que la friture donnerait naissance à une quantité d'AHC de cinq à six fois plus élevée dans le cas du poulet ou du bœuf que dans le cas du poisson. Le bacon frit détient le triste record des plus fortes concentrations d'AHC. Faut-il s'étonner que la consommation régulière de bacon ait été associée à une susceptibilité accrue aux maladies cardiaques et au cancer?...

Les amines hétérocycliques: de petits monstres en cavale

Les AHC sont de puissants agents chimiques, capables non seulement d'inciter les radicaux libres à redoubler d'énergie mais de provoquer des mutations susceptibles d'endommager le matériel génétique des cellules. Les résultats d'expérimentations animales ne laissent plus là-dessus le moindre doute: les AHC ont provoqué des cancers du côlon, du sein, du pancréas, du foie et de la vessie chez l'animal! Certains de ces agents se seraient même révélés «extraordinairement rapides et efficaces» à induire le cancer du foie chez des singes, soutient John Weisburger, de l'American Health Foundation.

Chez l'être humain, on dénombre de nombreux cas de cancer du côlon parmi les grands consommateurs de grillades et de fritures, rapportent des chercheurs. Leurs observations laissent croire que les AHC pourraient être responsables, ne serait-ce que partiellement, de l'augmentation des taux de cancers du côlon et du sein chez les femmes qui font une grande consommation de viande et d'autres produits riches en graisses. Des chercheurs de l'Université de New York ont déjà enregistré auprès d'un groupe de femmes des taux de susceptibilité au cancer du sein deux fois plus élevés chez celles qui mangeaient chaque jour de la viande – bœuf, veau, agneau, porc – que chez celles qui consommaient surtout du poisson et de la volaille; pour pouvoir apprécier plus judicieusement le rôle des AHC, l'apport en gras n'avait pas été pris en compte.

En s'appuyant sur les résultats enregistrés lors d'essais cliniques visant à évaluer les effets d'une consommation de viande (agneau, porc, bœuf) de 145 g environ par jour, une équipe de Harvard laisse entendre, de son côté, qu'une ration de cet ordre multiplierait par deux (par comparaison avec une portion par mois) les risques d'être atteint d'un cancer du côlon chez la femme.

Les AHC seraient impliqués de même dans la genèse des maladies cardiovasculaires. Après avoir constaté chez des singes atteints du cancer du foie (volontairement provoqué par des AHC pour les besoins de la recherche) que le muscle cardiaque ou *myocarde* était également endommagé, Cindy Davis et ses collègues du National

Cancer Institute ont procédé à une série d'essais qui les ont amenés à déduire que certains AHC peuvent détruire les mitochondries des cellules du myocarde, entraînant ainsi la mort de ces cellules; il faut savoir que rien n'est plus déterminant dans l'accélération du vieillissement global de l'organisme que les attaques perpétrées contre les cellules des mitochondries. La destruction de ces petites centrales, qui fournissent aux cellules l'énergie dont elles ont besoin pour exécuter leurs fonctions, pourrait être un facteur déterminant d'un type de maladie appelé *cardiomyopathie,* inflammation et destruction des tissus du cœur susceptible d'entraîner des problèmes d'insuffisance cardiaque.

DES AGENTS CANCÉRIGÈNES DANS LES CHARCUTERIES

Un autre facteur de risque associé aux viandes, indépendamment ici encore de leur teneur en matières grasses, est leur taux de *nitrosamines,* substances chimiques qui se forment dans l'estomac sous l'effet du nitrite de sodium contenu dans ces aliments; on trouve des concentrations élevées de ces produits chimiques dans les viandes traitées, telles que le jambon, la saucisse à hot-dog, le saucisson de Bologne, le salami, le bacon et autres types de charcuteries. Certains produits, le bacon notamment, contiennent même des nitrosamines préformées, ce qui signifie qu'ils sont nocifs avant même d'entrer en contact avec d'autres substances présentes dans l'organisme!

Des corrélations directes entre la consommation de charcuteries et l'incidence de certains types de cancers, dont le cancer du cerveau, le cancer du sang et le cancer du côlon, ont été établies récemment.

Des chercheurs de l'Université de la Caroline du Nord à Chapel Hill ont constaté que: (1) la vulnérabilité aux tumeurs cérébrales était deux fois plus élevée chez les jeunes qui consommaient des hot-dogs une fois ou plus par semaine que chez ceux qui ne touchaient jamais à ce produit; (2) la consommation régulière d'autres types de salaisons (jambon, bacon et saucisse) pouvait augmenter jusqu'à 80 % le risque d'être victime du cancer du cerveau; (3) les jeunes qui prenaient des suppléments vitaminiques étaient moins vulnérables au cancer du cerveau, ce qui laisse à penser que les vitamines antioxydantes pourraient contrer les dommages occasionnés par les radicaux libres et les agents cancérigènes présents dans les viandes transformées.

Selon des chercheurs de l'Université de la Californie du Sud à Los Angeles, les hot-dogs pourraient être en cause également dans la leucémie. Ils ont relevé en effet chez de jeunes consommateurs qui en avalaient plus de 12 par mois des taux de risque 10 fois plus élevés que ceux affectant les jeunes qui n'en consommaient jamais d'être victime de la maladie. Ces effets nocifs ont été attribués au nitrite et au nitrate de sodium contenus dans la viande servant à la fabrication de la saucisse à hot-dog.

Les viandes traitées, en particulier la saucisse, ont été tenues responsables en outre des taux élevés de cancer du côlon au sein d'un groupe de 3 700 sujets des deux sexes s'étant prêtés volontaires pour participer à une étude réalisée aux Pays-Bas. Encore une fois, les effets pathogènes de ces viandes ont été attribués aux agents de conservation qu'elles renferment.

LE FER MIS EN CAUSE

Fait surprenant, des chercheurs ont incriminé récemment le fer dans l'incidence du cancer du côlon, du cancer du sein et des maladies cardiaques. Présent en fortes concentrations dans certaines viandes, le minéral pourrait favoriser, selon eux, la production de radicaux libres dans l'organisme. (La question sera abordée plus en détail au chapitre 22.)

COMMENT CONTRER LES DANGERS POTENTIELS DES VIANDES

Certaines mesures appliquées attentivement peuvent désamorcer ces petites bombes à retardement que sont les AHC et les nitrosamines et à prévenir les maladies du vieillissement qu'elles pourraient déclencher. En voici quelques-unes.

- *Faites provision d'antioxydants.* Vous pouvez contrecarrer une partie des effets préjudiciables d'une consommation régulière de viande en accompagnant tout repas où elle figure au menu d'aliments riches en antioxydants: fruits, légumes, thé, céréales à grain entier. Et ne lésinez pas sur les quantités! Prenez des suppléments de vitamines, s'il le faut, pour être sûr que votre taux sanguin d'antioxydants est suffisamment élevé. La preuve a été faite que la vitamine C, la vitamine D et la vitamine A, de même que le bêta-carotène, le sélénium, le glutathion et certains constituants du thé peuvent contribuer, par leur action antioxydante, à entraver la formation des AHC et d'autres radicaux qui risquent d'endommager ou de détruire les cellules. La vitamine C et la vitamine E, présentes en abondance dans les fruits et les légumes, peuvent en outre prévenir la formation des nitrosamines. L'efficacité de plusieurs ingrédients actifs que renferment différents aliments d'origine végétale – ail, poivron vert, ananas, carotte, fraises et tomate, entre autres – ne fait plus de doute, selon des chercheurs de Cornell. De nombreux types d'antioxydants capables de faire obstacle aux nitrosamines en ont, à ce jour, été extraits: la quercétine, l'acide p-coumarique, l'acide chlorogénique et la vitamine C.

- *Ajoutez le plus souvent possible de l'ail à vos plats.* De nouvelles données laissent entendre que l'ail peut non seulement prévenir la formation des funestes nitrosamines contenues dans les viandes traitées, mais qu'il peut empêcher les molécules de nitrosamine intactes de devenir actives biologiquement.
- *Évitez les modes de cuisson qui favorisent la formation d'AHC.* Il est recommandé de cuire au micro-ondes, ou encore de braiser, de bouillir ou de pocher les viandes, de préférence à tout autre mode de cuisson, ces méthodes limitant au minimum la production d'AHC. Si, néanmoins, vous choisissez de faire cuire un morceau de viande (viande à hamburger, côtelettes, bifteck ou volaille) sur le gril, passez d'abord le morceau au micro-ondes pour le cuire partiellement avant de le saisir sur le gril; on aura soin en pareil cas de laisser les jus s'égoutter le plus possible, dont on se débarrassera par la suite (pas question de l'incorporer à des sauces,

Des hamburgers au soya? Pourquoi pas!

Un truc astucieux pour réduire les risques liés à la teneur élevée en amines hétérocycliques (AHC) de la viande à hamburger est de la mélanger à des protéines de soya avant la cuisson. Des tests ont en effet démontré que même une toute petite quantité de protéines de soya – aussi peu que 10 % du poids de la viande hachée – bloquait presque entièrement (95 %) la formation des AHC au cours de la cuisson. Les protéines de soya sont ainsi utilisées, très avantageusement d'ailleurs, comme substitut de la viande, ce qui diminue du coup une partie des graisses nocives qu'elle renferme. Si, partout à travers le monde, on substituait le hamburger à base de soya au hamburger traditionnel, affirment certains chercheurs, on verrait chuter rapidement les taux de cancers.

Voici une recette de croquettes de bifteck haché facile à réussir. Vous ne verrez aucune différence de goût avec celles que vous trouvez habituellement dans vos hamburgers.

Ingrédients requis

½ tasse	granules de protéines végétales texturées (forme de protéine de soya disponible dans les boutiques d'aliments diététiques et dans certains supermarchés)
30 ml	eau froide
500 g	bifteck haché maigre

Mode de préparation

Mêler les deux premiers ingrédients afin de réhydrater les granules de protéines. Ajouter la viande et pétrir le tout jusqu'à ce que la préparation soit homogène. Façonner en croquettes et faire cuire.

comme on le fait si souvent, ces jus qui contiennent les matières premières servant à la synthèse des AHC!) avant de saisir le morceau de viande. Des tests réalisés par le chercheur californien James Felton, au Lawrence Livermore National Laboratory, révèlent qu'en faisant cuire une croquette de bifteck haché au micro-ondes pendant deux minutes avant de la faire cuire sur le gril, on peut réduire de 90 % la production d'AHC habituellement associée à la cuisson complète à très haute température! Pour ceux qui persistent malgré tout à manger du bacon, prenez soin de le cuire au micro-ondes: vous réduirez ainsi les concentrations très élevées de nitrosamines et d'AHC que favorisent la friture et la cuisson au gril.

- *Prenez le temps de dégraisser la viande.* Essayez de débarrasser de tout le gras visible le morceau de viande que vous vous apprêtez à cuire ou qui est déjà prêt à être consommé. Évitez de manger la peau du poulet, qui est toujours imbibée de gras.
- *Prenez de plus petites portions.* Plutôt que de consommer une portion de 350 g, par exemple, de bifteck ou de rôti de bœuf, ou encore un hamburger contenant 250 g de bœuf haché (portions courantes), limitez-vous à des portions se situant entre 85 à 100 g.
- *Réduisez la part accordée aux viandes dans votre régime alimentaire.* Centrer tous ses repas sur un plat de viande est sans doute la façon la plus sûre d'accélérer le vieillissement de l'organisme. Pourquoi ne pas vous habituer graduellement à mettre à l'honneur des plats à base de légumes, de céréales à grain entier, de pâtes ou de légumineuses? Intégrez de plus petites quantités de viande à vos plats en casserole et à vos sautés de légumes, comme le font les Asiatiques. Si vous aviez jusqu'ici l'habitude de consommer une ou deux portions de viande par jour, essayez à tout le moins de réduire la fréquence à trois ou quatre portions par semaine. La viande devrait servir d'*accompagnement* au plat principal, constitué de pommes de terre, de riz, de légumes ou de légumineuses – et non l'inverse! aurait déjà dit très pertinemment le président Jefferson.

20
L'alcool: source de jouvence ou de dégénérescence?

Boire un peu d'alcool à l'occasion, particulièrement du vin rouge, peut vous aider – si vous êtes un adulte et que vous ne souffrez d'aucune maladie où l'usage de l'alcool pourrait être contre-indiqué – à rester jeune. En revanche, en consommer exagérément est le plus sûr moyen de vous ruiner la santé, de vous voir vieillir en accéléré et de filer en droite ligne vers la mort.

« L'ALCOOL est un curieux produit, dit le Dr Walter Willett, de Harvard: c'est un agent pharmacologique extrêmement puissant qui, consommé avec modération, peut être salutaire, mais qui, au-delà d'un certain volume, peut être fatal!» De même l'alcool peut freiner le vieillissement, mais il peut aussi contribuer à l'accélérer. Entre l'une et l'autre perspectives, la ligne de partage est bien mince toutefois, sachez-le bien!

Le milieu de la recherche s'est maintes fois penché sur la question. Toutes les données convergent: les buveurs modérés (entre un et deux verres d'alcool par jour, en moyenne) vivent en général plus longtemps que ceux qui s'abstiennent totalement de boire de l'alcool; les analyses sur lesquelles on s'appuie suggèrent, en revanche, que les buveurs invétérés (plus de trois verres d'alcool par jour) meurent beaucoup plus tôt que les autres sujets de leur âge.

Pourquoi donc s'enfouir la tête dans le sable et continuer à faire semblant de tout ignorer de ces évidences?…

Au terme d'une vaste étude auprès d'un groupe de médecins britanniques âgés de 50 à 90 ans, sur une période de treize ans, l'Imperial Cancer Research Fund de l'Université d'Oxford rapportait que: (1) les buveurs modérés avaient vécu, en règle générale, deux années de plus que les sujets qui ne buvaient jamais d'alcool; (2) plus le volume d'alcool total ingurgité chaque jour était élevé – au-delà de trois verres, ce qui les classait déjà parmi les sujets à risque –, plus le risque d'une mort prématurée était marqué; (3) les sujets de l'échantillon qui ingurgitaient plus de six verres par jour se sont avérés être les plus vulnérables à diverses pathologies, telles que cirrhose du foie, cancer du foie, cancer des voies buccales, bronchite et pneumonie.

«La différence entre les effets d'une consommation modérée d'alcool et une consommation abusive d'alcool correspond, en quelque sorte, à la différence entre prévenir et *ne pas* prévenir une mort prématurée», énonce en termes non équivoques le Dr Charles Hennekens, de la Harvard School of Public Health.

Faut-il en conclure qu'il faille absolument boire un peu d'alcool chaque jour pour ne pas vieillir trop vite? Non! Qu'on s'entende bien là-dessus! La documentation scientifique suggère tout simplement que vous n'avez pas à craindre de mourir prématurément parce que vous buvez un ou deux verres d'alcool par jour. Comme le dit le Dr Arthur Klatsky, chef du Service de cardiologie au Kaiser Permanente Medical Center, à Oakland (Californie), «il serait totalement irresponsable de conseiller aux personnes qui ne boivent pas de commencer à le faire au bénéfice de leur santé»! Il ne le serait pas davantage «d'inciter la population en général à bannir systématiquement l'alcool de leurs habitudes», riposte le Dr Thomas Pearson, du Mary Imogen Bassett Research Institute, à Cooperstown, le choix revenant à chacun, qui pourra en juger selon ses expériences – comme pour toute autre décision de l'âge adulte.

COMMENT LES ABUS D'ALCOOL PEUVENT VOUS DÉTRUIRE PETIT À PETIT

La nocivité d'un usage abusif des boissons alcooliques n'est plus à démontrer. Contentons-nous de rappeler les constats suivants, qui ont été maintes fois formulés, à ce propos.

1. Une consommation abusive d'alcool peut favoriser le développement et la diffusion du cancer du sein

Plus d'un verre d'alcool par jour peut augmenter (jusqu'à 50 %, si l'on en croit une étude de Matthew Longnecker, de la Harvard School of Public Health) le cancer du sein. On présume que les dommages occasionnés par les radicaux libres seraient responsables de ces répercussions tragiques. Les femmes, en particulier celles qui ont des antécédents familiaux de cancer du sein, devraient être attentives à restreindre leur consommation d'alcool à un verre en moyenne par jour. Celles qui souffrent déjà d'un cancer du sein devraient être extrêmement prudentes sur ce chapitre, car l'alcool peut favoriser la dissémination du cancer. On sait qu'il stimule la sécrétion d'œstrogènes, lesquelles favorisent, à leur tour, le développement du cancer du sein.

2. Une consommation abusive d'alcool peut accroître les risques de troubles ou d'affections cardiovasculaires

Des essais cliniques ont permis de faire la preuve qu'en buvant trois verres ou plus d'alcool par jour on s'expose davantage (de trois à quatre fois plus) aux risques de souffrir d'hypertension. Les abus d'alcool sont, de fait, impliqués dans près de 30 % de tous les cas d'hypertension. Des études menées en Angleterre et en Finlande suggèrent que les gros buveurs (de trois à quatre verres par jour) courent beaucoup plus de risques d'être victimes d'un accident vasculaire cérébral (AVC) que ceux qui ne boivent pas d'alcool et ce, même chez les jeunes. Une incapacité chronique à se priver d'alcool peut également entraîner des battements de cœur irréguliers et une dilatation du cœur susceptibles de favoriser l'essoufflement, la fatigue et l'insuffisance cardiaque congestive, dont l'issue est souvent mortelle.

3. Une consommation abusive d'alcool peut provoquer une mort prématurée

Le tribut à payer pour s'abandonner immodérément à un penchant pour l'alcool est très lourd: les abus d'alcool sont, aux États-Unis, la cause la plus importante, après le tabagisme, des décès prématurés, c'est-à-dire qui surviennent avant que le sujet n'ait atteint l'âge correspondant à son espérance de vie. Si l'on se reporte aux conclusions de la célèbre *Framingham Heart Study,* du nom de la région du Massachusetts où l'étude avait été menée il y a quelques années, il appert que l'ingurgitation de cinq ou six verres d'alcool par jour entraîne des risques beaucoup plus grands d'arrêt cardiaque subit, même en l'absence de tout symptôme apparent de maladie coronarienne. Une absorption indue d'alcool peut aussi grever lourdement le pronostic vital en cas d'hypertension, d'accident vasculaire cérébral (AVC), de cancers de l'estomac, de la gorge et vraisemblablement du sein et du côlon, sans parler de la cirrhose du foie, d'accidents de toutes sortes et du suicide.

4. Une consommation abusive d'alcool peut causer des lésions cérébrales

La preuve est faite que l'alcool peut faire vieillir le cerveau prématurément, en particulier affaiblir la mémoire. Des scintigraphies de cerveaux de jeunes alcooliques révèlent fréquemment des lésions cérébrales, notamment un rétrécissement du cortex, de même qu'une altération des structures cérébrales et un ralentissement de l'activité métabolique. «Le cerveau d'un jeune alcoolique de 30 ans ressemble à celui d'un homme de 50 ans», souligne le Dr Gene-Jack Wang, chercheur au Brookhaven National Laboratory, à Upton (New York).

L'alcool est-il contre-indiqué dans votre cas?

Devraient s'abstenir totalement de boire de l'alcool:

- les femmes enceintes ou qui veulent le devenir;
- toute personne qui s'apprête à conduire un véhicule ou à entreprendre une activité exigeant une attention soutenue ou une coordination musculaire sans faille;
- toute personne qui prend des médicaments incompatibles avec l'alcool;
- les alcooliques en voie de sevrage ou de rétablissement;
- les enfants et les adolescents;
- toute personne affectée par une maladie qui pourrait être aggravée par l'alcool.

Source: National Institute on Alcohol Abuse and Alcoholism.

5. Une consommation abusive d'alcool peut avoir de graves répercussions sur le fœtus

Les femmes enceintes ne doivent jamais oublier que l'alcool peut favoriser les fausses couches, le syndrome de l'alcoolisme fœtal ainsi que les malformations congénitales.

6. Une consommation abusive d'alcool peut créer l'accoutumance ou la dépendance

Certes, le plus grand risque que courent ceux qui s'adonnent inconsidérément à l'alcool est de créer une dépendance si forte qu'ils ne puissent plus s'en passer. Pas moins de 14 millions d'Américains adultes minent ainsi inconsidérément leur jeunesse et leur destinée!

COMMENT UNE CONSOMMATION *MODÉRÉE* D'ALCOOL PEUT RETARDER LE VIEILLISSEMENT

Selon la documentation scientifique recueillie sur la question, une consommation raisonnable d'alcool pourrait exercer des effets favorables, en contribuant notamment à: (1) prévenir l'infarctus; (2) réduire les risques d'AVC; (3) stimuler les facultés mentales.

1. Prévenir l'infarctus

Les facteurs de risque de maladie cardiaque sont de 30 % inférieurs chez les personnes qui avalent, au plus, deux verres d'alcool par jour en comparaison des taux observés chez les abstèmes. Le compte rendu de l'Imperial Cancer Research Fund déjà mentionné révèle par ailleurs que les taux d'infarctus et d'AVC parmi les médecins britanniques ayant participé à l'étude ont baissé de 40 % en treize ans chez les buveurs *modérés*, si on les compare aux taux enregistrés chez les gros buveurs.

Les raisons invoquées par les chercheurs pour expliquer ces écarts importants sont les suivantes: les boissons alcooliques font obstacle à la formation de caillots nocifs; elles augmentent les taux du bienfaisant cholestérol HDL; elles aident à prévenir l'oxydation du cholestérol LDL, facteur déterminant de sclérose et d'obstruction des artères. «Si les Américains mettaient tous fin, en bloc, à la consommation d'alcool, on pourrait prévenir chaque année 81 000 nouveaux cas de décès par maladie cardiovasculaire», spécule le cardiologue Paul Ridker, de Harvard. Les taux élevés d'un anticoagulant naturel, appelé *activateur tissulaire du plasminogène*, dans le sang des sujets qui boivent régulièrement, mais *modérément*, de l'alcool expliquent selon lui les effets bienfaisants qui y sont associés.

2. Réduire les risques d'AVC

La propriété qu'a l'alcool d'entraver la coagulation expliquerait aussi l'incidence moins marquée (soit 60-70 % de moins!) des AVC parmi les sujets de l'échantillon qui buvaient un ou deux verres d'alcool par jour que chez ceux qu'on a relevés parmi les sujets du groupe témoin, formé d'abstèmes, rapporte l'équipe britannique.

3. Stimuler les facultés mentales

Si étonnant que cela puisse paraître, un usage mesuré de l'alcool peut aider à maintenir l'esprit alerte malgré l'âge. Pour corroborer ses hypothèses, le médecin-généticien Joe Christian, de l'Université de l'Indiana, a suivi durant près de vingt ans 4 000 jumeaux de sexe masculin en vue d'apprécier les effets d'une consommation modérée d'alcool sur le cerveau. Les résultats des tests d'aptitudes administrés à deux reprises (soit à l'âge de 66 et de 76 ans) aux sujets ne révèlent aucun écart qui eût pu être associé à l'habitude de boire un peu d'alcool à l'occasion; le Dr Christian rapporte que ceux qui buvaient un verre ou deux d'alcool par jour avaient obtenu, au contraire, aux tests d'habiletés mentales (mémorisation, résolution de problèmes, raisonnement logique) des scores supérieurs à ceux de leur frère jumeau, que celui-ci ait bu durant la période de l'étude moins d'un verre par jour en moyenne ou qu'il ait ingurgité plus de deux verres par jour.

UN INGRÉDIENT ACTIF PEU ORDINAIRE: LES CATÉCHINES

À quoi sont attribuables les vertus exceptionnelles du vin rouge par rapport aux autres types de boissons alcooliques? La réponse est simple: le vin rouge est une réserve incomparable d'antioxydants.

Plusieurs scientifiques soutiennent que c'est précisément l'habitude de boire du vin rouge en mangeant, facteur permettant vraisemblablement d'inhiber sur le champ les agents responsables de l'obstruction des voies artérielles, qui explique la faible incidence des maladies cardiaques chez les Français malgré des habitudes alimentaires où les matières grasses ont la part belle – ce que le milieu de la recherche a appelé le «paradoxe français» –, par comparaison avec les Américains et d'autres populations du monde occidental.

Que l'on soit d'accord ou non avec cette explication, il n'en reste pas moins que le vin, en particulier le vin rouge, regorge bel et bien de substances antioxydantes.

Le vin blanc, comme le vin rouge, renferme des antioxydants, mais les concentrations d'antioxydants dans le vin rouge sont de beaucoup supérieures à celles du vin blanc, à cause du processus de fermentation au cours duquel la peau et les noyaux des grains de raisin qui servent à la fabrication du vin rouge libèrent une grande quantité de ces substances protectrices dans le mélange. L'une des armes les plus puissantes de l'arsenal antioxydant du vin rouge est ses *catéchines,* qu'on retrouve aussi dans le thé (voir le chapitre 17).

En se répandant dans le sang, les catéchines protègent les artères des dangers de l'oxydation et des troubles qui peuvent s'ensuivre. Après avoir consommé deux verres de 180 ml environ de Bordeaux rouge de Californie, sous la surveillance du chercheur Andrew Waterhouse, de l'Université de la Californie à Davis, des personnes ont vu leur taux sanguin de catéchines monter en flèche, pour atteindre leur sommet trois heures après l'ingestion du vin; cinq heures plus tard, les concentrations sanguines d'antioxydants commençaient à décliner; vingt-quatre heures après l'ingestion du vin rouge, on ne voyait plus trace de ces précieuses substances. «Les effets des catéchines ont duré une journée environ!» s'exclame Waterhouse. En extrapolant, à partir des taux de catéchines relevés dans les analyses sanguines des sujets, il estime que l'oxydation du «mauvais» cholestérol devrait pouvoir ainsi être réduite de 80 % environ!

Tous les vins renferment-ils des catéchines? Oui, répond Waterhouse. Bien que certains vins rouges en renferment des quantités légèrement supérieures, tous les vins rouges (même les plus ordinaires), quel que soit leur lieu de provenance, contiennent des quantités appréciables de catéchines. «Plus le vin est robuste, autrement dit plus il vous mord les papilles lorsque vous l'ingurgitez, plus il devrait contenir d'antioxydants», dit-il.

Comment agissent les catéchines? Les catéchines ont un spectre très étendu. Il est prouvé qu'elles sont aptes non seulement à empêcher bactéries, virus et tumeurs de nicher, à protéger le foie et à réduire l'inflammation, mais qu'elles peuvent également (1) stopper les réactions oxydatives qui favorisent la coagulation, (2) inhiber l'agrégation plaquettaire, facteur déterminant de la formation des caillots, et (3) dilater les vaisseaux sanguins.

1. À l'instar de la vitamine E, les antioxydants présents dans les raisins et le vin rouges peuvent en effet freiner les réactions d'oxydation qui permettent au cholestérol LDL de s'infiltrer dans les parois artérielles et de déclencher le processus de coagulation. Des

essais effectués en laboratoire sous la coordination d'Edwin Frankel, de l'Université de la Californie à Davis, ont confirmé le potentiel antioxydant du vin rouge (beaucoup plus fort que celui du vin blanc, rapporte-t-on, ici encore), potentiel qui serait même supérieur, dit-on, à celui de la vitamine E.

2. Les antioxydants contenus dans le vin rouge agissent sensiblement comme l'aspirine: ils inhibent la tendance des plaquettes sanguines à s'agglutiner pour former des thrombus (caillots), prévenant du coup l'infarctus et les AVC. L'expérience suivante, menée par le chercheur John Folts, de l'Université du Wisconsin, est de ce point de vue assez convaincante: pour les besoins des essais, les sujets du groupe expérimental avalèrent deux verres et demi de Châteauneuf-du-Pape; quarante-cinq minutes plus tard, on fit des prélèvements sanguins visant à évaluer le degré de viscosité des plaquettes, et partant, les risques de caillots, pour en conclure que la viscosité avait baissé de 40 %!

3. Des produits chimiques entrant dans la composition des raisins, du jus de raisin et du vin rouges peuvent exercer une action relaxante sur les vaisseaux sanguins. Comme l'attestent des expériences effectuées par David Fitzpatrick à la faculté de médecine de l'Université de la Floride, ce relâchement des muscles des conduits sanguins peut prévenir les hausses de tension inopinées et les spasmes vasculaires favorables à l'infarctus et aux AVC. Les chercheurs ont retrouvé des effets analogues avec les raisins et le jus de raisin blancs (pas le vin blanc toutefois), quoique à un degré moindre. Ils en ont déduit que l'ingrédient responsable de la dilatation des vaisseaux était un constituant de la peau, et non de la pulpe, du raisin. Ce pourrait bien être les catéchines, selon Fitzpatrick.

Les bienfaits du vin sans l'alcool

On sera peut-être étonné d'apprendre que le bon vieux jus de raisin de teinte bleuâtre tirant sur le violet (raisin «noir») renferme plusieurs des agents à action anticoagulante que contient le vin rouge, quoique en concentrations inférieures. Les tests de Folts en

---

De la modération avant toute chose...

- L'alcool, consommé avec modération, peut contribuer à prolonger la vie, principalement en prévenant les maladies cardiovasculaires après l'âge moyen.
- Parmi les boissons alcooliques de nature à réduire les risques d'infarctus, *le vin* vient en tête, suivi de la bière; les spiritueux arrivent au troisième rang, selon des chercheurs du Kaiser Permanente Medical Center.
- Pour profiter des effets potentiellement favorables du vin sur le cœur, il est préférable de le consommer au moment des repas.
- Avant 65 ans, les hommes devraient se contenter de deux verres d'alcool par jour au maximum, et les femmes de un verre par jour; les hommes étant plus lourds que les femmes en général, ils peuvent métaboliser un plus grand volume d'alcool. Après 65 ans, personne – pas plus les hommes que les femmes – ne devrait dépasser un verre par jour, selon les recommandations du National Institute on Alcohol Abuse and Alcoholism.
- Il n'y a pas de plus sûr moyen de vieillir avant le temps et de mettre un pied dans la tombe bien avant l'heure que d'enfiler les verres d'alcool les uns après les autres alors que l'on a l'estomac vide ou entre les repas, rivé au tabouret d'un bar.

---

ont fourni la preuve. Vous pouvez donc profiter de plusieurs des avantages du vin rouge sans avaler une seule goutte d'alcool; il faut toutefois boire trois fois plus de ce jus de raisin qu'il faudrait boire de vin rouge pour profiter de ses bienfaits. Pour contrecarrer les effets nocifs de certains aliments très riches en matières grasses sur la coagulation, il est recommandé de boire son jus de raisin au moment des repas. Le jus de raisin blanc ne semble pas doté des mêmes qualités cependant, selon les expérimentateurs.

MISES EN GARDE

- Le vin rouge n'est pas un médicament à avaler seul, ni à n'importe quel moment, au gré de vos humeurs ou de vos besoins. Si vous commencez à prendre du vin rouge comme vous le faites pour quelque autre médicament, vous pourriez mettre sérieusement en danger votre santé. Si vous avez l'habitude de boire un peu de vin rouge, buvez-le de préférence au moment des repas, comme le font les Français. Cette façon de faire prévient l'intoxication, tout en vous permettant de tirer le meilleur parti des bénéfices potentiels du vin. Les antioxydants présents dans le vin rouge peuvent agir en partie comme antidotes aux radicaux libres engendrés par l'ingestion de certains aliments, notamment des aliments à teneur élevée en lipides (graisses); aussi est-il bon d'opposer résistance aussitôt que possible à ces vilains radicaux en déléguant *en même temps* une armée de solides guerriers pour leur tenir tête.

- Ne buvez du vin rouge qu'avec modération: un ou deux verres par jour, pas plus! Il pourrait être très dangereux de vouloir mettre à l'épreuve la théorie voulant que le vin puisse contrer les effets d'une alimentation à teneur élevée en graisses, comme le suggère le «paradoxe français». Les taux de mortalité par maladie cardiaque sont en effet relativement faibles en France, où l'on consomme 10 fois plus de vin rouge qu'aux États-Unis. Il faut savoir cependant que deux fois plus de Français que d'Américains meurent de cirrhose du foie, du cancer de l'estomac et du suicide, et le taux d'accidents vasculaires cérébraux enregistrés chez les hommes en France est de 50 % supérieur à celui que l'on enregistre aux États-Unis. Or plusieurs de ces troubles ou maladies sont souvent directement reliés à l'alcool, comme il l'a été maintes fois démontré.

21
Calories, calories…

Que vous soyez au mitan de la vie ou que vous ayez depuis longtemps franchi ce cap, vous pouvez ralentir votre horloge biologique et retarder, sinon prévenir, les maladies liées à la vieillesse en retranchant chaque jour quelques calories à votre apport énergétique quotidien. Mangez moins, mais mangez mieux!

IL N'Y A PAS de meilleure stratégie, biologiquement parlant, pour allonger son espérance de vie que de diminuer sa ration calorique. Cela vous étonne? Des expérimentations animales et des études auprès de diverses populations en ont pourtant fourni des preuves irréfutables.

Prenons les habitants de l'île d'Okinawa, au sud du Japon: on y compte plus de centenaires que nulle part ailleurs au monde. Or des études révèlent que leur ration calorique est de 17 % à 40 % inférieure, en moyenne, à celle des autres Japonais et que – ce n'est sans doute pas un hasard… – leur susceptibilité aux maladies de la vieillesse (cardiopathies, accidents vasculaires cérébraux, cancer, diabète et démence sénile) est de 30 % à 40 % inférieure à celle des habitants des autres îles ou régions de l'archipel nippon.

Eh oui! en même temps que les statistiques nous apprennent que la ration calorique (et la taille) de l'Américain moyen continue d'augmenter, des études viennent chaque jour ironiquement renforcer l'hypothèse qu'en mangeant moins on vit plus longtemps! Les régimes hypocaloriques, mais hypernutritifs, ont en effet la cote actuellement auprès des chercheurs spécialisés dans l'étude du processus de vieillissement, dont le Dr Roy Walford, directeur du Gerontology Research Laboratory de la faculté de médecine de l'Université de la Californie à Los Angeles. «Même chez les individus d'âge moyen, les régimes hypocaloriques peuvent exercer des effets bénéfiques», dit-il. Pour trois raisons: premièrement, ce type de régime alimentaire permet de «rénover» certains mécanismes biologiques, même à un âge avancé; deuxièmement, il réduit la susceptibilité à la maladie de 50 %, au moins; troisièmement, il ralentit le rythme du processus de vieillissement et prolonge, par le fait même, l'espérance de vie.

Est-ce à dire qu'il faille presque crever de faim pour vivre vieux?... Ne vous y trompez pas: ce n'est pas parce que l'on sacrifie à la quantité que l'on sacrifie à la qualité.

DES ÉTUDES PROBANTES CHEZ L'ANIMAL

La preuve est faite que les animaux de laboratoire soumis à un régime hypocalorique dépassent la limite correspondant à la longévité moyenne de leur espèce. Les toutes premières expérimentations en ce sens remontent à 1935. Depuis, une série d'études sont venues confirmer que, sous l'effet d'un régime hypocalorique – par exemple, une réduction de 30 % à 40 % de l'apport énergétique habituel – à *teneur adéquate en nutriments essentiels,* les mammifères tels que les chiens, les rats et les souris ont une durée de vie supérieure du tiers ou de moitié à celle qui aurait été attendue normalement. Cette mesure est maintenant reconnue comme un moyen infaillible de ralentir chez l'animal le processus de vieillissement.

Les animaux de laboratoire soumis à ce type de régime non seulement paraissent plus jeunes que les autres, mais ils sont également plus légers, plus vigoureux, moins réceptifs à la maladie, y compris aux maladies infectieuses et au cancer. On a même constaté avec ébahissement que des tumeurs provoquées par inoculation d'agents cancérigènes aux animaux n'avaient nullement progressé ou n'avaient progressé qu'aux deux tiers du rythme de croissance habituel.

On s'est aperçu en outre que les manifestations habituelles de la maturation et du vieillissement de l'organisme se trouvent différées sous l'effet de restrictions caloriques: la puberté est retardée, les fonctions de reproduction se maintiennent durant une plus longue période et les pertes de mémoire, de même que l'altération des mécanismes immunitaires, apparaissent plus tard que normalement. Les mammifères soumis aux essais étaient même, dans certains cas, deux fois plus jeunes «physiologiquement» que certains de leurs congénères du même âge qu'on avait laissé s'empiffrer à leur guise.

De même, après avoir soumis, durant deux ans et demi, des singes à un régime où l'apport calorique était réduit de 30 % par rapport à leur ration habituelle, on s'est aperçu que cette «sous-alimentation» avait été bénéfique à plusieurs points de vue:

- diminution de la vitesse des processus métaboliques;
- diminution du poids et du tissu adipeux;
- diminution de la glycémie à jeun;
- diminution du taux sanguin d'insuline;
- diminution de la pression diastolique;
- diminution de la tension artérielle moyenne;
- diminution du taux sanguin de cholestérol;
- amélioration de la tolérance au glucose;
- amélioration de la sensibilité à l'insuline;
- augmentation du nombre de lymphocytes.

En suivant de près l'évolution de diverses espèces animales soumises, à titre expérimental, à un régime de restriction calorique, les scientifiques espèrent découvrir certains marqueurs biologiques du vieillissement susceptibles d'être modifiés par d'autres facteurs – en prenant éventuellement certains raccourcis, tels qu'un apport adéquat en nutriments spécifiques, couplé s'il le faut, à l'administration de suppléments. Ainsi, les suppléments de chrome, qui accroissent la sensibilité à l'insuline, pourraient mimer les effets obtenus par l'adoption d'un régime hypocalorique.

LA MACHINE À REMONTER LE TEMPS

Vous vous demandez sans doute en vertu de quels principes ou de quels mécanismes ces changements spectaculaires peuvent être induits uniquement par l'adoption d'un régime à faible teneur en calories. Ce phénomène s'explique essentiellement par le fait que n'ayant pas à métaboliser un aussi grand nombre de calories qu'il doit le faire normalement, l'organisme (1) produit moins de radicaux libres, (2) n'a pas à investir autant d'énergie dans la transformation des glucides alimentaires en glucose et dans la production d'insuline, (3) dispose d'une armée plus nombreuse d'enzymes antioxydantes et (4) peut mobiliser des agents immunitaires plus aguerris.

1. Moins de radicaux libres

Si un surplus de calories risque de faire vieillir prématurément l'organisme, c'est essentiellement parce que pour transformer ces calories en énergie, le corps a besoin d'une plus grande quantité d'oxygène. Plus il absorbe d'oxygène, plus il engendre de radicaux libres. Plus le corps engendre de radicaux libres, plus il s'oxyde et plus les cellules sont mises à l'épreuve. Plus les cellules sont mises à l'épreuve, plus se multiplient les lésions, sources d'infections et de maladies, et plus s'accélère le vieillissement. C'est un véritable cercle vicieux – qu'il faut briser au plus tôt!

2. Un meilleur arsenal d'antioxydants

Les expérimentations animales sur lesquelles s'appuie cette nouvelle façon de concevoir le vieillissement ont montré que les régimes hypocaloriques provoquent une hausse spectaculaire des taux d'enzymes endogènes (c'est-à-dire produites par l'organisme) à action antioxydante, notamment la superoxyde-dismutase, la catalase et la glutathion-peroxydase, dont le corps ne saurait se passer. (On a vu dans la première partie de l'ouvrage les effets revigorants de ces enzymes sur les mouches à fruit notamment.) Il ne faut jamais perdre de vue que les enzymes sont de trois à quatre fois plus efficaces que les autres antioxydants à éliminer les radicaux libres, comme le souligne le chercheur Ron Hart, du National Center for Toxicological Research, en Arkansas. L'organisme des animaux soumis à un régime hypocalorique semble capable également de rallier des troupes beaucoup plus imposantes d'enzymes pour réparer les dommages occasionnés au matériel génétique des cellules par les radicaux libres. Et il serait cinq fois plus apte à se débarrasser de dangereux agents cancérigènes tels que les aflatoxines, pour ne nommer que ceux-là.

3. Des défenses immunitaires plus tenaces

Les essais menés sur des animaux de laboratoire ont bien mis en évidence en outre les effets positifs des restrictions caloriques sur l'immunité. Une réduction de l'apport énergétique peut accroître de 33 % l'efficacité du système immunitaire, selon le microbiologiste George Roth, du National Institute on Aging. «Cette mesure retarde, à n'en pas douter, l'affaiblissement graduel de la réponse immunitaire, dit-il; comme si les globules blancs gardaient leur vigueur pendant plus longtemps.»

4. Moins de glucose et d'insuline en circulation

La hausse des taux de glucose et d'insuline dans le sang est l'un des principaux marqueurs biologiques du vieillissement de l'organisme – hausse que pourrait prévenir, ici encore, une réduction de l'apport en calories. Plus est élevée la teneur en calories, plus le pancréas doit sécréter d'insuline pour pouvoir transformer en glucose les aliments ingérés. Or les données de recherches toutes récentes suggèrent que l'insuline est impliquée dans le déclenchement de plusieurs types de maladies chroniques: cette hormone serait capable, dit-on, en s'acoquinant avec les graisses, de porter gravement atteinte aux parois artérielles; on la soupçonne aussi de stimuler la croissance des tumeurs malignes; enfin, elle pourrait exercer une action néfaste sur le cerveau.

DE L'ANIMAL À L'HOMME

Certains travaux récents suggèrent que les résultats d'expérimentations du régime hypocalorique chez l'animal pourraient s'appliquer également à l'homme. Voici quelques-unes des découvertes qu'ont permis de réaliser certains travaux d'envergure sur la question.

UN EXPERT NOUS LIVRE SES SECRETS

D[R] ROY WALFORD
*Professeur de pathologie et de gérontologie
et directeur du Gerontology Research Laboratory
à la faculté de médecine de l'Université de la Californie à Los Angeles*

Le Dr Roy Walford est l'un des chefs de file de la recherche sur le vieillissement. En espérant «vivre jusqu'à 120 ans», il a adopté lui-même le régime hypocalorique, qu'il préconise fortement dans ses travaux et publications. «En se soumettant à ce type de régime ou en essayant d'identifier les mécanismes qui le rendent opérant chez l'humain, on devrait pouvoir, dit-il, en appliquant ces principes *dès le début de l'âge adulte*, vivre jusqu'à 140 ou 150 ans – non pas 150 ans à voir les signes de vieillesse s'ajouter les uns aux autres, mais à vivre, pour une bonne partie du parcours à tout le moins, en pleine possession de ses forces et des moyens nécessaires pour être fonctionnels.»

Le Dr Walford absorbe chaque jour entre 1 500 et 2 000 calories au maximum, soit 30 % de moins que la ration calorique recommandée habituellement aux hommes de sa taille et de son âge, qu'il complète avec les suppléments suivants:

Vitamine E	300 UI
Vitamine C	1 000 mg
Sélénium	100 µg
Coenzyme Q10	30 mg

Une vaste étude, échelonnée sur vingt-sept ans et mettant à contribution 19 000 anciens étudiants de Harvard, laisse entendre que la probabilité que des hommes d'âge moyen dont le poids était moins élevé que les autres sujets du groupe (il faut préciser que les sujets de l'échantillon sur lequel sont basées ces observations étaient tous des non-fumeurs, en très bonne santé par ailleurs, et non des gens amaigris sous l'effet de la maladie ou du tabagisme) prolonge la durée de leur existence était de 40 % supérieure à celle des sujets dont le poids était plus élevé que la moyenne; les hommes les plus minces étaient aussi beaucoup moins susceptibles (la différence étant ici de 60 %!) que les sujets plus corpulents de succomber à une maladie cardiaque; la fréquence des décès enregistrés au cours de la période de l'enquête est en outre beaucoup plus élevée parmi les obèses et ce, indépendamment de l'âge.

En se basant sur les corrélations établies entre le poids des sujets et leur longévité, le poids idéal pour jouir de la vie le plus longtemps possible serait équivalent, avancent les investigateurs américains, à 20 % du poids moyen actuel des hommes d'un groupe d'âge donné. Pour prendre un exemple, un homme de 1,80 mètre (5 pieds 10 pouces environ) soucieux de mettre toutes les chances de son côté devrait peser autour de 72 kilos (158 livres environ), soit 20 % de moins que le poids moyen des Américains de cette taille.

Les mêmes lois générales devraient normalement pouvoir être appliquées à la femme, extrapolent les auteurs, quoique aucune étude analogue n'ait été menée à ce jour auprès d'un aussi vaste échantillon de sujets de sexe féminin.

«Si la réduction de la ration alimentaire a les mêmes effets chez les humains que ceux qu'ils exercent chez les rongeurs, par exemple, notre durée de vie devrait pouvoir être allongée de 30 %, au moins – soit de trente à trente-cinq années de plus, présume Edward Masoro, physiologiste et éminent chercheur de l'Université du Texas. Une fois qu'on a compris les mécanismes qui régissent le processus de vieillissement, ajoute-t-il, il n'apparaît plus insensé d'entrevoir que l'espérance de vie moyenne pourrait être prolongée encore davantage, peut-être même de 100 % – soit cent années de plus!»

D'autres échos nous viennent d'une équipe de Columbia, qui fait état, de son côté, de résultats extrêmement encourageants à la suite d'essais cliniques visant à éprouver chez des patients obèses l'efficacité d'un régime hypocalorique sur l'inhibition de cellules précancéreuses. En réduisant de 33 % leur apport calorique quotidien, on serait parvenu en effet à réduire de 40 % le taux de prolifération de cellules précancéreuses du côlon. Les conclusions de cette étude fournissent, pour la première fois, la preuve que les régimes hypocaloriques peuvent exercer une action anticancéreuse immédiate et permettre ainsi de prolonger la vie du patient.

«HYPOCALORIQUE», C'EST-À-DIRE...?

Pour qu'un régime hypocalorique soit efficace, explique le Dr Walford, il doit pouvoir vous permettre de réduire de 10 % à

25 % environ le poids «idéal», le supposé «point de réglage» établi pour le groupe d'âge auquel vous appartenez, c'est-à-dire réduire le poids auquel vous vous maintenez habituellement lorsque vous êtes attentif à ne pas vous suralimenter ni à vous sous-alimenter. Il correspond en général au poids qui était le vôtre lorsque vous aviez entre 25 et 30 ans – en supposant, bien entendu, vous ne faisiez pas d'embonpoint à l'époque. Si vous êtes déjà très mince, vous pouvez vous en tenir à une réduction de votre ration calorique de l'ordre de 10 % environ, recommande le Dr Walford. Les personnes obèses devraient, quant à elles, viser à retrancher chaque jour entre 25 % et 30 % de leurs calories totales.

Quelles que soient les restrictions que vous vous imposerez, sachez que tout effort en ce sens produira nécessairement des dividendes, ne serait-ce qu'en réduisant la production de radicaux libres. Il faut savoir toutefois qu'une chute de poids de 30 % à 40 % sous la normale, comme on en a déjà observé chez l'animal, est trop marquée pour qu'on puisse facilement s'y ajuster; peu de personnes pourraient la tolérer. Selon Ron Hart, une réduction de 12 % de l'apport calorique normal suffit, du moins chez l'animal, à différer l'apparition des signes de vieillissement et à prolonger la durée de vie. Il n'hésite pas à déclarer que bon nombre d'Américains peuvent, sans se priver et pâtir outre mesure (il le sait pour l'avoir lui-même expérimenté) soustraire 12 % à leur ration de calories.

RECOMMANDATIONS ET MISES EN GARDE

Voici un condensé des mesures que propose le Dr Walford[*] pour gagner des années en cédant quelques kilos.

- Essayez de vous plier à un régime de restriction calorique le plus tôt possible après le début de l'âge adulte – mais jamais avant que la croissance ne soit terminée. Plus on l'entreprend de bonne heure, plus il est efficace. En commençant à l'âge

---

[*] Cf. Roy L. Walford, *The 120-Year Diet,* New York, Pocket Books, 1986.

moyen, vous contribuerez néanmoins à prolonger votre existence de la moitié de la durée que vous auriez conquise si vous aviez pu entamer ce type de régime au début de l'âge adulte. (Les expérimentations sur les rongeurs ont montré que les animaux qui avaient été soumis à l'âge de six mois à une alimentation hypocalorique ont vécu aussi longtemps que ceux qui y avaient été soumis peu après leur naissance.) Appliquée au-delà de l'âge moyen, cette mesure portera fruit proportionnellement à cet âge.

- Réduisez *graduellement* votre apport en calories, de manière que votre poids corporel diminue très lentement. Il faut à tout prix éviter les régimes d'amaigrissement intensifs. Tous les essais chez l'animal ont montré que les régimes de restriction calorique draconiens et trop rapides n'ont aucun effet sur la longévité. Les régimes intensifs à très faible teneur en calories, de même que le jeûne prolongé, peuvent même abréger la vie plutôt que de la prolonger. Envisagez plutôt un régime hypocalorique qui vous permette d'étaler sur quatre à six ans la perte des kilos excédentaires. Ainsi, un homme de taille moyenne devrait, pour commencer, s'en tenir à 2 000 calories par jour, et une femme à 1 800 calories, en axant leur régime sur les aliments riches en nutriments. Si la perte de poids s'avérait trop rapide, trop lente ou encore stationnaire, on ajustera ses menus en conséquence.
- Faites en sorte que chaque calorie que vous absorbez ne soit pas une calorie «vide» mais qu'elle provienne d'un aliment à forte densité nutritionnelle, c'est-à-dire classé parmi les meilleures sources d'éléments nutritifs. De grâce! ne faites pas vieillir avant le temps vos cellules en vous empiffrant de sucreries, par exemple, le plus parfait spécimen de calories vides! Tablez sur les aliments les plus riches en éléments nutritifs de toutes sortes et en antioxydants, mais qui fournissent le moins de calories. De toutes les sources imaginables, les fruits et les légumes sont indéniablement celles qui offrent le coefficient nutriments/calories le plus élevé. Vous ne pouvez trouver meilleurs alliés pour parvenir ici à vos fins.

MISES EN GARDE

- Ne soumettez jamais un adolescent, et encore moins un enfant, il va sans dire, à un régime hypocalorique élaboré expressément en vue de prévenir les maladies de la vieillesse, retarder le vieillissement et influer favorablement sur la longévité. Toute tentative en ce sens pourrait être catastrophique, qu'on se le dise bien. *Ce type de régime ne doit jamais être appliqué avant la fin de la période de croissance.* Les essais effectués chez l'animal ont d'ailleurs montré que l'application trop hâtive d'un régime hypocalorique (tout de suite après la naissance dans certains tests) a affecté gravement la croissance des animaux, et même dans certains cas a entraîné des décès!

- Ce qui ne signifie pas pour autant qu'il faille laisser les enfants s'empiffrer à leur guise et prendre du poids sans réagir; cette façon de faire serait aussi dommageable à leur santé et accélérerait autant l'apparition des premiers signes de vieillissement que l'autre extrême.

- Les régimes hypocaloriques ne conviennent pas non plus, cela va de soi, aux personnes d'un âge très avancé, déjà sous-alimentées en général, ni aux patients âgés atteints d'une grave maladie exigeant un apport complémentaire de calories pour vaincre la maladie et assurer leur survie.

22

Les suppléments de fer: attention, danger!

Les hommes, de même que les femmes ménopausées, ne devraient pas sans raison valable prendre des suppléments de fer, car des concentrations excessives de fer dans les cellules peuvent accélérer le vieillissement en favorisant les agressions des radicaux libres.

Sang mal oxygéné, faiblesse, anémie, voilà autant de symptômes redoutés d'une carence en fer. Ce qu'on ignore trop souvent cependant, c'est qu'à partir d'un certain âge un excès de fer dans l'organisme représente un danger encore plus grand qu'un déficit sur ce plan. Faire ample réserve de fer, en ayant recours aux aliments ou/et aux suppléments, peut en effet, contrairement à ce que l'on a tendance à croire, hâter plutôt que retarder le vieillissement. Des tissus très concentrés en fer, tout particulièrement après l'âge moyen, sont plus susceptibles de vous rendre malade et de faire vieillir votre organisme que de préserver votre santé et votre jeunesse.

«Un excès de fer peut être extrêmement dangereux», soutient l'éminent D‍r Denham Harman, de l'Université du Nebraska, car cela favorise l'activité des radicaux libres. Le fer contribue, entre autres, à transformer le cholestérol LDL (qui, en soi, est inoffensif) en un produit toxique très dangereux pour les artères et le cœur et à accentuer les effets des radicaux libres, amorçant du coup des réactions en chaîne extrêmement violentes susceptibles de s'étendre au-delà des barrières cellulaires.

PROTÉGEZ VOTRE CŒUR

Des preuves irréfutables des effets néfastes d'une concentration excessive de fer dans le sang ont été fournies en 1992 par des chercheurs finlandais. Ces derniers ont pu démontrer que les sujets de sexe masculin présentant les taux sanguins les plus élevés de fer couraient deux fois plus de risques – et encore davantage si leur taux sanguin de cholestérol était très élevé – d'être victimes d'un infarctus que ceux dont les taux étaient les plus faibles.

Ayant constaté que le taux de vulnérabilité à l'infarctus chez les hommes présentant les plus fortes concentrations sanguines d'hème fer (l'*hème* est un dérivé du fer qui entre dans la constitution de certaines protéines, telles que l'hémoglobine, et de certains pigments et enzymes) était deux fois plus élevé que celui des hommes affichant les concentrations de fer les plus basses, des chercheurs de Harvard devaient plus tard incriminer à leur tour l'hème fer présent dans la viande, beaucoup plus facilement assimilable que le fer d'origine végétale, comme un facteur de risque de maladie cardiaque.

Une autre étude, coordonnée cette fois par Alberto Ascherio, de Harvard, a mené à des constatations semblables, les risques étant, dans ce cas-ci, de l'ordre de 43 %.

La présomption que le fer puisse favoriser les maladies cardiaques a paru bien farfelue à plus d'un expert. Les chercheurs spécialisés dans l'étude du vieillissement, dont certains prêchaient depuis plus d'une décennie que le fer se liguait avec les radicaux libres pour semer le désordre dans les cellules, n'ont pas été étonnés outre mesure, quant à eux. Bien que le consensus n'ait pas encore été établi sur ce point, le rôle incitateur du fer et d'autres métaux dans les réactions d'oxydation fournit de bonnes raisons de croire que ce minéral *peut* endommager les cellules, favoriser les maladies chroniques, notamment les maladies cardiaques, et accélérer le vieillissement.

«L'idée que le fer puisse être toxique est tout à fait recevable théoriquement», insiste Jerome Sullivan, pathologiste au Veteran Affairs Medical Center, à Charleston (Caroline du Sud), qui en a, le premier, formulé l'hypothèse en 1981. Il va même jusqu'à déclarer que les risques d'infarctus augmentent en proportion des réserves de fer de l'organisme. Il souligne d'ailleurs que les premiers infarctus surviennent dans la vingtaine chez les hommes, c'est-à-dire après que la croissance est terminée et que commence à s'accumuler le fer dans le sang et le foie. Situation tout à fait différente chez les femmes, qui semblent protégées contre l'infarctus *avant la ménopause*. Comment expliquer ce phénomène? Par le fait qu'elles perdent chaque mois une certaine quantité de fer lors de leurs menstruations, ce qui préviendrait les surcharges en fer. Ce n'est pas raison, disent les pourfendeurs du fer, que les taux de maladies cardiaques augmentent subitement après la ménopause, tout en admettant certes que d'autres facteurs, tels que les taux d'œstrogènes puissent intervenir également.

Selon Sullivan, rien ne justifie, d'un point de vue physiologique, que l'on incite les hommes et les femmes ménopausées à tenter d'augmenter leurs réserves corporelles de fer. Tout ce dont ils ont besoin, dit-il, c'est d'une dose «d'entretien», qui n'a pas besoin d'être très élevée, pour permettre à l'organisme de fonctionner normalement. Dépasser cette dose, en vue d'accroître son stock de fer, c'est tout simplement conspirer avec les radicaux libres pour faire vieillir le corps avant le temps.

LE FER: CANCÉRIGÈNE?

Si les surcharges en fer peuvent exciter les radicaux libres, on peut raisonnablement présumer qu'elles sont impliquées dans le développement de diverses maladies – le cancer, par exemple. «Le fer est trop souvent négligé en tant que facteur de risque du cancer», affirme Richard Stevens, du Pacific Northwest Laboratory, à Richmond, en conclusion à une étude de grande envergure (l'échantillon comprenait pas moins de 8 000 sujets) qui l'amenait à établir une corrélation directe entre des concentrations élevées de fer dans le sang et une plus grande susceptibilité au cancer, notamment aux cancers de la vessie et de l'œsophage.

Une équipe de l'Université de l'Illinois à Chicago rapportait, de son côté, en 1994 avoir constaté que les hommes ainsi que les femmes ménopausées présentant des taux sanguins de fer élevés étaient cinq fois plus vulnérables aux polypes du côlon, petites excroissances toujours susceptibles de se transformer en cellules cancéreuses, que ceux qui affichaient des taux peu élevés de fer. Ces constatations pourraient expliquer pourquoi la viande – très riche en fer – favorise le cancer du côlon, abstraction faite de sa teneur en graisses.

Une étude menée à Harvard a révélé que les risques de développer un cancer du côlon chez les femmes qui mangeaient environ 150 g de bœuf, de porc ou d'agneau par jour étaient de 250 % supérieurs à celui des femmes qui mangeaient de la viande moins d'une fois par mois! Les analyses démontrent clairement que les graisses ne peuvent pas être tenues entièrement responsables de ces résultats. Les investigateurs en ont conclu que le facteur en cause pouvait fort bien être le fer.

COMMENT SE PRÉMUNIR CONTRE LES CONCENTRATIONS EXCESSIVES DE FER

Il est conseillé aux hommes, de même qu'aux femmes *ménopausées*, d'être attentifs à ne pas consommer une quantité excessive de fer. Voici cinq façons de s'y prendre pour éviter de s'exposer aux risques potentiels d'un excès de fer dans le sang et dans le foie:

- *Ne prenez pas de suppléments de fer.* Si vous avez l'habitude de prendre des multivitamines avec minéraux, optez pour les comprimés qui contiennent les plus faibles quantités de fer possibles ou qui n'en contiennent pas du tout – jamais plus de 100 % de l'apport nutritionnel recommandé (ANR) par les autorités sanitaires. Attention: certains comprimés renferment jusqu'à 40 mg de fer, soit plus de 200 % de l'ANR.
- *Réduisez votre consommation d'aliments d'origine animale:* l'hème fer présent dans la viande est beaucoup plus rapidement assimilé que le fer contenu dans les aliments d'origine végétale (les haricots secs et les céréales, par exemple). La viande – source élevée de fer et de graisses, combinaison explosive qui favorise la production de peroxydes et de radicaux libres – est particulièrement dommageable, selon le biochimiste Dean Jones, professeur à la faculté de médecine de l'Université Emory.
- *Intégrez à vos menus des aliments et des boissons qui tendent à bloquer l'absorption du fer:* thé, vin rouge, céréales de son à

haute teneur en fibres, haricots secs. Les effets inhibiteurs du thé pourraient servir d'élément d'explication au fait que les buveurs de thé vivent en général plus longtemps, que les buveurs de vin sont moins vulnérables aux cardiopathies et que les gros consommateurs de fibres sont moins susceptibles à certains cancers. Ces trois produits (thé, vin, fibres) renferment des substances qui limitent la capacité du fer à favoriser les réactions d'oxydation si dommageables aux cellules.
- *N'abusez pas des céréales supplémentées en fer*; elles peuvent contenir jusqu'à 18 mg de fer par portion, soit 100 % de l'ANR. Si elles constituent un bon investissement diététique pour les enfants et les jeunes femmes, qui souffrent souvent de carences en fer, elles constituent une source additionnelle de fer que les hommes et les femmes (ménopausées) doivent prendre en considération lorsqu'ils établissent leurs menus, afin de ne pas consommer trop de fer inutilement.
- *Donnez de votre sang.* En donnant du sang trois fois par année, ces derniers contribueront également à réduire un stock de fer qui pourrait être trop élevé.

MISE EN GARDE

On ne devra pas déduire des restrictions suggérées précédemment – qui s'appliquent essentiellement aux hommes, de même qu'aux femmes ménopausées – que le fer est *dans tous les cas* un nutriment dangereux. Ainsi, les femmes qui ont des menstruations abondantes, lesquelles occasionnent des pertes de fer régulières, peuvent être obligées de prendre des suppléments de fer pour maintenir à un niveau adéquat leurs concentrations sanguines de fer; il peut arriver, de même, que la ration alimentaire d'un enfant, d'un adolescent ou d'une femme enceinte ne comble pas ses besoins en fer, ce qui pourra amener le médecin traitant à prescrire dans ces cas particuliers des suppléments.

Quatrième partie

Les maladies de la vieillesse: fruits de la négligence ou destin inexorable?

Voir ses forces diminuer peu à peu, se sentir de plus en plus vulnérable à la maladie, être en proie à de nouveaux symptômes, voilà autant d'expériences trop souvent mises au compte de «l'âge…», comme si elles étaient le lot normal, et immuable, du vieillissement – une sanction déjà programmée dans les lois de la nature. Or saviez-vous que la plupart des changements physiologiques et anatomiques associés généralement au vieillissement ne sont pas prédéterminés mais accidentels – fruits de l'ignorance ou de la négligence – et peuvent, à ce titre, être évités ou corrigés (dans les limites, certes, qu'autorise le bagage génétique de chacun) par une alimentation et une supplémentation adéquates. Plusieurs de ces transformations ne sont souvent, en effet, que les symptômes d'une carence en vitamines ou en antioxydants, à laquelle il est étonnamment facile de remédier.

Le réputé Bruce Ames, professeur de biochimie et de biologie moléculaire à l'Université de la Californie à Berkeley, est catégorique: «La recherche actuelle suggère que le vieillissement est vraisemblablement attribuable en grande partie aux radicaux libres […] En minimisant les réactions oxydatives provoquées par ces dérivés toxiques, les antioxydants alimentaires jouent un rôle de tout premier plan. Malheureusement, l'apport en antioxydants est nettement insuffisant chez les habitants de plus d'une population de la planète. Les répercussions de cette lacune sur la santé sont incommensurables!»

Il est des êtres vivants qui ne vieillissent pas «biologiquement», même s'ils vieillissent «chronologiquement», comme le fait remarquer le grand gérontologue Caleb Finch; ainsi, certaines espèces de poisson peuvent vivre cent ans sans manifester le moindre signe de vieillissement.

Si étonnant que cela puisse paraître, bien des manifestations de la sénescence chez l'humain peuvent être contournées. Ne vaut-il pas la peine de tenter tout ce qui est en votre pouvoir pour prévenir et même résorber certaines des manifestations courantes du vieillissement?

«Bien vieillir? Mal vieillir? Personne d'autre que vous ne peut en décider, pour une bonne part du moins», dit à juste titre le Dr John Rowe, du Mt. Sinai Hospital, chef de la McArthur Foundation Research Network on Successful Aging. Il ajoute: «Plusieurs des aspects que nous considérons comme faisant partie intrinsèque du processus de vieillissement sont imputables en réalité au style de vie.»

23
« Sénile » ?
Qu'est-ce à dire ?...

VOTRE MÉMOIRE commence à défaillir? Il vous arrive de manquer d'équilibre? Ne négligez pas ces symptômes ni quelque autre signe de ce qu'on a coutume d'appeler la « sénilité », sans vous alarmer outre mesure cependant ni, d'un geste désespéré, les mettre au compte des tourments du vieil âge. Car il n'est pas rare que l'on voie régresser complètement ou partiellement certains états pathologiques traditionnellement associés au vieillissement. Plus vous intervenez tôt, plus vous courez la chance de voir le vent tourner en votre faveur.

Combien il est attristant de voir toutes ces personnes âgées qui, sous le coup d'un diagnostic de « maladie sénile » irréversible, se voient atteintes dans leur dignité, quand elles pourraient, par quelques mesures diététiques des plus élémentaires, et peu onéreuses au surplus (un apport accru de vitamines ou de fruits et de légumes, par exemple), préserver leurs facultés mentales ou en retrouver rapidement l'usage!

Il est désormais possible en effet, il n'y a plus à en douter, de vaincre, ne serait-ce qu'en partie, l'une des plus redoutables conséquences des ravages de l'âge sur l'être humain: la perte de l'usage de ses facultés. « Nous savons maintenant que la régression des facultés mentales n'est pas une conséquence obligée de l'âge, affirme le gérontologue Leonard Hayflick, professeur d'anatomie à l'Université de la Californie à San Francisco. La vieille conception voulant que la sénilité accompagne invariablement le vieillissement, enchaîne-t-il, est tout simplement erronée.»

En vertu de quelle loi inéluctable l'esprit humain devrait-il décliner? Qui a dit que la mémoire devait se mettre un jour à défaillir?

Il est possible de prévenir, très tôt dans la vie, cette éventuelle dégénérescence du cerveau, suggèrent certains spécialistes de la question; il est établi en outre que l'on peut prévenir et, dans certains cas, corriger un affaiblissement de l'activité psychique dû à des troubles circulatoires, à une carence vitaminique ou à toute autre déficience induite par une alimentation mal équilibrée.

COMMENT EMPÊCHER LES RADICAUX LIBRES DE DÉTRUIRE VOTRE CERVEAU

Avec le temps, les lésions occasionnées sans relâche aux neurones (cellules nerveuses) peuvent affecter l'exercice des fonctions cérébrales, dont la mémoire. Raison de plus – sinon raison suffisante – pour vous assurer que, toute la vie durant, les cellules de votre cerveau ne seront jamais à court d'antioxydants.

Il est important de savoir que le cerveau, dont les cellules sont remplies de lipides, plus particulièrement de graisses polyinsaturées (très facilement oxydables), est un organe très vulnérable aux dommages consécutifs à l'oxydation; rappelons que le cerveau brûle, à lui seul, un cinquième du volume total d'oxygène qui pénètre dans l'organisme.

Les cellules du cerveau sont en outre très concentrées en fer, minéral qui stimule la formation de radicaux libres; or ces cellules renferment de faibles quantités d'antioxydants endogènes (c'est-à-dire fabriqués par le corps), tels que la catalase ou le glutathion, pour se défendre contre les radicaux libres. Si les deux camps ne sont pas de forces égales, ces agents antagonistes peuvent déclencher des réactions extrêmement dangereuses.

On ne doit donc pas s'étonner que le déclin de la mémoire et divers troubles reliés à la dégénérescence du cerveau aient été associés directement aux ravages des radicaux libres.

Une étude probante sur les causes de la maladie d'Alzheimer

Une étude innovatrice menée récemment par des chercheurs de l'Université du Kentucky sur des modèles animaux a mis en évidence des données stupéfiantes sur l'influence des radicaux libres sur le fonctionnement du cerveau. Les essais en laboratoire se sont déroulés de la façon suivante.

On a d'abord observé que les radicaux libres avaient une fâcheuse tendance à se fixer aux molécules des protéines et des lipides entrant dans la composition des cellules du cerveau, rencontre qui perturbait chaque fois le fonctionnement normal de cet organe, comme cela se produit dans le cas de la maladie d'Alzheimer. Il fallait donc trouver le moyen de stopper ces «liaisons dangereuses». Des antioxydants, dont la vitamine E, ont alors été injectés dans les cellules cérébrales affectées. Ce faisant, les chercheurs se sont trouvés à inhiber chez les animaux le processus de destruction qui pourrait, selon eux, être à l'origine de la maladie.

Il ne faudrait pas se hâter d'en conclure que des surdoses de vitamine E suffisent pour venir à bout de la maladie d'Alzheimer, fait remarquer William Markesbery, directeur du Center on Aging, affilié à l'Université du Kentucky, qui a mis à l'essai, sans grands résultats malheureusement, des surdoses de vitamine E auprès de sujets humains victimes de cette terrible affection. Il présume cependant que l'absorption d'antioxydants tôt dans la vie pourrait aider à prévenir ou à ralentir le développement de l'Alzheimer. Il prône aussi l'administration de surdoses de vitamine C et de vitamine E aux stades précoces de la maladie. Selon Allan Butterfield, coauteur de l'étude, les hommes et les femmes d'âge moyen devraient prendre l'habitude d'absorber régulièrement, à titre de mesure préventive, des suppléments de vitamine E, qui ne sont pas censés avoir d'effets toxiques.

Une découverte décisive sur la maladie de Lou Gehrig

Des chercheurs du Massachusetts Institute of Technology ont découvert un gène impliqué dans l'une des formes de la maladie de Lou Gehrig, maladie aussi appelée *sclérose latérale amyotrophique*, qui porte directement atteinte aux muscles. Apparemment, l'activité de ce gène réduit de moitié les taux d'une enzyme antioxydante, la superoxyde-dismutase, ouvrant ainsi la voie à la destruction de neurones du cerveau et de la moelle épinière. Des expériences sont présentement en cours pour déterminer si des antioxydants tels que la vitamine E et la vitamine C peuvent bloquer l'action délétère des radicaux libres.

De la vitamine C pour prévenir la maladie de Parkinson

Lors d'examens cliniques visant à détecter, auprès de 100 personnes âgées, des signes précoces de la maladie de Parkinson, des chercheurs britanniques ont pu repérer huit cas (dont six n'avaient jamais été diagnostiqués auparavant) de manifestations symptomatiques de la maladie. Ils se sont aperçus, par ailleurs, en compilant les données rassemblées lors des examens, qu'une carence en vitamine C était souvent associée au syndrome parkinsonien et que des tests permettant de déceler ce type de carence pourraient contribuer grandement à repérer les sujets à risque. Pas moins de 60 % des patients qui souffraient d'un déficit en vitamine C étaient atteints de Parkinson, rapportent les auteurs; un maigre 4 % du groupe présentaient des symptômes de la maladie sans pour autant souffrir d'une carence en vitamine C.

Quant à savoir si un apport insuffisant en vitamine C est directement en cause dans le développement de la maladie de Parkinson, le mystère n'a pas encore été résolu. Il demeure que la vitamine C peut, par son activité antioxydante, protéger les cellules nerveuses contre les substances toxiques susceptibles de favoriser le développement de la paralysie caractéristique de cette maladie dégénérative.

COMMENT FREINER LA DÉTÉRIORATION DES FACULTÉS MENTALES

Divers constituants des aliments et des plantes peuvent mettre un frein aux atteintes que subit le cerveau à mesure qu'il prend de l'âge: la vitamine B_{12}, la vitamine B_6, l'acide folique, le lycopène, l'extrait de ginkgo biloba, la vitamine E et l'ail.

Vitamine B_{12}. – Les carences en vitamine B_{12} sont souvent à l'origine du dysfonctionnement cérébral qui se manifeste avec l'âge. Une proportion de 20 %, au moins, des personnes âgées de plus de 60 ans et de 40 % des personnes âgées de plus de 80 ans souffrent d'une affection, appelée *gastrite atrophique*, les empêchant de sécréter une quantité suffisante d'acide gastrique pour pouvoir absorber la vitamine B_{12} et d'autres vitamines qui jouent un rôle primordial d'un point de vue neurologique. Privée de ces nutriments essentiels que sont les vitamines du groupe B, la couche externe des fibres nerveuses se détériore, entraînant toutes sortes d'anomalies neurologiques: perte de l'équilibre, perte des sensations tactiles, faiblesse musculaire, incontinence, cécité, troubles de l'humeur et même, dans certains cas, démence et psychose. Non traités, ces symptômes ne feront que s'aggraver.

La complémentation en vitamine B_{12}, par voie de suppléments ou d'injections, contribuerait, dit-on, à prévenir cette lente détérioration du cerveau et même à faire régresser les symptômes qui y sont associés – à condition, bien sûr, qu'ils soient détectés à temps. Une étude auprès de 143 patients a confirmé que des doses élevées de B_{12} pouvaient améliorer de beaucoup leur état. Les auteurs, dont le neurologue E. Healton, du Columbia Presbyterian Medical Center, rapportent avoir observé chez tous les sujets une amélioration manifeste: dans 50 % des cas environ tous les troubles neurodégénératifs ont pu être corrigés et les patients sont redevenus parfaitement fonctionnels; seuls 6 % des patients souffrant d'incapacité moyenne ou grave n'ont pas répondu au traitement. Plus les symptômes s'étaient incrustés depuis longtemps, plus les chances de rétablissement complet étaient ténues, mentionne Healton. (Sur les propriétés des vitamines du complexe B, voir le chapitre 4.)

Acide folique et vitamine B_6. – La preuve a été faite qu'une carence en acide folique peut provoquer divers symptômes affectant le système nerveux, tels que dysfonctionnement du cerveau, dépression et démence. Un déficit en acide folique et en vitamine B_6 s'accompagne d'une augmentation du taux sanguin d'homocystéine, dont les effets toxiques sur le cerveau sont connus; cette lacune pourrait être responsable également de la régression des habiletés mentales à un âge avancé. (Nous verrons plus loin, au chapitre 26, les dangers associés à l'homocystéine.)

Lycopène. – Peut-être serez-vous étonné d'apprendre que les femmes âgées qui affichent des taux sanguins élevés de lycopène, antioxydant présent presque exclusivement dans la tomate, les produits dérivés de la tomate et le melon d'eau, seraient plus alertes mentalement et plus autonomes que celles dont les taux de lycopène sont déficitaires, selon le compte rendu d'un groupe de chercheurs de l'Université du Kentucky. Il est probable que d'autres antioxydants présents dans les fruits et les légumes aient des effets bénéfiques sur le cerveau et ce, tant chez les femmes que chez les hommes âgés.

Extrait de ginkgo biloba. – L'extrait de ginkgo biloba, abondamment testé en Europe, stimule la circulation sanguine dans les vaisseaux les plus étroits du cerveau, croit-on. Il améliorerait les habiletés mentales et la mémoire chez la personne âgée. (Pour plus de détails sur l'extrait de ginkgo, voir le chapitre 12.)

Vitamine E. – Certains chercheurs prétendent que la vitamine E protège les lipides membranaires du cerveau contre les attaques des radicaux libres, prévenant ainsi les maladies dégénératives du cerveau, les troubles de la mémoire et autres manifestations de sénilité. Des chercheurs de Tufts croient, quant à eux, que la vitamine E pourrait corriger certaines défaillances des fonctions cognitives en rénovant les sites des récepteurs de neurotransmetteurs spécifiques, de manière qu'ils puissent, comme ils le faisaient à un plus jeune âge, transmettre d'importants signaux du cerveau. D'où l'importance d'assurer un apport constant en vitamine E, en prenant des suppléments si cela s'impose. (Voir le chapitre premier.)

Ail. – Des expérimentations animales effectuées au Japon suggèrent que des constituants de l'ail pourraient protéger les neurones et agir comme facteurs de croissance; ils stimuleraient ainsi la ramification des cellules du cerveau. En administrant de l'extrait d'ail à de vieux animaux, on serait parvenu en effet à rétablir certaines de leurs fonctions psychiques, dont la mémoire et la capacité à se sortir d'impasses dans des situations problématiques.

24
Des artères à l'épreuve du temps

LE DURCISSEMENT des artères est considéré, à tort, comme une affliction inéluctable du vieillissement, une manifestation normale de la dégradation de l'organisme avec les années. Or le phénomène se manifeste rarement chez les animaux âgés, et certaines populations du globe ignorent complètement ce problème.

Il est indéniable que l'organisme humain est de plus en plus vulnérable avec l'âge au durcissement et à l'épaississement des parois artérielles qui caractérisent l'*athérosclérose*, ce qui ne signifie pas pour autant que la maladie soit incontournable. Il est d'ailleurs établi aujourd'hui que le régime alimentaire et le style de vie des Occidentaux sont des facteurs déterminants de cette affection endémique, qui occupe le premier rang parmi les causes de vieillissement, de cardiopathie et de décès dans les pays industrialisés.

L'athérosclérose est un processus lent, qui s'amorce dès la petite enfance et se développe ensuite graduellement, à mesure que s'obstruent les artères; plus elle s'aggrave, plus sont élevés les risques d'infarctus et d'accidents vasculaires cérébraux (AVC). Mais rien n'indique qu'elle soit obligatoirement l'emblème du «troisième âge». Car il est possible d'intervenir à n'importe quel moment de la vie ou à n'importe quel stade de la maladie pour la ralentir et même éventuellement en faire rétrocéder les symptômes.

La détérioration des artères résulte d'interactions biochimiques extrêmement complexes, dont on n'a pas fini d'explorer les manifestations physiologiques. On s'entend néanmoins pour reconnaître que les radicaux libres et les antioxydants sont impliqués directement dans le processus. Disons, pour parler simplement, que la maladie apparaît quand des débris se déposent sur les parois des artères – après plusieurs années d'un régime alimentaire où les matières grasses et la cigarette (sources avérées de radicaux libres ou oxydants) ont la part belle, et où les fruits, les légumes et autres sources de vitamines antioxydantes occupent peu de place –, signe que les radicaux libres sont sortis vainqueurs d'une longue bataille avec les antioxydants, entraînant peu à peu la sclérose des vaisseaux sanguins.

En corrompant l'activité normale des constituants du sang, tels que les leucocytes (globules blancs) et le fibrinogène (facteur de coagulation), les radicaux libres favorisent de diverses manières l'athérosclérose. Leur cible privilégiée demeure néanmoins les lipoprotéines à faible densité ou lipoprotéines LDL. On présume que les radicaux libres s'attaquent à ces molécules de graisse dans la tunique interne des vaisseaux sanguins, ce qui a pour effet de les oxyder, autrement dit de les rancir – d'où leur appellation de «mauvais» cholestérol. Cette transformation des LDL est considérée actuellement par bon nombre de chercheurs comme étant l'une des causes majeures de l'athérosclérose. Plus votre cholestérol LDL est oxydé (parce que vous avez manqué des défenses nécessaires pour entraver l'action des oxydants), plus vos artères s'oblitèrent.

Il faut savoir toutefois qu'en créant un terrain défavorable aux réactions d'oxydation il est possible d'épargner les artères et de les garder, malgré l'âge, parfaitement saines et relativement jeunes. Car ce n'est qu'après que les molécules de LDL ont ranci que s'amorce la formation des plaques d'*athéromes,* dépôts graisseux qui durcissent et obstruent peu à peu les artères.

Le vieillissement prématuré des artères peut être prévenu de deux manières: (1) en empêchant les matières grasses génératrices de radicaux libres et d'autres types de radicaux de s'infiltrer dans le sang; (2) en maintenant à un niveau adéquat les taux d'antioxydants qui circulent dans le sang pour neutraliser rapidement, le cas échéant, les radicaux libres, seule façon d'empêcher l'oxydation des LDL. Ces mesures se trouvent à désamorcer dans l'œuf, en quelque sorte, la genèse de l'athérosclérose – et ce, quel que soit l'âge du sujet. Il demeure néanmoins que plus on s'y prend tôt pour inhiber le processus qui est à l'origine de la sclérose des artères, plus les artères restent jeunes longtemps.

COENZYME Q10, VITAMINE E ET VITAMINE C: TROIS ANTIOXYDANTS AGUERRIS

L'on dispose d'armes très efficaces pour faire obstacle à l'oxydation des LDL, comme l'indique Balz Frei, chercheur de l'Université de Boston spécialisé dans la recherche sur les radicaux libres et les maladies cardiovasculaires: dans cet arsenal figurent la coenzyme Q10 (ou ubiquinone-10), la vitamine E et la vitamine C, trio antioxydant qui a fait ses preuves. «Il est indispensable, dit Frei, de placer des corps de défense efficaces tant à l'intérieur qu'à l'extérieur des molécules de LDL.»

La coenzyme Q10 fait office de première ligne de défense. Étant liposoluble, elle pénètre dans les molécules de LDL, où elle se tient prête à bloquer toute tentative des radicaux libres d'oxyder les lipides contenus dans ces molécules. Un apport adéquat en coenzyme Q10, par des aliments de choix ou par voie de suppléments, peut multiplier par cinq les défenses des LDL contre l'agresseur. N'oubliez pas toutefois de renouveler régulièrement vos réserves, car cet antioxydant s'épuise vite à se colleter sans relâche aux radicaux libres.

La vitamine E – liposoluble, comme la précédente – est un antioxydant des plus fiables qui opère, elle aussi, à l'intérieur de la molécule de LDL. Pour empêcher les artères de vieillir ou pour les rajeunir, elle n'a pas sa pareille. Des études ont montré que la vitamine E aide à garder les artères bien dégagées après une opération à cœur ouvert (pontage ou angioplastie) et qu'elle réduit les risques de récidive de 40 % à 50 %, et la mortalité de 20 %, chez les patients qui ont déjà été victimes d'un infarctus. Vous ne sauriez trouver meilleur détergent!

La vitamine C, enfin, agit comme sentinelle dans le liquide intracellulaire: elle empêche ainsi les radicaux libres de faire effraction chez les LDL.

Pour une protection maximale, prenez soin de toujours disposer de réserves suffisantes de ces trois nutriments antioxydants, parmi d'autres.

DOUZE FAÇONS DE GARDER VOS ARTÈRES JEUNES

Prenez bonne note des mesures diététiques suivantes; elles vous aideront à prévenir l'oxydation du cholestérol LDL et à vous protéger par le fait même contre l'athérosclérose.

- Restreignez votre consommation de graisses saturées d'origine animale, de produits laitiers non écrémés, de margarine et autres sources d'acides gras *trans,* et d'huiles à teneur élevée en acides gras oméga-6 polyinsaturés (l'huile de maïs et l'huile de carthame, en particulier).
- Mangez moins de grillades (que la viande soit grillée à la poêle, au four ou au barbecue) et de fritures: ces façons de faire cuire la viande augmentent les concentrations de radicaux libres.
- Prenez chaque jour un supplément de 100 unités internationales (UI) et préférablement de 400 UI de vitamine E.
- Intégrez à vos menus des aliments riches en coenzyme Q10, tels que les sardines, et/ou prenez des suppléments.
- Mangez du poisson à chair grasse (saumon, maquereau, sardines, thon), bonne source d'acides gras oméga-3, deux ou trois fois par semaine.
- Consommez une grande quantité de fruits et de légumes riches en vitamine C et en phénols antioxydants, tels que: bleuets, orange, raisin rouge, jus de raisin rouge, fraises. Prenez également 500 milligrammes (mg) par jour, au moins, de vitamine C.

- Buvez du thé régulièrement.
- Recherchez les aliments à teneur élevée en glutathion (fruits et légumes frais ou congelés tels que l'avocat, l'asperge et le brocoli) et/ou prenez des suppléments. Le glutathion pallie les risques liés à l'ingestion de certains types de matières grasses. (Pour une liste plus détaillée des aliments riches en glutathion, voir le chapitre 10.)
- Ajoutez de l'ail à vos plats. Des tests ont montré qu'avec 600 mg par jour de poudre d'ail *Kwai*, on pouvait réduire de 34 % l'oxydation du cholestérol LDL! N'oubliez pas que l'ail est, au surplus, un anticoagulant.
- Utilisez de l'huile d'olive de préférence à toute autre matière grasse; l'avocat et les amandes constituent également de bonnes sources d'acides gras monoinsaturés.
- N'abusez pas du sel, lequel durcit et fait vieillir les artères avant le temps.
- Si vous avez l'habitude de boire un peu d'alcool, optez pour le vin rouge et buvez avec modération (un verre ou deux par jour, au maximum).

25
Jeune de cœur

ON NE PEUT NIER que le cœur s'affaiblisse, hélas! à mesure qu'on avance en âge, que sa capacité de pomper le sang, fonction vitale s'il en est, s'amenuise lentement et puisse venir à défaillir; l'insuffisance cardiaque est même le plus grand péril qui nous guette après 50 ans. Mais il est en notre pouvoir de prévenir ou de stopper, ne serait-ce qu'en partie, la détérioration du muscle cardiaque en préservant et en renforçant les rouages des mitochondries, dont le cœur a absolument besoin pour rester vigoureux et effectuer adéquatement son travail de pompage. Les réactions déclenchées par les radicaux libres peuvent réduire jusqu'à 80 % le rendement énergétique des mitochondries, prétendent certains spécialistes; la fonction cardiaque s'en trouve gravement perturbée, comme on peut s'en douter.

Bien que plusieurs études d'envergure se soient employées à démontrer que le cœur ne s'essouffle pas autant qu'on pourrait le croire à mesure qu'il prend de l'âge, qu'il ne perd rien de sa force contractile avec les années – ce qui peut être vrai, du reste, au repos –, il faut admettre que le cœur de toute personne exposée au stress normal de la vie vieillit, quoi qu'on en pense, quoi qu'on y fasse, rappelle le Dr Jeanne Wei, directrice des études sur le vieillissement à la Harvard Medical School.

QUAND LES GÉNÉRATRICES COMMENCENT À S'ESSOUFFLER

Si le cœur vieillit, c'est en grande partie parce que les mécanismes vitaux qui règlent le fonctionnement de ses cellules ont été mis à rude épreuve au fil des années par les radicaux libres; vient un temps où les dommages subis mettent directement en jeu son fonctionnement.

Chaque cellule du cœur, comme toute autre cellule de l'organisme, est dotée de petites centrales, appelées *mitochondries*, qui servent en quelque sorte de centres respiratoires, de source d'énergie vitale à la cellule; sans elles, aucune cellule ne pourrait vivre ni fonctionner normalement. Mais, avec l'âge, de larges portions de l'ADN des mitochondries deviennent inopérantes; les petites génératrices doivent alors travailler deux fois plus fort et consommer un plus grand volume d'oxygène pour répondre aux besoins énergétiques des cellules. Selon le Dr Wei, le métabolisme des mitochondries du cœur diminue de 40 % environ chez les sujets âgés.

Des expérimentations animales ont montré que les concentrations de vilains superoxydes dans les mitochondries du cœur augmentent dans les mêmes proportions (40 %), explique-t-elle; remplies de cholestérol, les membranes des mitochondries deviennent rigides et de moins en moins efficaces à véhiculer l'ion calcium, essentiel au bon fonctionnement du muscle cardiaque. (Un *ion* est un atome chargé électriquement.) En comparant les clichés de mitochondries du cœur d'animaux jeunes et du cœur d'animaux âgés obtenus à l'aide du microscope électronique, on voit clairement les ravages dont elles sont la cible à mesure que les sujets vieillissent.

Ce cycle destructeur se perpétue et s'amplifie de lui-même: plus les mitochondries sont endommagées, moins elles sont aptes à refouler les radicaux libres; et plus le temps passe, plus s'accélère le rythme auquel s'effectue ce travail de sape. Plus graves aussi sont les défaillances cardiaques qu'entraîne l'incapacité progressive des génératrices cellulaires (leur rendement énergétique pourrait chuter jusqu'à 80 %! selon certains experts) à maintenir leur niveau de performance initial.

Les agressions incessantes dont sont ainsi victimes le plus important organe du corps sont susceptibles, on s'en doutera, de dérégler complètement ses rouages et d'entraîner toutes sortes de complications: hypertrophie du cœur, dysfonctionnement de la diastole (phase où le cœur se dilate) provoquant un reflux du sang vers le ventricule, réduction du flux sanguin, insuffisance cardiaque congestive ou œdémateuse – symptômes typiques du vieillissement physiologique.

Ces dérèglements affectent beaucoup plus d'individus qu'on pourrait le croire: ainsi, les perturbations touchant la fonction diastolique touchent la moitié des Américains de plus de 80 ans; de même, l'insuffisance cardiaque congestive, qui arrive en tête parmi les causes d'hospitalisation chez les Américains de plus de 65 ans, augmente du double à chaque décennie chez les sujets de plus de 50 ans, rappelle le Dr Wei.

«Il faut se rendre à l'évidence, dit-elle: un cœur âgé ne peut plus fonctionner au même rythme qu'avant. Lorsque le muscle cardiaque ne fonctionne pas normalement pour cause d'hypertension ou d'arythmie, il ne peut disposer, cela va de soi, de l'énergie nécessaire au pompage du sang, car il ne peut mobiliser les dispositifs sur lesquels doit pouvoir compter chacune des cellules du cœur pour contracter et relâcher correctement les muscles impliqués dans ce mécanisme. D'où les défaillances du myocarde.»

La question se pose alors de savoir s'il est possible ou non de retarder cette détérioration du cœur induite au fil des ans par les radicaux libres. Si, par exemple, on envoyait à la rescousse une armée d'antioxydants, ne pourrait-on empêcher ce massacre et alléger le fardeau des mitochondries? Une telle mesure ne permettrait-elle pas de bloquer le processus qui est à l'origine du dysfonctionnement du cœur? «Peut-être...», répond avec prudence le Dr Wei. Ayant constaté à l'occasion de travaux expérimentaux sur des rats de laboratoire que des doses d'un acide aminé appelé *L-carnitine*, administrées oralement durant deux semaines, avaient contribué à rétablir chez les sujets d'âge moyen – les sujets d'un âge très avancé n'ayant pas répondu au traitement – l'activité et le fonctionnement du cœur, elle a été amenée à se demander si «la

---

⊱ UN EXPERT NOUS LIVRE SES SECRETS ⊰

DR STEPHEN DEFELICE
Président de la Foundation for Innovation in Medicine

Le Dr Stephen DeFelice a été l'un des premiers à promouvoir l'usage de substances naturelles «nutraceutiques» — vitamines, minéraux et autres substances nutritives à effet thérapeutique ou préventif —, pour prévenir et soigner les maladies du vieillissement.

Pour prévenir les symptômes du vieillissement prématuré, il absorbe lui-même chaque jour les nutriments suivants:

Vitamine E	200 UI
Vitamine C	300 mg
L-carnitine	1 000 mg
Chlorure de magnésium	350 mg

---

porte d'entrée qui permet d'intervenir, à un âge bien déterminé, disons entre 50 et 80 ans chez l'humain, sur le processus de dégradation des mitochondries ne se referme pas au-delà de cette période».

COMMENT REVIGORER UN CŒUR VIEILLISSANT

Il existe néanmoins certaines mesures préventives et correctrices grâce auxquelles il est possible de prévenir l'usure des mitochondries.

- *La vitamine E, la vitamine C, le bêta-carotène et autres nutriments à action antioxydante* ont la compétence nécessaire pour prévenir la détérioration massive des mitochondries des cellules du cœur. Afin d'assurer le plein rendement des petites génératrices, il est conseillé d'inscrire chaque jour au menu plusieurs fruits et légumes riches en antioxydants, que l'on complétera avec une multivitamine et des comprimés individuels de vitamine E, de vitamine C, de bêta-carotène, de sélénium et de magnésium.
- *La coenzyme Q10 ou ubiquinone-10* a fait ses preuves en tant qu'agent capable d'améliorer la production d'énergie des mitochondries des cellules du cœur et, par le fait même, la fonction cardiaque. Plusieurs études, dont neuf en double

aveugle, font état d'un rétablissement spectaculaire, grâce à ce puissant antioxydant, de patients qui se croyaient pourtant condamnés à subir les effets débilitants et potentiellement mortels de l'insuffisance cardiaque.
- L'organisme élabore lui-même de petites quantités de cette substance à mesure qu'il prend de l'âge; des produits de synthèse disponibles sous forme de comprimés permettent maintenant de compléter cet apport. On attribue à la coenzyme Q10 des vertus protectrices qui lui confèrent le pouvoir de prévenir et même de corriger les effets cumulatifs de plusieurs années de dommages cellulaires sur le cœur. (Pour plus de détails, voir le chapitre 11.)
- La *L-carnitine*, type particulier d'acide aminé produit par l'organisme et qui se retrouve aussi dans la viande et les produits laitiers, serait essentiel au fonctionnement optimal des mitochondries du cœur. Des essais ont d'ailleurs mis en évidence, chez l'humain, la capacité de cet acide aminé à améliorer la performance d'un cœur passablement endommagé par le stress.

Des expériences réalisées sous la direction du Dr Wei ont révélé en outre que 40 % des rats qui avaient reçu de la carnitine aux deux tiers de leur durée de vie habituelle ont vécu trois mois de plus (ce qui constitue une extension appréciable chez les rongeurs) que ceux qui n'en avaient pas reçu. Qui plus est, les rats à qui l'on avait administré de la carnitine ont semblé retrouver soudainement leur énergie: leur cœur était deux fois plus vigoureux que celui des animaux du groupe témoin et leur performance lors de diverses épreuves a été de beaucoup supérieure à celle des autres.

Le cardiologue Peter Langsjoen rapporte qu'après avoir administré à des patients souffrant d'insuffisance cardiaque congestive, dans le cadre d'essais cliniques menés à l'Université du Texas à Austin, 1 000 mg (répartis en quatre prises de 250 mg chacune) de plus de L-carnitine que la dose qu'il administrait habituellement en combinaison avec de la coenzyme Q10, il s'est rendu compte que cette mesure était plus efficace, à elle seule, à rétablir la fonction du muscle cardiaque que le recours à la coenzyme uniquement. Une dose de 10 à 30 mg de L-carnitine par kilogramme (kg) de poids corporel, soit 600 mg par jour environ pour une femme de 57 kg (125 livres) ou 800 mg par jour pour un homme de 77 kg (170 livres), constituerait une bonne protection contre le vieillissement prématuré chez l'humain, indique par ailleurs le Dr Roy Walford, de l'Université de la Californie à Los Angeles.

- Quant à savoir si la L-carnitine est un agent antivieillissement à part entière, comme semble le présumer le Dr Walford, la question reste sans réponse pour l'instant.
- *Moins de viande, plus de poisson.* – Des expérimentations animales effectuées sous le patronage des National Institutes of Health ont permis de démontrer que le muscle cardiaque peut être gravement endommagé par les amines hétérocycliques, substances chimiques qui se forment lors de la cuisson des viandes, particulièrement à haute température (voir le chapitre 19). On réduira donc avec grand avantage sa consommation de viande pour faire place au poisson à chair grasse: saumon, maquereau, sardines, hareng, thon et autres espèces bien pourvues en oméga-3, dont les effets bénéfiques sur l'arythmie (battements de cœur irréguliers dont l'aggravation peut entraîner une mort subite) sont bien connus.

26
L'homocystéine: un poison pour les artères et le cerveau

ENTRE 30 % et 40 % des adultes d'âge avancé seraient victimes – sans le savoir, pour la plupart – des effets pervers de l'homocystéine, acide aminé dont les concentrations sanguines augmentent avec l'âge, en même temps que s'accroissent les carences en vitamines du groupe B; ces changements métaboliques qui, à la longue, favorisent l'obstruction des artères, peuvent perturber gravement le fonctionnement de l'appareil cardiovasculaire.

À l'instar du cholestérol sanguin, l'homocystéine est sujette à l'oxydation et peut, de ce fait, libérer des flots de superoxydes dont les effets sur les conduits artériels sont plus pernicieux encore que ceux du cholestérol. Les déséquilibres à ce niveau sont cependant plus faciles à corriger, semble-t-il, que ceux qu'entraîne un excès de cholestérol dans le sang.

Les tests permettant d'apprécier les taux sanguins d'homocystéine ne faisant pas encore partie des prélèvements de routine servant à la prévention, au diagnostic et au traitement des maladies coronariennes – ce qui ne devrait pas tarder toutefois, au dire de nombreux spécialistes –, vous avez peu de moyens pour l'instant de savoir si ce facteur influence de quelque manière votre état de santé actuel et accélère le vieillissement de votre organisme. Aussi est-il important que vous sachiez, à tout le moins, comment prévenir ou atténuer les symptômes des complications qui pourraient en résulter.

UN POISON POUR LES ARTÈRES

Un taux excessif d'homocystéine dans le sang triple le risque d'être victime d'un infarctus et double celui d'un blocage des carotides (artères du cou et de la tête), facteur courant d'accident vasculaire cérébral, selon des chercheurs de Harvard et de Tufts. «Environ 10 % des infarctus, soit 150 000 cas par année aux États-Unis, sont reliés à des taux excessifs d'homocystéine dans le sang», estime le Dr Meir Stampfer, de Harvard. Même un taux d'obstruction modeste des carotides peut multiplier par sept la vulnérabilité à l'infarctus, suggère une étude finlandaise.

Si vous souffrez déjà d'une maladie cardiovasculaire, il est probable que votre taux sanguin d'homocystéine soit de 33 % supérieur à celui des personnes qui ne sont pas affectées par ce type de maladie. C'est, du moins, ce que suggère une étude menée sous la direction du Dr Jacques Genest, de l'Institut de cardiologie de Montréal, auprès d'un groupe de cardiaques. L'étude révèle en effet que 44 % des sujets de sexe féminin et 18 % des sujets de sexe masculin affichaient des taux anormalement élevés d'homocystéine.

Des chercheurs irlandais rapportent, de leur côté, avoir relevé des taux élevés de l'acide aminé en question dans les échantillons sanguins de 30 % des sujets d'âge moyen – tous âgés de moins de 55 ans – dont les artères étaient passablement obstruées, tandis que les sujets dont les artères étaient parfaitement saines présentaient des taux normaux de la substance incriminée.

Une tare héréditaire, qui a pour effet de faire grimper dès le plus jeune âge les concentrations sanguines d'homocystéine, peut dans certains cas être à l'origine de cette anomalie aux conséquences souvent tragiques. Il arrive en effet que les sujets atteints meurent d'une grave maladie cardiovasculaire au cours de leur adolescence ou au début de la vingtaine.

L'homocystéine endommage les artères de trois manières:
- en corrodant les parois des vaisseaux sanguins, portant ainsi directement atteinte aux cellules des vaisseaux et les incitant à se contracter;
- en activant les facteurs de coagulation;
- en stimulant la croissance des cellules des muscles lisses qui tapissent les artères, facteur susceptible de favoriser l'accumulation de dépôts (plaques athéromateuses).

UN POISON POUR LE CERVEAU

L'action nocive des concentrations anormalement élevées d'homocystéine sur l'humeur et sur l'activité psychique a également été mise en évidence par la recherche. Des chercheurs sont même parvenus à prédire, à partir des taux sanguins d'homocystéine, le degré de vulnérabilité à la dépression et à une régression de la mémoire, de la concentration et du raisonnement, troubles souvent mis au compte des manifestations «normales» du vieillissement.

Après avoir soumis à des tests d'habileté mentale des patients d'âge variable atteints de dépression, le Dr Iris Bell, professeur de psychiatrie à l'Université de l'Arizona, s'est aperçue que les sujets âgés dont les taux d'homocystéine étaient passablement élevés avaient eu plus de difficulté que les sujets plus jeunes à réussir les tests; elle relève, entre autres, des défaillances de la mémoire et une moins grande facilité d'apprentissage, indices d'un affaiblissement des fonctions cérébrales.

Une surcharge d'homocystéine dans le sang endommagerait les vaisseaux sanguins qui irriguent le cerveau de la même manière qu'elle endommage les artères, spéculent les chercheurs qui ont mené les expériences aux côtés du Dr Bell; il faut aussi tenir compte du fait que l'homocystéine se transforme en une substance qui, si elle est en excès dans le sang, peut inciter le cellules du cerveau à s'autodétruire, disent-ils. «L'homocystéine étant une neurotoxine, il est important de maintenir les concentrations sanguines de cet acide aminé à un bas niveau», soutient également le professeur Jeffrey Blumberg, du Tufts Human Nutrition Research Center on Aging.

CAUSES ET TRAITEMENT

À quoi sont attribuables ces dangereuses élévations des taux d'homocystéine? La réponse est toute simple: un apport insuffisant en vitamines du groupe B, notamment en acide folique, en vitamine B_6 et, quoique à un moindre niveau, en vitamine B_{12}. Bien qu'on sache, depuis vingt-cinq ans déjà, que les taux excessifs d'homocystéine annoncent des problèmes d'obstruction artérielle et d'éventuels troubles cardiaques, ce n'est que tout récemment que des corrélations ont été établies entre cette anomalie et une carence en vitamines du groupe B. Cette corrélation aurait été retrouvée dans 66 % des cas lors d'une étude effectuée par des chercheurs de Harvard. Même les cas limites, c'est-à-dire où l'on frôle les seuils de carence, représentent un facteur de risque non négligeable.

L'homocystéine est considérée, pour cette raison, comme étant un marqueur biologique fiable des déficits en B_6 et en acide folique – et, par conséquent, comme un signe accablant de susceptibilité à l'athérosclérose.

Ne vous alarmez pas toutefois, car d'autres découvertes, plus réjouissantes celles-là, suggèrent qu'il est possible de corriger ces déficits vitaminiques en ajustant les apports en acide folique, en B_6 et en B_{12} indispensables à la métabolisation de l'homocystéine. En l'absence de cet indispensable trio, l'homocystéine ne peut être décomposée et donc éliminée adéquatement; elle s'accumule alors dans le courant sanguin, avec les répercussions que l'on sait.

Laquelle des trois vitamines est la plus efficace à réduire les concentrations d'homocystéine? L'*acide folique*, disent les spécialistes, suivi de la B_6 et de la B_{12}. Des chercheurs de Tufts rapportent néanmoins avoir observé lors d'essais que les trois jouent un rôle capital dans la régulation du taux d'homocystéine.

La dose thérapeutique

L'apport en vitamines du groupe B nécessaire pour équilibrer le taux sanguin d'homocystéine n'a pu être établi encore de manière absolue. Si une analyse sanguine révélait des taux excessifs d'homocystéine, il est recommandé, dit le Dr René Malinow, professeur à la faculté de médecine à l'Oregon Health Sciences University, de prendre chaque jour des suppléments de vitamines B, soit:

- 1 000 à 5 000 microgrammes [µg] d'acide folique;
- 10 à 50 milligrammes [mg] de vitamine B$_6$.

Cette mesure devrait permettre, selon lui, d'enrayer les dangers éventuels de ce désordre métabolique.

À l'occasion de l'étude déjà mentionnée, le Dr Genest a d'abord mis à l'essai des doses de 2 500 à 5 000 µg (soit 2,5 à 5 mg) par jour d'acide folique; lorsque le patient ne répondait pas à cette dose, il y ajoutait 50 mg de B$_6$. Résultats? Les taux d'homocystéine ont diminué de moitié, en deux semaines, chez 90 % des patients! Ces doses sont sans danger et très efficaces, soutient le spécialiste.

La dose préventive

D'autres travaux, coordonnés par Jacob Selhub, de l'U. S. Department of Agriculture's Human Nutrition Research Center on Aging de l'Université Tufts, permettent de conclure que les apports journaliers suivants devraient, en règle générale, contribuer à maintenir à des niveaux relativement bas les taux sanguins d'homocystéine:

- 350 µg d'acide folique;
- de 2 à 2,5 mg de vitamine B$_6$.

Un apport de 350 µg d'acide folique étant très facile à obtenir par des mesures diététiques appropriées ou par une multivitamine, vous pouvez, avec un minimum de vigilance, prévenir les troubles associés à un excès d'homocystéine dans le sang. Quand on sait que les Américains ne consomment en moyenne que 235 µg d'acide folique par jour – et les personnes âgées encore moins, semble-t-il –, et que la moitié seulement de l'acide folique d'origine alimentaire est absorbée par l'organisme, il apparaît bien avisé d'avoir recours à une source d'approvisionnement complémentaire. Un grand spécialiste de la question, le Sud-Africain J. Ubbink, rapporte d'ailleurs que les deux tiers des patients d'âge avancé auprès desquels il a mis à l'essai un apport accru d'acide folique d'origine alimentaire uniquement n'ont pas répondu, dans 66 % des cas, au traitement, ce qui suggère qu'il vaut mieux, pour des résultats optimaux, puiser aux deux sources à la fois.

EN BREF

Étant donné qu'il n'est pas facile de déterminer, du moins dans l'immédiat, si votre taux d'homocystéine est adéquat ou non, ni de repérer des carences en vitamines du complexe B, soyez attentif à:

- toujours intégrer à votre ration alimentaire des aliments riches en acide folique et en vitamine B_6 (voir le chapitre 4);
- prendre des suppléments d'acide folique, de B_6 et de B_{12} (voir doses préventives recommandées précédemment), à moins d'opter pour un comprimé multivitaminique: les multivitamines en vente libre renferment généralement une quantité suffisante des trois vitamines indispensables pour réguler le taux d'homocystéine.

Des doses plus élevées, de l'ordre de 1 000 µg d'acide folique et de 10 mg de B_6 (doses non toxiques) par exemple, pourraient être nécessaires cependant si vous êtes cardiaque et que votre taux d'homocystéine est exagérément élevé; pour une protection maximale et pour prévenir les risques d'un déséquilibre sur ce plan, on combinera les trois types de vitamines (acide folique, B_6 et B_{12}). Des auteurs relèvent en effet que seuls des apports supérieurs aux apports nutritionnels habituellement recommandés des trois vitamines combinées ont été efficaces auprès de ce type de patients. Les doses quotidiennes préconisées par des spécialistes de la question pour normaliser un taux excessif d'homocystéine chez un patient cardiaque sont:

- de 1 000 à 5 000 µg (ou de 1 à 5 mg) d'acide folique;
- de 10 à 50 mg de vitamine B_6;
- plus de 1 000 µg (1 mg) de vitamine B_{12}.

Il est important de savoir que l'interruption de la supplémentation en vitamines B provoque une élévation subséquente du taux d'homocystéine. Des chercheurs rapportent avoir observé en effet des taux anormalement élevés d'homocystéine chez 66 % des sujets au cours des dix-huit semaines ayant suivi l'interruption du traitement par voie de suppléments.

MISE EN GARDE

Si vous êtes atteint d'une maladie cardiovasculaire, il va de soi que vous ne devez jamais prendre des doses élevées de vitamines B pour abaisser votre taux sanguin d'homocystéine sans consulter au préalable votre médecin.

27
L'affaiblissement du système immunitaire est-il irréversible?

L'AFFAIBLISSEMENT des mécanismes immunitaires est certes l'une des manifestations les plus évidentes du vieillissement de l'organisme. Dès l'âge de 30 ans, déjà, commencent à diminuer le nombre et l'activité des lymphocytes T, globules blancs chargés de mettre en échec tout virus ou toute cellule tumorale et de prêter main-forte à d'autres types de lymphocytes assaillis par divers types d'agents infectieux. Des chercheurs de l'Université Tufts ont montré que la prostaglandine E2, un agent suppresseur de l'immunité en circulation dans le sang, augmente régulièrement avec l'âge, ce qui explique en partie pourquoi l'organisme est de plus en plus sujet aux infections et vulnérable au cancer à mesure qu'il vieillit.

Le degré d'efficacité des défenses immunitaires d'un individu est même considéré actuellement comme un bon indicateur de sa longévité et de sa susceptibilité au cancer. Si l'on en juge d'après les résultats d'une étude sur la question, les personnes âgées de plus de 60 ans dont le système immunitaire est moins vigoureux sont deux fois plus exposées au risque de succomber à une maladie grave (toutes causes confondues) que les sujets du même groupe d'âge; de même, la probabilité qu'elles développent un cancer serait de 30 % supérieure à celle des personnes dont les défenses immunitaires sont intactes.

Sachez toutefois qu'il est possible, à tout âge, grâce à différentes mesures – faciles à appliquer, sûres et peu onéreuses –, de secouer les défenses immunitaires. Des données très récentes suggèrent en effet que des doses plus ou moins élevées de suppléments vitaminiques et minéraux peuvent contribuer à accroître, tant chez les enfants que chez les personnes d'âge très avancé, le rendement des cellules chargées de protéger l'organisme contre les agents infectieux.

Pourquoi donc accepteriez-vous sans broncher de voir jour après jour s'affaiblir votre résistance aux infections, quand il est possible à tout moment de stopper cette débâcle, comme le laissent entendre les toutes dernières découvertes de la médecine moderne!

LES SUPPLÉMENTS À LA RESCOUSSE DU SYSTÈME IMMUNITAIRE

Pour éclipser la vision de cette épée de Damoclès qu'est une immunité en perte de vitesse, sachez prendre dès maintenant tous les moyens nécessaires pour renforcer vos défenses. L'un d'eux consiste à faire provision de nutriments essentiels. Les données suivantes devraient vous convaincre de la nécessité d'une stratégie préventive.

1. L'importance d'un apport quotidien adéquat en vitamines et en éléments minéraux de toutes sortes

La preuve est faite qu'un simple comprimé de multivitamine avec minéraux par jour peut améliorer considérablement l'efficacité du système immunitaire. Si vous ne prenez aucune autre mesure pour accroître votre résistance aux infections, optez pour celle-là.

Des épreuves en double aveugle auprès de 60 hommes et femmes, dont l'âge variait entre 59 et 85 ans, sous la direction de John Bogden, de l'University of Medicine and Dentistry du New Jersey, ont confirmé en effet qu'une préparation en vente libre bien connue renfermant 24 types de vitamines et minéraux pouvait amplifier la réponse immunitaire. Après un an seulement de traitement, la réponse immunitaire avait déjà augmenté de 64 %! «Même chez les personnes âgées dont le régime alimentaire était parfaitement adéquat, on a noté une amélioration des fonctions immunologiques sous l'effet des multivitamines», indique Bogden – notamment la production de lymphocytes T, de certains anticorps et d'autres substances qui stimulent l'activité du système immunitaire.

Une autre étude innovatrice, coordonnée cette fois par l'immunologue Ranjit Kumar Chandra, de l'Université Memorial, à Terre-Neuve, a contribué à mettre au jour les pouvoirs des vitamines dans la lutte aux infections et dans la stimulation de la réponse immunitaire, trop longtemps ignorés par la médecine traditionnelle. Le compte rendu fait ressortir de façon convaincante les effets bienfaisants des suppléments, même à des doses très modestes: les doses utilisées étaient équivalentes à celles qu'offrent la plupart des multivitamines en vente libre, sauf pour le bêta-carotène (16 mg) et la vitamine E (44 mg).

La formule, qui couvrait les besoins en 18 vitamines et minéraux essentiels, fut administrée pendant un an à un groupe de 90 hommes et femmes âgés, en assez bonne santé par ailleurs. Le traitement a permis de réduire de 50 % (en jours de maladie), par comparaison avec ceux qui avaient reçu des comprimés placebo, le taux de maladies infectieuses débilitantes! Les résultats sont probants: multiplication des lymphocytes T, amplification de la réponse des lymphocytes en général et de l'activité des cellules tueuses (cellules NK), accroissement de la production et de la libération d'interleukine 2 et production d'anticorps en réponse à un vaccin contre la grippe.

Le Dr Chandra attribue ces effets spectaculaires à l'action de la vitamine A, du bêta-carotène, du zinc et de la vitamine E, d'abord et avant tout. L'administration de ces suppléments aurait, selon lui, corrigé des carences, jusque-là insoupçonnées, en vitamines et en oligoéléments chez plus de 33 % des sujets, ce qui aurait eu pour effet de rétablir le fonctionnement du système immunitaire.

2. Le rôle des compléments de vitamine E, de vitamine B_6 et de vitamine C dans la prévention des maladies infectieuses

Vitamine E. – Pour donner à votre système immunitaire un autre coup de fouet, prenez, en plus d'une multivitamine, un supplément individuel de vitamine E, comme le recommande le chercheur Moshen Meydani, de Tufts. «Si la supplémentation en vitamine E était adoptée assez tôt comme mesure préventive, dit-elle, on ne verrait pas décliner aussi rapidement avec l'âge les fonctions immunologiques.» Non seulement cette mesure prévient la dégradation des agents de l'immunité, mais elle les régénère chez les sujets très âgés (80 ans et plus).

Les expériences pilotées par Meydani et sa femme, Simin, expériences qui ont été décrites en détail au premier chapitre, ont bien montré que les suppléments de vitamine E n'ont pas seulement pour effet de pallier d'éventuelles carences, mais qu'ils sont aptes en outre à amplifier rapidement la réponse immunitaire. La vitamine aurait même la capacité, disent les auteurs, de retarder les changements physiologiques qui entraînent à un certain âge une dégradation de l'immunité.

Si votre système immunitaire donne déjà des signes d'épuisement, des doses adéquates de vitamine E devraient, à n'en pas douter, lui faire le plus grand bien. Pourquoi? Parce que ce nutriment a la compétence voulue pour inhiber la production de prostaglandine E2, susceptible de perturber gravement, lorsque augmente exagérément sa concentration dans le sang, le fonctionnement des mécanismes de l'immunité. Des spécialistes du ministère de l'Agriculture prétendent pour leur part que l'efficacité de la vitamine E à rétablir la réponse immunitaire serait attribuable en grande partie au fait qu'elle peut empêcher les virus de faire irruption dans les cellules et de s'y répliquer.

Vitamine B_6. – Sans un apport adéquat en vitamine B_6, le système immunitaire ne peut fonctionner normalement. Pourquoi? Parce qu'un déficit en B_6 gêne la production de lymphocytes et, par conséquent, d'interleukine 2, agents indispensables à la lutte contre les infections, à la mise en place d'un terrain défavorable au développement du cancer et à la prévention de l'arthrite, comme l'ont montré des chercheurs de Tufts. (Leurs expériences ont été décrites en détail au chapitre 4.)

Il est bon de savoir que les besoins en B_6 augmentent à l'approche de la quarantaine. Pour prévenir ou retarder les changements qui risquent de ralentir les processus immunologiques, il convient donc, à partir de cet âge, d'augmenter de 20 % à 45 % les doses correspondant aux apports nutritionnels recommandés habituellement par les autorités sanitaires.

Vitamine C. – On sait maintenant que la vitamine C accroît la production de lymphocytes et qu'elle augmente les taux sanguins de glutathion, antioxydant indispensable au bon fonctionnement des mécanismes immunitaires. Un apport de 500 mg par jour de vitamine C est nécessaire pour maintenir l'immunité à son niveau optimal; en cas de grippe ou de rhume, on suggère cependant d'augmenter la dose.

3. Les dangers d'une réserve insuffisante en zinc et en sélénium

Zinc. – Le thymus a absolument besoin d'une quantité suffisante de zinc pour ne pas dégénérer avec les années et gravement affaiblir la réponse immunitaire, comme on l'a vu au chapitre 6. Un apport complémentaire de 15 mg, qu'il est facile d'obtenir au moyen d'une multivitamine avec minéraux, offre une bonne protection.

Sélénium. – De même, un déficit en sélénium peut inciter un virus, à l'origine bénin, à se livrer aux pires méfaits et à induire toutes sortes d'infections, en déclenchant des mécanismes favorisant la multiplication de cet agent infectieux. Des essais ont démontré également que le sélénium participe à la protection des cellules contre les agents cancérigènes. Soyez donc attentif à consommer chaque jour des aliments riches en sélénium (voir le chapitre 9) et/ou à prendre des suppléments offrant un apport suffisant en sélénium, ou encore un comprimé individuel de 100 à 200 µg par jour. Ne perdez jamais de vue toutefois que le sélénium peut, à hautes doses, être toxique.

4. Les bienfaits inestimables du yogourt

Les cultures bactériennes actives contenues dans le yogourt ont la réputation de stimuler le système immunitaire. Une consommation quotidienne, pendant un an, de deux tasses de yogourt ordinaire contenant des cultures actives de *Bulgaricus lactobacillus* et de *Streptococcus thermophilus* (cultures qu'on retrouve dans le yogourt ordinaire vendu dans les épiceries) multiplierait par cinq les concentrations sanguines d'interféron gamma chez des sujets de tous âges, si l'on en croit un compte rendu de recherche du Dr Georges Halpern, de l'Université de la Californie à Davis. Le Dr Halpern a pu constater, à l'occasion d'une autre étude, que la même mesure avait eu pour effet de diminuer de 25 % le taux de susceptibilité au rhume, par comparaison avec ceux qui s'étaient abstenus d'en manger au cours de la même période.

28

L'excès d'insuline: une bombe à retardement

UN EXAMEN détaillé des facteurs de vieillissement ne saurait passer sous silence la question extrêmement complexe de l'insuline, hormone qui assure le transport du glucose vers les cellules où il est transformé en énergie ou mis en réserve.

Si l'insuline exerce une action bienfaisante et absolument déterminante pour le maintien de l'équilibre physiologique *lorsque son taux est maintenu dans des limites normales* dans la circulation sanguine, elle peut en revanche se faire malveillante, et même porter un coup mortel, lorsqu'elle se répand inconsidérément dans le sang. Ce phénomène peut commencer à se manifester vers la fin de la trentaine, en particulier chez les sujets qui ont négligé de surveiller leur poids au fil des ans: on voit alors l'insuline corroder insidieusement les artères, drainer peu à peu les réserves énergétiques, élever subrepticement la tension artérielle, et éventuellement précipiter l'apparition d'un diabète, voire enclencher la formation de tumeurs malignes.

Les répercussions sur le métabolisme des désordres affectant une substance aussi capitale peuvent, on s'en doutera, être désastreuses. Outre qu'il crée un terrain prédisposant au développement du diabète, un taux excessif d'insuline dans le sang – anomalie connue dans le langage médical sous le nom d'*hyperinsulinémie* –

peut être le point de départ de toute une constellation de troubles et de maladies. De nombreuses corrélations ont récemment été mises en évidence entre les surcharges en insuline et divers troubles du métabolisme associés traditionnellement au vieillissement: taux sanguins trop élevés de glucose, de cholestérol ou/et de triglycérides, diminution du taux de HDL (le «bon» cholestérol) et hypertension.

Des experts en sont même venus à pointer du doigt les surcharges en insuline pour expliquer les taux endémiques de maladies cardiovasculaires aux États-Unis. «L'insuline peut, sans qu'on s'en aperçoive, être terriblement meurtrière lorsqu'elle se dérègle», constate le Dr Daniel Foster, de l'Université du Texas. Un gérontologue réputé et grand spécialiste du diabète, le Dr Gerald Reaven, de l'Université Stanford, est du même avis: «Des millions d'Américains sont, sans le savoir, de futures victimes du diabète et de maladies cardiovasculaires», dit-il, en s'appuyant sur des données indiquant que 25 % des Américains d'âge avancé, apparemment en parfaite santé et non diabétiques, montrent des signes d'*insulinorésistance* (leurs cellules empêchent l'insuline de faire son travail).

Ces personnes sont exposées au risque de voir leurs taux sanguins de glucose et d'insuline monter en flèche un de ces jours. En réaction à cette résistance de l'organisme à métaboliser correctement l'insuline, le pancréas peut en effet se mettre à libérer une plus grande quantité de cette hormone.

Il faut préciser toutefois que l'insulinorésistance n'est pas une conséquence obligée du vieillissement: nous n'y sommes pas tous condamnés irrémédiablement du seul fait que nous vieillissons, explique le Dr Reaven, et ceux qui en souffrent présentement peuvent intervenir dès maintenant pour en supprimer les symptômes avant qu'elle n'entraîne des dommages irréversibles. C'est néanmoins une véritable bombe à retardement, qu'on aura grand avantage à désamorcer au plus tôt (si l'on a assez de chance pour avoir détecté à temps les symptômes de l'insulinorésistance, car ils passent souvent inaperçus dans les premiers stades de la maladie) si l'on veut éviter de se voir vieillir et possiblement mourir avant le temps.

COMMENT UN EXCÈS D'INSULINE ACCÉLÈRE LE VIEILLISSEMENT

Une trop grande quantité d'insuline dans le sang peut avoir de graves répercussions sur votre santé et vous faire vieillir prématurément en sapant l'équilibre de votre organisme sur plusieurs fronts à la fois: obstruction des artères; augmentation des taux sanguins de cholestérol LDL et de triglycérides; élévation de la tension artérielle; déclenchement du diabète; formation de tumeurs malignes.

Obstruction des artères

En stimulant la croissance des cellules des muscles lisses des parois artérielles, l'insuline donne le coup d'envoi à la formation de dépôts qui, en s'accumulant, favorisent la formation de plaques d'athéromes, facteur déterminant de l'athérosclérose; les vaisseaux sanguins se rétrécissant peu à peu, le courant sanguin pourra plus difficilement s'y frayer un passage. Un taux excessif d'insuline perturbe également le fonctionnement de l'activité fibrinolytique (dissolution des caillots sanguins) en augmentant la production d'une substance chimique appelée *inhibiteur-1 de l'activateur tissulaire du plasminogène*; les caillots ont alors la voie libre et peuvent à leur aise obstruer les artères.

Augmentation du taux sanguin de cholestérol LDL

Tout dérèglement du métabolisme de l'insuline, qu'il s'agisse de l'hyperinsulinémie ou de l'insulinorésistance, incite le foie à augmenter sa production de lipoprotéines LDL (le «mauvais» cholestérol); plus petites et plus denses que normalement, ces molécules deviennent encore plus vulnérables à l'oxydation; or on sait que l'oxydation des LDL favorise leur incrustation dans les parois artérielles. Des concentrations élevées de ces particules oxydées multiplieraient par trois, selon le Dr Reaven, les risques d'infarctus.

Augmentation du taux sanguin de triglycérides

Il a été clairement établi qu'une surcharge en insuline dans le sang est un facteur déterminant de l'élévation du taux sanguin de triglycérides. On a cru que les triglycérides étaient relativement inoffensifs; or des études ont confirmé qu'une augmentation indue de ce type de lipide dans le sang s'accompagne invariablement d'une diminution du cholestérol HDL, si important pour prévenir les maladies cardiovasculaires, car les vaillantes molécules de HDL sont responsables du transport du dangereux cholestérol LDL vers le foie, où il est éliminé. Il va sans dire que toute baisse du taux de cholestérol HDL dans le sang peut mettre la santé en danger.

Élévation de la tension artérielle

Si vous souffrez d'hypertension, il y a de fortes probabilités (de l'ordre de 50 % environ, si l'on se reporte aux études sur le sujet) que vous soyez affecté d'un problème d'insulinorésistance et qu'une quantité excessive d'insuline dysfonctionnelle circule dans votre sang. Quant à savoir précisément de quelle manière le taux d'insuline en circulation influe sur la tension artérielle, la question n'a pas encore été résolue et suscite encore d'ailleurs beaucoup de controverses. Il se pourrait que l'insuline affecte le fonctionnement des reins et/ou du système nerveux, ce qui favoriserait la contraction des vaisseaux sanguins et, conséquemment, l'élévation de la pression sanguine sur les artères.

Déclenchement du diabète

L'hyperinsulinémie s'accompagne très souvent d'hyperglycémie (excès de glucose dans le sang) et peut, pour cette raison, masquer un diabète latent. «Aujourd'hui la tolérance au glucose, demain le diabète», disent certains spécialistes. Ce qui ne veut pas dire que la première entraîne infailliblement la seconde; mais il reste que la seconde suppose toujours la première.

Formation de tumeurs malignes

Des essais *in vitro* laissent croire qu'un taux inadéquat d'insuline pourrait être impliqué également dans la croissance de cellules cancéreuses.

COMMENT EMPÊCHER L'INSULINE D'ACCÉLÉRER LE PROCESSUS DE VIEILLISSEMENT

Si vous souffrez présentement d'une maladie reliée de quelque manière à un dérèglement de l'insuline, n'allez surtout pas croire, après avoir lu ce qui précède, qu'il n'y ait plus rien à faire sinon à vous résigner à votre sort. Car il est possible, comme l'ont corroboré plusieurs études, de dissiper certains facteurs favorables à l'hyperinsulinémie ou à l'insulinorésistance en adoptant certaines mesures préventives ou correctrices. Soit, pour l'essentiel:

- *Moins de sucre.* Évitez de vous empiffrer de sucre et d'hydrates de carbone. Plus vous consommez de sucre, plus votre organisme a besoin d'insuline pour le métaboliser. Tous les types de sucres, sans exception (sucre de table, sucre contenu dans les biscuits, gâteaux et autres produits de pâtisserie, fructose présent dans les fruits et les jus de fruits, miel) peuvent faire monter le taux sanguin d'insuline. Qu'on se le tienne pour dit!
- *Le moins possible de graisses polyinsaturées.* La consommation de matières grasses susceptibles de s'oxyder rapidement déclenche la sécrétion d'insuline et l'accumulation de glucose dans le sang. Les plus diaboliques, de ce point de vue, sont les graisses polyinsaturées (huile de maïs, huile de carthame ordinaire, huile de tournesol ordinaire), qui infusent quantité de dérivés toxiques dans vos cellules; si, par malheur, la quantité d'antioxydants nécessaires pour contrecarrer les visées de ces dangereux envahisseurs est insuffisante, ceux-ci risquent de stopper le travail d'un type particulier d'enzyme nécessaire au métabolisme du glucose. Il n'en faut pas plus pour que le taux de glucose sanguin se mette à monter et pour que le pancréas libère une quantité encore plus grande d'insuline pour compenser ce déséquilibre. Optez plutôt pour les graisses *monoinsaturées*; on les trouve dans l'huile d'olive, l'huile de canola, l'avocat et les noix, entre autres. Étant moins faciles à oxyder, elles risquent moins de mettre en branle ces réactions en cascade qui favorisent les montées d'insuline.

- *Un apport suffisant en chrome.* Pour maintenir à un niveau adéquat votre taux sanguin d'insuline et permettre à cette hormone d'exécuter le plus efficacement possible ses fonctions, prenez l'habitude d'absorber quotidiennement 200 microgrammes (µg) de chrome organique: le picolinate de chrome, par exemple, constitue une source de choix. Si vous manquez de chrome, votre organisme ripostera tout simplement en libérant une plus grande quantité d'insuline. «Le chrome augmente l'efficacité de l'insuline, dit Richard Anderson, du ministère de l'Agriculture; la demande en insuline pour faire le même travail sera donc moins grande.» La recommandation s'adresse d'ailleurs aussi bien aux adolescents qu'aux adultes, précise-t-il. (Voir le chapitre 5 sur le chrome.)
- *Une attention plus marquée à surveiller votre poids.* «Plus votre excès de poids est élevé, facteur de risque qui ne fait qu'augmenter si, de surcroît, vous restez inactif, plus vous êtes sujet à l'insulinorésistance, quel que soit votre bagage génétique», rappelle le Dr Reaven. Un excès de poids de 20 % (limite à partir de laquelle se définit l'obésité) suffit à créer un terrain prédisposant à l'insulinorésistance; un excès de poids de 40 % réduira d'autant (30-40 %) la capacité de l'insuline à métaboliser le glucose sanguin. Des études suggèrent que l'accumulation de tissus adipeux dans la partie supérieure du corps plutôt que dans la partie inférieure (autrement dit si votre embonpoint vous donne la forme d'une pomme plutôt que celle d'une poire) est un indice de plus de la susceptibilité à l'insulinorésistance. Cela dit, l'on peut être affecté par des problèmes d'insulinorésistance sans avoir le moindre kilo en trop, mais en corrigeant un poids trop élevé, on mettra toutes les chances de son côté pour stabiliser son taux d'insuline et prévenir les élévations soudaines.
- *Un supplément de vitamine E.* Il serait bien avisé de prendre également de la vitamine E, cette vitamine contribuant à stimuler l'activité de l'insuline. Des chercheurs de l'Université de Naples rapportent avoir enregistré une augmentation de

50 % de la capacité de l'insuline à dégrader le glucose chez des personnes âgées sous l'effet de suppléments de 900 mg par jour de vitamine E. Ces résultats pourraient s'expliquer, selon eux, par le rôle protecteur de la vitamine E contre l'oxydation; elle se trouve ainsi à prévenir la destruction des lipides des membranes cellulaires, ce qui rend les cellules plus aptes à utiliser l'insuline pour le transport du glucose. Bref, la vitamine E peut stopper l'insulinorésistance reliée à l'âge et réduire l'activité de l'insuline. (Les auteurs estiment que des doses inférieures à 900 mg devraient également porter fruit.)

- *Un peu d'alcool.* Si étonnant que cela puisse paraître, une consommation *modérée* d'alcool (un ou deux verres par jour) stimulerait l'activité de l'insuline, réduisant du coup la quantité nécessaire à la transformation du glucose en énergie. C'est du moins ce que suggère le Dr Reaven, qui dit avoir observé que la consommation de un ou deux verres d'alcool par jour avait effectivement abaissé le taux sanguin de glucose et réduit de 55 % le taux sanguin d'insuline, tout en augmentant le taux de HDL, par rapport aux sujets qui s'étaient abstenus de boire de l'alcool.
- *Des épices de toutes sortes.* Fait surprenant, les savoureuses épices telles que la cannelle, le clou de girofle, le curcuma et le laurier donneraient un petit coup de fouet à l'insuline, réduisant ainsi la quantité à produire pour assurer le bon fonctionnement du métabolisme.
- *Plusieurs petits repas plutôt que le programme habituel en trois temps.* «Les taux sanguins de glucose et d'insuline sont beaucoup plus faciles à maintenir à un niveau normal lorsque la prise alimentaire est répartie en trois repas légers et trois collations au cours de la journée plutôt qu'en trois repas copieux, comme on le fait habituellement», énonce le Dr Aaron Vinik, directeur du Diabetes Research Institute de Norfolk, en Virginie. Pourquoi? Tout simplement parce que, dit-il, quelques repas copieux provoquent une élévation beaucoup plus rapide du glucose et de l'insuline que plusieurs repas légers, comme il

l'a lui-même mis en évidence lors d'essais mettant à contribution un groupe de patients atteints du diabète *non insulinodépendant*. Les taux d'insuline mesurés régulièrement après l'absorption de deux repas copieux se sont avérés en effet beaucoup plus élevés (de même que le taux de glucose, qui aurait grimpé à 84 %!) que ceux qui ont été enregistrés à la suite de six repas légers!

- Une autre étude, menée cette fois auprès de femmes non diabétiques, a révélé que neuf petits repas au cours d'une journée, plutôt que les trois repas habituels, exerçaient une action favorable sur l'insuline, de même que sur le cholestérol LDL (on a enregistré une chute de 6,5 %).

29
Le cancer: maladie du vieillissement?

LES STATISTIQUES nous apprennent que huit cancers sur dix se déclarent après l'âge de 65 ans et que une personne sur trois est frappée par cette maladie passé cet âge. Force est d'admettre, par conséquent, que le cancer est une pathologie qui se développe avec l'âge – ce qui ne signifie pas pour autant que le vieillissement, comme tel, en soit la cause.

L'étendue de la vie humaine autorisant de longues périodes d'incubation, les germes du cancer peuvent prendre beaucoup de temps avant de se manifester. Il n'y a, de ce strict point de vue, aucune commune mesure entre cette maladie et celles qui se développent du jour au lendemain, les infections par exemple. Le cancer a justement la particularité de se développer très lentement: vingt, trente, quarante années peuvent s'écouler entre le moment où les radicaux libres commencent à bombarder les cellules, donnant le coup d'envoi aux mutations de l'ADN – moment décisif dans l'amorce de la maladie –, et celui où le cancer se déplacera vers d'autres sites pour se généraliser à tout l'organisme (métastases). Entre-temps, d'autres facteurs auront, année après année, créé un environnement cellulaire prédisposant à la formation d'une tumeur maligne.

Un cancer diagnostiqué aujourd'hui est, en réalité, l'aboutissement des ravages qu'auront perpétrés pendant des décennies et que continuent de produire les radicaux libres dans les cellules.

Sous la direction de Gino Cortopassi, une équipe de l'Université de la Californie du Sud, à Los Angeles, s'est attachée à évaluer l'hypothèque de plus en plus lourde que fait peser le temps sur les cellules. Les chercheurs ont découvert que les mutations génétiques chez les sujets qui ont plus de 60 ans sont 13 fois plus fréquentes dans les globules sanguins et 40 fois plus fréquentes dans les cellules de la rate que chez les sujets âgés de moins de 20 ans. Ces mutations pourraient, à la longue, activer ou désactiver des gènes spécifiques et ainsi déclencher le cancer, présume Cortopassi; la maladie serait, de ce point de vue, une autre des conséquences imprévisibles de l'affaiblissement de la résistance des cellules à mesure que se multiplient les agressions des radicaux libres.

Et si l'on pouvait entraver ce processus?... faire cesser ces mutations?... trouver le moyen de former un barrage qui permette d'endiguer la maladie avant qu'elle ne trouve son expression?... Car il n'est écrit nulle part que nous devions tous, en vieillissant, en être victimes.

COMMENT SE PRÉMUNIR CONTRE LE CANCER

La susceptibilité au cancer dépend de plusieurs facteurs, en constante et subtile interaction: l'hérédité, le style de vie et l'environnement, dans son sens le plus général. Sachez toutefois que la moindre barrière que vous érigez à n'importe quel stade du processus de cancérisation peut contribuer à en changer l'issue.

Parmi les moyens qui sont à votre portée, les plus efficaces restent les substances à action antioxydante et ce, même après que les cellules précancéreuses ont commencé à poindre ou que le cancer a été diagnostiqué. Des spécialistes de la question estiment même que nous pourrions échapper à la plupart des types de cancers en adoptant un régime alimentaire mieux équilibré, en absorbant une plus grande quantité d'antioxydants et, bien entendu, en évitant de fumer.

Il s'agit essentiellement de *prévenir l'accumulation de lésions* susceptibles d'inciter les gènes intervenant dans le contrôle de la prolifération cellulaire à déclencher la multiplication anarchique des cellules qui est à l'origine du processus de cancérisation (d'où le nom d'*oncogènes*). Comment? D'abord, en évitant de vous exposer inutilement aux effets toxiques des radicaux libres, à commencer par la fumée de cigarette, qui modifient irrémédiablement le code génétique de vos cellules et les transforment en cellules malignes; ensuite, en essayant de freiner le déclin de vos moyens de défense contre les autres radicaux libres à effet cancérigène.

DES DÉCOUVERTES DÉCISIVES SUR LES VERTUS THÉRAPEUTIQUES DE CERTAINS NUTRIMENTS

Des études extrêmement encourageantes ont paru au cours des dernières années sur les bienfaits des vitamines antioxydantes sur le renforcement des défenses cellulaires. Des essais minutieusement contrôlés, dont la célèbre étude menée à Linxian, en Chine, par l'US National Cancer Institute, sous la direction de William Blot, et celle qu'a pilotée Donald Lamm, de l'Université de la Virginie (il en a déjà été question dans la deuxième partie de l'ouvrage), ont en effet fourni la preuve qu'un apport complémentaire d'antioxydants, par un recours éventuel aux suppléments vitaminiques et minéraux, peut contribuer à prévenir tant le cancer que les accidents vasculaires cérébraux.

Certains diront que les doses utilisées, très modestes au surplus, ont tout simplement dans ce cas corrigé des carences préexistantes. Possible. Les antioxydants ont néanmoins fait montre à cette occasion de leurs vertus bien réelles dans l'inhibition du cancer, vraisemblablement en protégeant les cellules contre les attaques des oxydants. L'étude de Lamm révèle en outre que des mégadoses de certaines vitamines peuvent même contribuer à inhiber un cancer déjà déclaré.

N'allez pas croire toutefois que vous pouvez sans remords continuer de fumer, en tablant sur la capacité des antioxydants à pallier les effets de la cigarette. Ici comme ailleurs, il y a une limite à tout! Une étude finlandaise a confirmé, en 1994, que des apports

---

ॐ UN EXPERT NOUS LIVRE SES SECRETS ॐ

Jeffrey Blumberg
*Directeur adjoint de l'USDA Human Nutrition
Research Center on Aging, à l'Université Tufts*

Jeffrey Blumberg est un ardent défenseur de l'utilisation des suppléments antioxydants pour combattre le vieillissement prématuré. «Quand on compare les bienfaits des suppléments vitaminiques aux dangers de leur utilisation, la balance penche nettement en faveur des suppléments, les risques encourus étant pratiquement nuls.»

Pour freiner le vieillissement, il prend chaque jour les suppléments suivants:

Vitamine E	400 UI
Vitamine C	250-1 000 mg
Bêta-carotène	15 mg
Multivitamine avec minéraux (100 % - 200 % de l'apport nutritif recommandé)	1 unité

---

complémentaires en bêta-carotène et en vitamine E – à raison de 20 milligrammes (mg) et de 50 unités internationales (UI) respectivement – ne suffisent pas à contrer les risques de cancer du poumon chez les gros fumeurs (il faut préciser que les sujets sur lesquels a porté l'étude fumaient deux paquets par jour depuis trente ans, et fumaient toujours au moment des essais).

DITES NON AU CANCER

Le rôle des facteurs alimentaires dans la genèse du cancer a reçu, plus d'une fois, confirmation. De même a-t-on souvent dénoncé certaines habitudes de vie prédisposant au développement des tumeurs et à leurs métastases. Les recommandations qui reviennent le plus souvent dans les travaux scientifiques consacrés à la question sont les suivantes:

- Inscrivez chaque jour au menu cinq portions ou plus de fruits et de légumes: ce sont de puissants agents, capables de réduire

de 50 % – même chez les personnes âgées – la susceptibilité au cancer, comme l'ont montré près de 200 études sur le sujet.
- Buvez du thé (noir, vert ou oolong): c'est une excellente source d'antioxydants. (Prenez note toutefois que les tisanes n'ont pas les mêmes pouvoirs.)
- Réduisez votre consommation de viande rouge, laquelle a été associée par de nombreux groupes de chercheurs aux cancers du côlon, du sein et de la prostate.
- Réduisez votre consommation de graisses saturées d'origine animale (beurre, crème, etc.): elles favorisent le cancer de l'ovaire, le cancer du sein à issue mortelle, et possiblement d'autres types de cancers.
- Ne buvez pas trop d'alcool: plus d'un verre d'alcool par jour augmente les risques de développer un cancer du sein; trop de bière favorise le cancer du rectum; l'alcool, en général, crée un terrain propice à l'apparition du cancer de l'œsophage et de certains types de cancers du côlon.
- Mangez régulièrement des haricots de soya ou des produits à base de protéine de soya: farine de soya, lait de soya, tempeh, tofu. Le soya est un formidable agent anticancéreux, dont toutes les femmes qui redoutent le cancer du sein, et les hommes le cancer de la prostate, devraient faire leur allié.
- Prenez chaque jour des suppléments vitaminiques et minéraux, à tout le moins une multivitamine avec minéraux, afin de disposer d'un arsenal de base satisfaisant. Pour augmenter votre protection contre les risques du cancer, prenez chaque jour, comme le font eux-mêmes bon nombre de spécialistes: de 500 à 2 000 mg de vitamine C, 400 UI de vitamine E et entre 10 et 20 mg de bêta-carotène, auxquels vous pourrez ajouter des suppléments d'ail et de sélénium, aux doses recommandées aux chapitres 9 et 13.
- Si vous fumez, il est urgent de mettre un terme une fois pour toutes à cette habitude.

30
L'hypertension
Mythes et réalités

Vous devez vous attendre à ce que votre tension artérielle augmente avec l'âge. Une étude approfondie de la question révèle en effet que la pression systolique (chiffre supérieur) augmente de 15 points en moyenne entre l'âge de 25 ans et l'âge de 55 ans. Il est intéressant d'observer que le phénomène est propre aux pays industrialisés, dont les États-Unis, et, à un degré encore plus marqué encore, au Japon; c'est donc dire que certaines populations du globe en sont épargnées et que, par conséquent, il n'est pas indissociable du vieillissement. Comme beaucoup d'autres maladies chroniques, l'hypertension peut être traitée – du moins jusqu'à un certain point, des prédispositions héréditaires pouvant aussi entrer en ligne de compte.

Ici encore, le développement de la maladie a souvent à voir avec un déséquilibre entre les contingents de radicaux libres et les contingents d'antioxydants. La recherche médicale de pointe a récemment mis au jour l'implication des radicaux libres dans le développement de l'hypertension, qui a pris aux États-Unis des proportions endémiques, de même que le rôle de facteurs diététiques tels que le sodium, le calcium, l'alcool et la suralimentation. Il se pourrait que l'accroissement de la quantité de radicaux libres en circulation dans l'organisme entrave la production d'oxyde nitrique et de prostacycline, substances qui ont pour effet de détendre les vaisseaux sanguins et, donc, de maintenir la tension artérielle à un faible niveau.

LES ANTIOXYDANTS EN RENFORT

Les investigations de l'éminent chercheur Jeremiah Stamler, de la Northwestern University Medical School, à Chicago, fournissent des preuves convaincantes de la possibilité de modifier les courbes de tension en ayant recours aux antioxydants. Au terme d'une étude visant à apprécier l'efficacité à long terme (les essais ont été étalés sur dix ans) de la vitamine C et du bêta-carotène, Stamler s'est aperçu que les chiffres tensionnels enregistrés chez les sujets qui avaient consommé les plus grandes quantités de ces deux antioxydants étaient moins élevés que ceux des sujets qui en avaient consommé le moins. La différence se traduit par des réductions de l'ordre de 6 % environ du taux de mortalité par accident vasculaire cérébral, de 4 % du taux de mortalité par cardiopathie et de 3 % du taux de mortalité en général, toutes causes confondues.

La vitamine C est depuis quelques années le point de mire des recherches sur le traitement de l'hypertension. On ne compte plus les études qui établissent des corrélations entre le manque de vitamine C et la susceptibilité à l'hypertension. On a vu au chapitre 2 les résultats étonnants qu'a enregistrés, par exemple, l'équipe de Paul Jacques, de Tufts, en assurant à un groupe de sujets un apport de vitamine C équivalent à la consommation quotidienne d'une simple orange!

Les fruits et les légumes sont, de ce point de vue, de bons adjuvants dans la prévention de l'hypertension. Ce n'est pas sans raison que les végétariens ont en général une tension artérielle inférieure à celle des amateurs de viande. Des chercheurs de l'Université du Colorado seraient même parvenus, grâce à l'application, durant une période de plus de cinq ans, d'un régime végétarien à un groupe d'Afro-Américains souffrant d'hypertension, à aider ces patients à triompher de la maladie *malgré une prédisposition héréditaire.*

FAUT-IL SUPPRIMER LE SEL?

La sensibilité au sodium augmente graduellement avec l'âge, en règle générale – et de façon plus marquée après l'âge de 60 ans; aussi le sel risque-t-il plus d'occasionner une élévation de la pression artérielle chez les personnes âgées qui ont atteint ou dépassé la soixantaine que chez les plus jeunes, et encore davantage si l'hérédité les prédispose à l'hypertension. C'est du moins la conclusion à laquelle en est venu le chercheur M. Weinberger, du Hypertension Research Center de la faculté de médecine de l'Université de l'Indiana, au terme d'une étude d'une durée de dix ans. Le fait que la sensibilité au sel croisse avec les années n'entraîne toutefois pas automatiquement l'hypertension.

En étant attentif à utiliser le sel avec parcimonie durant toute sa vie, on contribuera inévitablement à éclipser, sinon à réduire, ce risque. Il est important de savoir également que d'autres substances alimentaires, telles que le calcium et le potassium, peuvent atténuer la sensibilité au sel.

QUELQUES CONSEILS SUR LA FAÇON DE MAINTENIR VOTRE TENSION ARTÉRIELLE À UN FAIBLE NIVEAU MALGRÉ L'ÂGE

- *Mangez beaucoup de fruits et de légumes.* Les fibres contenues dans les fruits exercent un effet hypotenseur, comme l'a montré une étude d'une durée de quatre ans menée par des chercheurs de Harvard auprès d'un groupe d'hommes d'âge moyen et d'âge très avancé: les sujets qui mangeaient chaque jour une quantité de fibres équivalente à celle que l'on peut trouver dans cinq pommes environ se sont avérés être en effet beaucoup moins vulnérables (46 % de moins) à l'hypertension avec les années que ceux qui s'étaient abstenus de manger régulièrement des fruits et des légumes.
- *Intégrez souvent à vos menus du poisson à chair grasse* (saumon, maquereau, sardines) ou prenez des suppléments d'huile de poisson sous la supervision d'un médecin. Des tests réalisés à l'Université de Cincinnati à partir de 2 000 mg d'acides gras oméga-3 en capsules (soit la quantité d'oméga-3 que four-

nissent sept capsules par jour, les capsules courantes renfermant approximativement 300 mg d'huile de poisson contenant des acides gras EPA [eicosapentaénoïque] ou DHA [docosahexaénoïque]), administrées durant trois mois, ont produit des baisses de tension notables: de 4,4 points pour la pression systolique et de 6,5 points pour la pression diastolique.
- *Assurez-vous d'obtenir un apport adéquat en calcium.* Le calcium aide à bloquer l'hypertension causée par la sensibilité au sodium. Assurez-vous donc de ne jamais en manquer. Un compte rendu d'une équipe du Health Science Center de l'Université du Texas fait état d'une diminution de 20 à 30 points de la tension artérielle chez 20 % de sujets souffrant d'hypertension légère à l'aide de 800 mg par jour de calcium.
- *Faites en sorte d'absorber une dose suffisante de magnésium* pour contrer l'hypertension (voir le chapitre 8).
- *Consommez régulièrement du raisin rouge et du jus de raisin rouge ou noir.* Des substances chimiques contenues dans le raisin rouge et dans le raisin noir ont un effet vasodilatateur qui peut contribuer à abaisser la tension artérielle.
- *Quelques branches de céleri par jour* devraient vous faire le plus grand bien. Certains constituants du céleri ont un effet hypotenseur, selon des chercheurs de l'Université de Chicago qui ont testé le produit sur des animaux de laboratoire. La médecine vietnamienne traditionnelle fait usage depuis longtemps de ce «médicament» pour traiter l'hypertension.
- *Ajoutez le plus souvent possible de l'ail à vos plats ou prenez des suppléments d'ail.* Les propriétés hypotensives de ce condiment ont été maintes fois mises en évidence, comme on l'a vu au chapitre 13.
- *Inscrivez au menu une quantité suffisante d'aliments riches en potassium:* fruits et légumes, noix, haricots de soya et poisson. Il vous faut absorber une quantité suffisante de potassium pour prévenir la rétention de sodium dans les tissus, facteur favorable à l'hypertension. Des chercheurs de l'Université Temple ont découvert que la tension artérielle de

sujets de sexe masculin soumis à un régime à faible teneur en potassium avait augmenté de 4,5 % environ.
- *Un petit bol d'avoine (environ 30 g) par jour* peut abaisser la tension artérielle, ainsi que l'ont montré des expérimentateurs de l'Université Johns Hopkins. Une relation dose-effet est nettement ressortie des expériences et ce, indépendamment de facteurs tels que l'âge, le poids, la consommation d'alcool, l'apport alimentaire en sodium et en potassium des sujets. On soupçonne que les fibres solubles que renferme l'avoine seraient dans ce cas-ci l'agent actif.
- *Prenez un supplément de vitamine C, à titre d'assurance complémentaire.* Même un supplément d'à peine 250 mg vous aidera à réduire de 50 % le risque de faire de l'hypertension avec l'âge, comme l'ont montré des chercheurs de Tufts.
- *Pas trop de sel!* Attention de ne pas développer et de ne pas favoriser chez les autres (vos enfants, par exemple) une habituation au sel. Mangez le moins possible d'aliments traités, source élevée de sel (70 % de la quantité totale de sel dans les régimes courants des Américains!). En éliminant une cuillerée à thé de sel par jour, des personnes sujettes à l'hypertension ont pu réduire leur pression systolique de 7 points et leur pression diastolique de 3,5 points.

> N.B. La réduction de la consommation de sel ne doit toutefois pas être considérée comme l'unique remède à tous les maux. Car il est possible que, dans certains cas, le fait de réduire sa consommation de sel et d'augmenter sa consommation de calcium n'entraîne aucune modulation de la tension artérielle; on a même déjà vu des cas où la tension avait, au contraire, augmenté. Assurez-vous donc que votre tension artérielle soit mesurée régulièrement afin de pouvoir déterminer si les nouvelles mesures diététiques que vous avez adoptées produisent l'effet attendu.

- *Ne buvez jamais plus de deux verres d'alcool par jour.* L'alcool est l'une des causes les plus sournoises (et les moins bien comprises) de l'hypertension. «La cause la plus courante des cas d'hypertension qu'il est possible de traiter ou de faire rétrocéder est la consommation exagérée d'alcool (trois verres ou plus par jour)», comme le confirme N. Kaplan, du Health Science Center de l'Université du Texas.
- *Attention à l'embonpoint!* Si vous avez des kilos en trop, faites des efforts pour les perdre: il est possible que vous voyiez votre tension se rétablir très rapidement en appliquant cette mesure. Il est maintenant établi que l'activité des radicaux libres augmente lorsque la consommation de matières grasses est excessive. Les régimes restrictifs ont précisément comme atout de déjouer les ruses de ces saboteurs. On sait en outre que la sensibilité au sel est plus fréquente chez les obèses.

31
Un nouveau regard sur les maladies de l'œil

LA CATARACTE SÉNILE

L'incidence de la cataracte est en relation directe avec l'âge. Les statistiques sont claires là-dessus: alors que 4,5 % à peine des Américains dans la cinquantaine souffrent de cataractes, près de 50 % d'entre eux verront toutefois leur vision affaiblie par cette maladie entre 70 et 80 ans. Mais l'âge est-il vraiment ici le facteur déterminant? Et la cataracte est-elle le lot de toute personne âgée, sans exception. «Pour parler franchement, les cataractes séniles, comme tant d'autres handicaps de la vieillesse, semblent être attribuables à une carence en vitamines ou, pour être plus précis, à une carence en antioxydants», estime Irwin Rosenberg, directeur de l'USDA's Human Nutrition Research Center on Aging à l'Université Tufts.

Les radicaux libres de l'oxygène, si souvent mis en cause dans les maladies du vieillissement, auront atteint dans ce cas-ci les lentilles de l'œil. La cataracte résulterait en effet de la *photo-oxydation,* c'est-à-dire de l'exposition du cristallin aux rayons ultraviolets. D'abord inoffensive, la lumière solaire finit, après un certain temps, par oxyder les protéines du cristallin, ce qui l'endommage et le rend opaque. La vision s'en trouve gravement affectée. De bonnes réserves d'antioxydants aident à prévenir cette opacification progressive du cristallin.

La vitamine C serait particulièrement efficace à combattre la cataracte, soutient Rosenberg. Il invoque à l'appui de sa thèse les conclusions de nombreuses études expérimentales, dont celles-ci: un groupe d'Américains dont l'apport en vitamine C se situait dans le tiers inférieur d'un ensemble donné se sont avérés être 14 fois plus susceptibles à la cataracte que ceux dont l'apport se situait dans le tiers supérieur.

Le rôle protecteur d'autres vitamines antioxydantes, dont la vitamine E et le bêta-carotène, est loin d'être négligeable selon les auteurs: les apports les moins élevés en vitamine E ont en effet été mis en relation avec un risque 3 fois plus élevé de développer des cataractes avec l'âge, et les apports les plus faibles en bêta-carotène avec un risque 1,5 fois plus élevé.

Des investigateurs de l'Université de New York à Stony Brook en arrivaient, encore récemment, aux mêmes conclusions après avoir mis à l'essai auprès de 1 400 sujets, dont l'âge se situait entre 40 et 70 ans, des doses relativement élevées de nutriments antioxydants; ils constataient en outre que les sujets qui avaient absorbé des suppléments multivitaminiques une fois par semaine, au moins, étaient moins aptes après un an que ceux qui ne prenaient aucun supplément à développer plus tard des cataractes.

LA DÉGÉNÉRESCENCE MACULAIRE

Le même optimisme prévaut dans le milieu de la recherche médicale en ce qui concerne la prévention et le traitement de la dégénérescence maculaire, maladie caractérisée par la dégradation de la *macula,* partie de l'œil responsable de l'acuité de la vision; non traitée, elle peut mener à la cécité. Le chercheur Michael Kaminski, du Pacific College of Optometry, en Oregon, s'est attaché il y a quelques années à déterminer à l'occasion d'une étude menée auprès d'un groupe d'hommes et de femmes victimes de la maladie dans quelles proportions les déficits cellulaires en nutriments antioxydants – vitamine C, vitamine E, bêta-carotène, sélénium, zinc, etc. – pourraient avoir eu un effet incitateur. Kaminski a retrouvé au terme de son étude:

- des carences en un type, au moins, d'antioxydant chez 92 % des sujets;
- des carences en deux types d'antioxydants ou plus, notamment en vitamine E, en zinc et en sélénium, chez 75 % d'entre eux;
- une carence en vitamine C, en vitamine E ou en bêta-carotène chez près de 100 % des sujets âgés de plus de 55 ans (ces trois antioxydants sont reconnus pour avoir une action protectrice contre la dégénérescence maculaire, comme l'ont montré des expérimentations animales);
- des carences en vitamine C, en vitamine E et en bêta-carotène chez 75 % des sujets.

Un compte rendu de recherche du National Eye Institute révèle que les personnes affichant les plus hauts taux sanguins de caroténoïdes (dont le bêta-carotène), substances contenues en grande quantité dans les fruits et les légumes, seraient trois fois moins aptes à développer la dégénérescence maculaire que celles qui affichent les taux les plus faibles. Même les concentrations moyennes en caroténoïdes ont été mises en rapport avec un risque deux fois moins élevé d'être victime de cette maladie.

Un caroténoïde appelé *lutéine*, qu'on retrouve dans le chou frisé, les épinards et le chou cavalier, parmi d'autres, serait doté de puissantes vertus, selon des chercheurs suisses. Des concentrations très élevées de lutéine ont en effet été retrouvées dans la macula de sujets sains: la lutéine, à l'instar d'autres caroténoïdes à action antioxydante, mènerait une lutte acharnée aux radicaux libres de l'oxygène susceptibles d'endommager la macula.

PROTÉGEZ VOS YEUX!

Voici quelques mesures faciles à appliquer qui devraient vous aider à vaincre, sinon à atténuer, les effets de l'âge sur la vision.

- *Une multivitamine par jour.* Prenez chaque jour un supplément multivitaminique avec minéraux: il pourrait réduire de 27 % votre vulnérabilité à la cataracte, si l'on en juge d'après les résultats d'une très vaste étude, échelonnée sur une décennie, auprès de médecins de Harvard âgés de plus de 45 ans. Des chercheurs de Melbourne font état, eux aussi, d'une relation incontestable entre un usage prolongé de suppléments vitaminiques et le ralentissement de la cataracte.
- *Un supplément de vitamine C par jour.* Les suppléments de vitamine C et de vitamine E peuvent réduire la susceptibilité à la cataracte, disent des chercheurs canadiens. Une dose de 500 mg par jour de vitamine C devrait suffire à éloigner la cataracte (les doses supérieures n'ont toutefois pas amélioré les résultats obtenus), selon des analystes de Tufts. Une autre étude, réalisée en Angleterre auprès d'un groupe de femmes âgées, fait valoir les vertus exceptionnelles de la vitamine C dans la prévention de la maladie: on a relevé en effet deux fois moins de cataractes chez les femmes qui prenaient des suppléments de vitamine C, à raison de 250 à 500 mg par jour, que chez celles qui s'en étaient abstenues. Les chercheurs spécialisés dans la recherche sur la nutrition et le vieillissement ne s'entendent pas toutefois sur la quantité de vitamine E et de bêta-carotène qui pourrait constituer une assurance de base satisfaisante contre cette affection oculaire.
- *Des légumes verts à feuilles.* Les épinards, sans doute à cause de leur forte concentration en bêta-carotène, seraient un excellent antidote à la cataracte, si l'on se reporte au compte rendu d'une étude menée auprès d'un vaste échantillon (composé essentiellement de femmes âgées) que publiait assez récemment le *British Medical Journal*. La consommation régulière d'une grande quantité d'aliments riches en bêta-carotène a en effet réduit de 40 % la susceptibilité à la cataracte, rapportent les expérimentateurs.

Cinquième partie

Stratégie globale pour freiner le vieillissement

(Synthèse)

Comme ce serait simple, n'est-ce pas, si l'on n'avait qu'à avaler chaque jour un petit comprimé pour déjouer les mécanismes du vieillissement! Les choses sont passablement plus compliquées cependant, comme on l'a vu tout au long de cet ouvrage. Aucune vitamine, aucun élément minéral, aucune plante, aucun aliment ni substance alimentaire isolé(e), du moins tels que nous les connaissons aujourd'hui, ne peut en effet relever ce défi. Plus la science pénètre dans ce champ immense qu'ouvrent à l'analyse les mécanismes cellulaires qui président à la vie, plus elle prend conscience de la subtile synergie existant entre les éléments de la nature, à la faveur des liens et des échanges qui s'établissent entre eux sans relâche, pour assurer le rendement optimal des fonctions biologiques. «Il ne s'agit surtout pas de privilégier telle ou telle autre vitamine, à l'exclusion des autres. Ce serait insensé, car elles remplissent *toutes* des fonctions importantes», dit Gladys Block, épidémiologiste spécialisée dans la recherche sur le cancer rattachée à l'Université de la Californie à Berkeley. L'arme magique qui, d'une salve, pourrait tout régler, comme on l'attend souvent des médicaments, n'a pas sa place dans la recherche de solutions aux problèmes extrêmement complexes du vieillissement et de la prolongation de la vie.

Pour freiner les ravages du temps, il est essentiel de s'approvisionner en antioxydants de toutes espèces, car seul un ensemble varié et bien équilibré de substances antioxydantes peut faire échec aux radicaux libres et autres promoteurs du vieillissement. Ce qui compte avant tout, c'est le statut global des cellules en antioxydants. «N'allez surtout pas croire, dit le Dr Jerome De Cosse, du Memorial Sloan-Kettering Cancer Center (New York), que la solution à tous vos problèmes réside dans un seul et unique antioxydant!» Comment pourriez-vous savoir, de toute manière, si, à tel ou tel moment, un type donné d'antioxydant nécessaire pour parer aux assauts des radicaux libres alimente vos cellules?

Presque toutes les questions, à la limite, restent ouvertes en cette ère d'investigation scientifique du phénomène du vieillissement. Qui sait de quels moyens on disposera un jour pour prévenir les outrages des années?

Si une solution telle qu'un programme de protection unique et garanti contre le vieillissement prématuré est pure illusion, il est en votre pouvoir cependant de mettre en application, en vous appuyant sur les connaissances et les données disponibles actuellement, les mesures propres à éliminer certains facteurs de risque et à prévenir l'accélération du processus. C'est précisément l'objectif que visait cet ouvrage.

Vous trouverez dans les pages qui suivent un résumé de la double stratégie qui vous a été présentée, d'étape en étape, tout au long du livre, à savoir: (1) ce qu'il faut manger ou éviter de manger pour mettre de votre côté toutes les chances d'atteindre un âge avancé en pleine possession de vos moyens; (2) les dix meilleurs suppléments que vous puissiez ajouter à votre alimentation pour retarder ou faire régresser plusieurs des symptômes courants du vieillissement prématuré.

Une série de questions et réponses, souvent soulevées à propos des suppléments, viendra compléter en appendice ce tour d'horizon.

Stratégie antivieillissement

I. Régime alimentaire

1. Fruits et légumes: au moins cinq portions par jour
Indispensables! Parce qu'ils fournissent la plus grande quantité et la plus grande variété d'antioxydants qu'on puisse trouver dans les sources d'origine alimentaire. Il n'y a pas de meilleure manière de prévenir les changements physiologiques et les dommages cellulaires hâtifs par lesquels se traduit le vieillissement prématuré que d'infuser, dès l'enfance, dans ses cellules un flot continu d'antioxydants. Seules des réserves abondantes de substances capables de s'opposer à l'action destructrice des radicaux libres peuvent en effet prévenir l'apparition des premiers symptômes des maladies dégénératives, notamment l'athérosclérose, aux abords de la cinquantaine et fournir à un âge plus avancé les munitions nécessaires pour retarder l'aggravation de ces symptômes et tout ce qui peut s'ensuivre.

2. Poisson: deux ou trois portions par semaine
Toutes les variétés de poissons sont bénéfiques à la santé; les poissons de mer à chair grasse (saumon, maquereau, sardines, thon et hareng) constituent cependant l'investissement le plus sûr, compte tenu des vertus incomparables de leurs acides gras oméga-3.

3. Thé
Une excellente source d'antioxydants facilement accessible.

4. Haricot de soya et ses dérivés: une portion par jour autant que possible, sinon deux ou trois portions par semaine
Le haricot de soya renferme plusieurs espèces d'antioxydants et diverses substances censées exercer une action anticancéreuse.

5. Ail: une gousse par jour
Un puissant antioxydant vénéré depuis des siècles! Inhibe le cancer, prévient l'obstruction artérielle et, vraisemblablement, la dégradation des fonctions cérébrales due au vieillissement.

6. Moins de calories

Tenez-vous-en au nombre de calories indispensables à une croissance adéquate et à un apport nutritionnel optimal. Les restrictions caloriques, qui permettent de maintenir son poids en dessous du poids dit «normal» augmentent les chances de rester jeune et de vivre plus longtemps: ils ne devraient être appliqués toutefois qu'aux adultes en très bonne santé – jamais aux enfants en croissance ni aux personnes d'un âge très avancé.

7. Moins de matières grasses nocives

Évitez les matières grasses qui endommagent les cellules, comme celles que renferment les viandes et les produits laitiers, ainsi que les graisses polyinsaturées oméga-6, en particulier les graisses polyinsaturées partiellement hydrogénées, contenues dans la margarine et dans certaines huiles végétales et aliments traités industriellement. Limitez-vous autant que possible à l'huile d'olive, l'huile de canola, l'huile de macadamia ou toute autre huile à forte concentration d'acides gras monoinsaturés.

8. Moins de viande

Restreignez votre consommation de viande ou cessez tout simplement d'en manger. Évitez les modes de cuisson à température élevée qui favorisent la production de radicaux libres: friture, grillade, barbecue.

9. Moins d'alcool

Une consommation exagérée d'alcool alimente la production de radicaux libres, ne l'oubliez jamais! Si vous aimez prendre un peu d'alcool à l'occasion, optez de préférence pour le vin rouge, source de plusieurs types d'antioxydants, en vous limitant à un ou deux verres par jour.

10. Moins de sucreries

Éloignez les aliments à teneur élevée en hydrates de carbone (sucre, fructose, etc.), lesquels élèvent le taux sanguin d'insuline, facteur d'athérosclérose, de cancer et autres maladies dégénératives reliées au vieillissement.

II. Suppléments vitaminiques et minéraux

A. Dix suppléments de nature à retarder ou à faire régresser certaines manifestations courantes du vieillissement prématuré

1. Multivitamine avec minéraux

Choisissez un comprimé offrant pour la plupart des éléments nutritifs énumérés sur l'étiquette ou l'emballage 100 % de la ration quotidienne en vitamines, minéraux et oligoéléments correspondant à l'apport nutritionnel recommandé (ANR) par les autorités sanitaires – surtout pour les vitamines du groupe B; assurez-vous d'obtenir 400 µg environ d'acide folique. Les hommes, ainsi que les femmes ménopausées, veilleront à choisir une multivitamine qui ne renferme qu'une quantité minimale de fer (pas plus de 100 % de l'ANR), une surcharge en fer dans l'organisme pouvant favoriser le vieillissement. Cette multivitamine quotidienne peut être très salutaire pour corriger des carences insoupçonnées et accroître la résistance aux infections, si souvent déficiente chez les personnes âgées.

2. Vitamine E : de 100 à 400 UI par jour

Antioxydant non spécifique absolument essentiel, qui travaille en synergie avec la vitamine C et le bêta-carotène à opposer une forte résistance aux radicaux libres. La vitamine E protège les cellules contre les dommages causés par les réactions d'oxydation, elle contribue à prévenir les maladies cardiovasculaires, le cancer et autres maladies chroniques associées traditionnellement au vieillissement, elle renforce le système immunitaire et elle pourrait même freiner la dégénérescence du cerveau avec l'âge. Le régime alimentaire ne peut suffire en règle générale à combler les besoins en vitamine E dont a besoin un organisme qui a pris de l'âge, d'où la nécessité d'un supplément. (La plupart des multivitamines en vente libre ne contenant pas plus de 30 UI de vitamine E, quantité nettement insuffisante pour prévenir le vieillissement prématuré, il pourra être indiqué d'inclure à votre régime un supplément de vitamine E en comprimé individuel en plus de votre multivitamine pour obtenir un apport adéquat.)

3. Vitamine C : de 500 à 1 500 mg par jour

Autre antioxydant de base indispensable pour retarder certaines maladies du vieillissement et pour prolonger l'espérance de vie. (Les multivitamines courantes renfermant habituellement 60 mg environ de vitamine C, vous pourrez avoir besoin de prendre un comprimé de vitamine C en plus de votre multivitamine pour combler vos besoins.)

4. Bêta-carotène: de 10 à 15 mg par jour

Troisième antioxydant du trio de base, dont les vertus sont depuis longtemps reconnues. Les fruits et les légumes orange foncé et les légumes à feuilles de couleur vert sombre fournissent de grandes quantités de bêta-carotène, assez d'ailleurs pour combler les besoins de la plupart des individus. On pourra néanmoins, à titre d'assurance complémentaire, prendre un supplément de 10 à 15 mg par jour. (La plupart des multivitamines offrent des doses assez faibles de cet antioxydant; vous aurez peut-être besoin alors de prendre un comprimé de bêta-carotène en plus de votre multivitamine si, bien sûr, vos besoins personnels rendent le recours à ce supplément nécessaire.)

MISE EN GARDE: *Assurez-vous que l'étiquette du contenant porte bien la mention «bêta-carotène» et non «vitamine A», car la vitamine A est toxique à hautes doses.*

5. Chrome: de 50 à 200 µg par jour

Élément minéral qui contribue à prévenir plusieurs des handicaps souvent reliés à l'âge. Le régime alimentaire fournissant rarement l'apport en chrome nécessaire pour pallier les effets du vieillissement sur l'organisme, un supplément s'impose. (La plupart des multivitamines ne renferment pas de chrome ou n'en renferment que des doses infimes. Vous aurez donc vraisemblablement besoin d'un comprimé individuel de chrome.)

6. Sélénium: de 50 à 200 µg par jour

Élément minéral considéré comme un agent de protection potentiel contre le cancer, les maladies cardiaques et certaines maladies infectieuses, dont le sida. (Il est rare que les suppléments offrent des doses adéquates de sélénium; vous pourriez donc avoir à prendre un comprimé à part, en plus de votre multivitamine.)

MISE EN GARDE: *Soyez prudents! Le sélénium est toxique à hautes doses.*

7. Calcium: de 500 à 1 500 mg par jour

À moins que vous ne consommiez une quantité appréciable de produits laitiers chaque jour, il est assez difficile d'obtenir suffisamment de calcium de source alimentaire pour déjouer les handicaps possibles du vieillissement. Un apport quotidien de 1 000 mg est conseillé aux adultes; les femmes ménopausées pourraient avoir besoin d'une dose supérieure, évaluée par les spécialistes du vieillissement à environ 1 500 mg – à consommer en même temps qu'une certaine quantité de vitamine D, à raison de 200 à 600 UI environ. (Les multivitamines ne fournissant pas une dose aussi élevée, vous devrez recourir à un comprimé individuel.)

8. Zinc: de 15 à 30 mg par jour

Élément minéral qui joue un rôle clé dans la réponse immunitaire; il pourrait même parfois faire régresser certains troubles de l'immunité reliés au vieillissement. (La plupart des multivitamines renferment environ 15 mg de zinc; vous ne devriez donc pas avoir à prendre un comprimé de zinc en plus de votre multivitamine.)

MISE EN GARDE: *Des doses trop élevées de zinc peuvent avoir des effets nocifs et affaiblir plutôt que renforcer le système immunitaire.*

9. Magnésium: de 200 à 300 mg par jour

Les carences en magnésium sont fréquentes. Or le magnésium joue un rôle protecteur contre les maladies cardiovasculaires, notamment l'arythmie et l'insuffisance cardiaque congestive; des expérimentations animales ont montré que ce minéral peut également s'opposer à l'action des radicaux libres. (Les multivitamines fournissent en général 25 % de la quantité recommandée aux adultes pour prévenir ces états pathologiques possiblement reliés au vieillissement. Vous pourrez avoir à recourir à un comprimé de magnésium, à raison de 200 à 300 mg, pour combler vos besoins, advenant que votre ration alimentaire ne vous fournisse pas tout le magnésium dont vous ayez besoin.)

10. Coenzyme Q10 (ubiquinone-10): 30 mg par jour

Antioxydant non spécifique dont les vertus antioxydantes sont vantées par un nombre croissant de chercheurs réputés. Des expérimentations animales suggèrent qu'il pourrait retarder le vieillissement. On lui attribue un effet stimulant sur les cellules du muscle cardiaque; il est d'ailleurs utilisé depuis longtemps en Europe et au Japon pour traiter l'insuffisance cardiaque. (L'ubiquinone-10 est vendu sous forme de capsules ou de comprimés.)

B. Autres suppléments, qui pourraient être jugés utiles pour les personnes de 40 ans et plus ou pour toute personne affectée par quelque symptôme ou maladie reliés à l'âge

Vitamines du groupe B
Vitamines qui jouent un rôle beaucoup plus important qu'on l'a cru jusqu'à maintenant dans la prévention du déclin de certaines fonctions psychiques associées à la «sénilité», de même que dans la protection de l'organisme contre les cardiopathies et le cancer. (Les multivitamines fournissent en général des apports en vitamines B qui devraient répondre aux besoins de la population adulte en général. Pour des apports supérieurs jugés nécessaires pour s'assurer une protection complémentaire ou pour se prémunir contre les risques associés aux carences en vitamines B, – de l'ordre de 500 à 1 000 µg de B_{12}, de 1 000 µg d'acide folique et de 50 mg de vitamine B_6 environ –, on devra avoir recours à des comprimés individuels.)

Ginkgo
Plante reconnue pour ses effets bénéfiques sur l'irrigation sanguine du cerveau, du cœur et des membres. L'extrait de ginkgo biloba peut être absorbé, au besoin, à raison de 40 mg trois fois par jour environ, pour améliorer la circulation sanguine.

Glutathion
Antioxydant très puissant qui, en fortifiant les cellules du tractus gastrointestinal, crée une barrière empêchant les graisses alimentaires oxydées par les radicaux libres de passer dans la circulation sanguine. Une dose quotidienne de 100 mg par jour devrait constituer une bonne protection. À prendre au moment des repas.

Glutamine
Acide aminé à absorber, en doses élevées, durant les périodes de grand stress ou de maladie, ou pour compenser une affection occasionnant un affaiblissement du tonus musculaire. Les doses thérapeutiques suggérées pour atténuer ces symptômes doivent toutefois être assez élevées pour faire effet: entre 2 000 et 8 000 mg par jour environ.

Huile de poisson en capsule
Pour ceux qui ne mangent jamais de poisson. Une dose quotidienne de 1 000 mg d'acides gras DHA et EPA correspond à la quantité d'acides gras

oméga-3 contenus dans une portion de 100 g environ d'un poisson de mer à chair grasse (saumon, maquereau, sardines, etc.). Prenez toujours en même temps de la vitamine E, pour faciliter l'absorption de l'huile de poisson.

MISE EN GARDE: *Si vous souffrez d'une affection reliée de quelque manière à un problème affectant la coagulation du sang ou si des anticoagulants vous ont été prescrits, ne prenez jamais de capsules d'huile de poisson sans consulter au préalable votre médecin.*

Supplément d'ail

Pour ceux qui ne mangent jamais d'ail ou qui veulent accroître la protection qu'offre cet aliment aux propriétés multiples. De trois à six capsules de poudre ou d'extrait d'ail par jour devraient constituer une dose antivieillissement efficace.

L-carnitine

Acide aminé très efficace pour soulager l'angine, l'arythmie ou les symptômes légers de l'insuffisance cardiaque. Des doses de 1 000 à 2 000 mg par jour ont déjà été utilisées avec succès pour atténuer l'insuffisance cardiaque.

MISE EN GARDE: *Ne doit être administrée que sous supervision médicale.*

N.B. *Les doses suggérées ici, à titre indicatif, ont été établies à partir de paramètres généraux, en présumant que chacun pourra ensuite déterminer avec l'aide d'un professionnel de la santé quelles doses correspondent le mieux à ses besoins. Ne vous amusez surtout pas à tester vous-même les effets de doses supérieures, car certains suppléments consommés en doses élevées peuvent être très nocifs et même toxiques. Il va de soi que toute personne qui doit prendre des médicaments, qui est enceinte ou qui souffre d'un trouble ou d'une maladie quelconque ne devrait jamais avaler le moindre supplément sans avoir au préalable pris avis auprès de son médecin; des interactions entre les suppléments et les médicaments prescrits pourraient avoir des effets indésirables potentiellement très dangereux.*

Conclusion

Il ne saurait y avoir de dernier mot ni de réponses absolues qui viennent clore, une fois pour toutes, les questions si complexes que soulève toute interrogation sur le ralentissement du processus physiologique du vieillissement. Personne ne sait encore, à ce stade de l'exploration d'un champ de recherche aussi récent, jusqu'où il est possible d'aller pour que l'homme puisse préserver ou retrouver sa jeunesse et sa vitalité, pas plus qu'on ne sait d'ailleurs à quelles doses les suppléments sont le plus efficaces pour y parvenir; les spécialistes de la question doivent se contenter pour l'instant de fixer les doses préventives ou thérapeutiques dans des limites étroites à partir des données les plus pertinentes dont ils disposent, même si elles ne sont jamais que partielles.

Les recherches et expérimentations auxquelles il a été fait allusion tout au long de cet ouvrage représentent en quelque sorte les toutes premières tentatives de l'homme pour ralentir, par des mesures diététiques et par le recours aux suppléments, les mécanismes qui président à la sénescence. Aussi ne faut-il pas s'étonner que les conseils et les avis qui puissent actuellement nous guider en cette matière soient dispensés avec autant de prudence et de modestie. Peut-être dira-t-on dans quelques années que les mesures préconisées dans cet ouvrage étaient beaucoup trop conservatrices...

Cela étant dit, elles représentent les perspectives les plus excitantes sur lesquelles peut aujourd'hui se fonder la science pour nous aider à mettre dès maintenant un bémol à tout ce qui nous fait vieillir avant le temps.

Moins vulnérable à la maladie, aux handicaps et à la souffrance, l'homme en viendra à vivre beaucoup plus longtemps en savourant chaque jour son bonheur et sa joie d'être vivant. Est-il plus beau pari, dites-moi?...

Appendice

LES SUPPLÉMENTS: POUR QUI? POURQUOI?

1. **Dans quels cas précis le terme de «carence», en parlant des vitamines ou des minéraux, s'applique-t-il dans cet ouvrage?** Toute personne qui court inutilement le risque de vieillir, et de souffrir, avant le temps ou de mourir d'une maladie chronique susceptible d'être prévenue, traitée ou retardée en absorbant, au moyen d'aliments ou de suppléments, une plus grande quantité de substances chimiques naturelles est, d'une certaine manière, affectée par une quelconque *carence*. Ce qui revient à dire, en somme, chacun de nous, si tant est que nous vieillissons tous beaucoup plus rapidement que le décrète en réalité le temps qui passe.

2. **Quand est-il indiqué de commencer à prendre des suppléments comme moyen de freiner le vieillissement?** Aujourd'hui même, si vous avez 18 ans ou plus – quel que soit le nombre d'années que vous ayez en plus. «L'être humain commence à vieillir à partir du moment même où il est conçu», dit fort à propos le célèbre Dr Denham Harman. Il a ensuite devant lui sept, huit ou même neuf décennies pour intervenir s'il veut prévenir ou stopper les lésions cellulaires qui accélèrent «inutilement», dans la mesure où ses effets sont révocables, le vieillissement de l'organisme. La preuve est faite que l'absorption de suppléments durant une période de quinze ans offre une protection beaucoup plus grande que celle qui ne s'étale que sur un an à peine. Mais mieux vaut tard que jamais... Les effets bienfaisants des vitamines et des minéraux chez les personnes d'un âge très avancé – renforcement de l'immunité, inversion de la «sénilité», prévention des fractures osseuses et de divers handicaps qu'on a

cru pendant longtemps incontournables – ont maintes fois été mis en évidence. «Il va de soi, dit le professeur Jeffrey Blumberg, de Tufts, que l'on accorde une attention toute spéciale à son régime alimentaire et que l'on voie à augmenter l'apport en aliments nutritifs *avant* d'atteindre l'âge de la vieillesse.» S'il est possible de différer ou de faire rétrocéder par des mesures diététiques appropriées les premiers symptômes d'un déclin du système immunitaire chez les personnes âgées, il devrait être possible également, selon toute vraisemblance, de ralentir les changements physiologiques reliés à l'âge en ingérant une quantité relativement élevée de nutriments à l'âge moyen.

3. **Les enfants devraient-ils prendre des suppléments?** À titre d'assurance contre les carences possibles en vitamines et en minéraux dues à un régime qui pourrait être déficient, on peut donner à un enfant un comprimé multivitaminique avec minéraux par jour. S'appuyant sur la théorie radicalaire du vieillissement et sur des expérimentations animales, certains spécialistes sont en effet d'avis que l'administration précoce d'antioxydants pourrait prévenir chez l'enfant le vieillissement prématuré et offrir une bonne protection contre les maladies chroniques susceptibles de se développer à un âge plus avancé. Presque aucune étude n'ayant été menée à ce jour sur les effets des antioxydants sur les enfants en croissance, la plupart des spécialistes de l'étude du vieillissement se gardent toutefois pour l'instant de sanctionner tout encouragement à administrer aux enfants des doses aussi élevées que celles que contiennent les multivitamines.

Il reste que, ainsi que l'ont montré des études scientifiques, la ration alimentaire de bien des enfants est loin de fournir tous les nutriments dont ils ont besoin, ce qui les expose déjà, en pleine période de croissance, à divers types d'infections et de maladies. Un comprimé multivitaminique offrant environ 100 % de l'apport nutritionnel recommandé pour la plupart des vitamines et des minéraux essentiels selon l'âge devrait contribuer à prévenir ces déficits, maintiennent certains spécialistes. Deux raisons sont souvent invoquées par ceux qui défendent cette position: (1) la nécessité d'intervenir assez tôt

– juste avant la puberté ou au cours de cette période, selon des études récentes – pour assurer chez les filles la formation d'os denses et solides, afin de prévenir l'ostéoporose à un âge plus avancé (assurance que pourrait facilement garantir un supplément de calcium, allèguent-ils); (2) la nécessité d'assurer, dès la fin de l'adolescence et le début de l'âge adulte, un apport adéquat en antioxydants pour prévenir un éventuel cancer du sein à un âge plus avancé (des études suggèrent en effet que l'enclenchement des mécanismes qui sont à l'origine du cancer du sein pourrait se faire entre l'âge de 14 et 25 ans).

4. **Les femmes enceintes doivent-elles s'abstenir de prendre des suppléments?** La consommation de suppléments vitaminiques, en particulier d'acide folique, aux tout premiers jours de la grossesse – et même avant que les tests n'aient donné confirmation – peut certes être bénéfique pour l'enfant à naître, ne serait-ce qu'en contribuant à prévenir des malformations congénitales, telles que le spina-bifida (fusion imparfaite du cerveau et de la moelle épinière); les femmes enceintes devraient tirer avantage, par exemple, d'un supplément d'acide folique de l'ordre de 400 microgrammes (µg) par jour environ, soit la quantité disponible dans une multivitamine standard.

Pour ce qui est des autres types de suppléments, les scientifiques ne sont pas encore parvenus à s'entendre sur le bien-fondé de leur administration *durant* la grossesse. La plupart des gynécologues-obstétriciens recommandent néanmoins, semblent-ils, à leurs patientes l'absorption de multivitamines avec minéraux adaptées aux besoins particuliers de cette période.

Il faut savoir que des doses élevées de vitamine A, du type *rétinol* (ce qui ne s'applique pas au bêta-carotène, une «provitamine» A), peuvent être dommageables et devraient, pour cette raison, être systématiquement écartées au cours de la grossesse. Pour ce qui est des antioxydants, tels que la vitamine E, la vitamine C et le bêta-carotène, le professeur Blumberg soutient que des doses ne dépassant pas 400 unités internationales (UI) de vitamine E, 1 000 milligrammes (mg) de vitamine C et 15 mg de bêta-carotène devraient être aussi bénéfiques aux femmes enceintes qu'elles le sont, de manière générale, à toute femme, et que ces suppléments ne comportent, de toute façon, aucun risque. L'exposition du fœtus aux antioxydants devrait, théoriquement du moins, lui être profitable, si l'on se base sur les expérimentations menées sur des modèles animaux, lesquelles suggèrent que la progéniture des femelles ayant reçu des antioxydants durant la gestation a une durée de vie plus longue que celle des femelles qui en ont été privées tout au long de la durée des essais.

Les données sur les effets des suppléments sur le fœtus étant insuffisantes à ce jour pour donner un avis éclairé – on ignore, par exemple, quelles doses d'antioxydants et d'autres suppléments antivieillissement peuvent être bénéfiques et quelles doses peuvent être nocives –, les femmes enceintes devraient s'en tenir pour l'instant, dit-il, à suivre un régime alimentaire riche en fruits et en légumes à haute valeur antioxydante, et être très prudentes pour tout ce qui concerne les suppléments, qu'il s'agisse de vitamines, de minéraux, de plantes médicinales ou de tout autre type de supplément; elles devraient *toujours consulter leur médecin avant d'absorber le moindre supplément et, cela va de soi, éviter systématiquement les mégadoses de quelque nutriment que ce soit.*

5. **Les personnes qui prennent des médicaments peuvent-elles prendre en même temps des suppléments?** Ne cessez pas de prendre vos médicaments ni ne substituez à ces médicaments des antioxydants ou tout autre type de supplément pour traiter une maladie – sauf sur l'avis de votre médecin. Il pourrait arriver néanmoins que certains suppléments permettent de réduire les doses de médicaments prescrites initialement ou même d'interrompre la médication; une décision de cet ordre *ne devrait jamais être prise qu'après consultation de votre médecin.* Lui seul peut vous guider là-dessus, en s'appuyant sur la connaissance qu'il a des interactions entre suppléments et médicaments.

6. **Peut-on faire confiance aux fabricants? Autrement dit, les contenants renferment-ils vraiment les contenus annoncés sur les étiquettes?** Bien des histoires d'horreur circulent sur les suppléments vitaminiques qui, pour n'être pas soumis au

contrôle de la Food and Drug Administration, seraient, selon les uns, non conformes aux normes établies ou, selon les autres, ne renfermeraient pas les ingrédients actifs vantés sur l'étiquette, ou encore ne se dissoudraient pas complètement dans l'organisme. La Consumers Union rapporte, quant à elle, dans sa livraison de septembre 1994 du *Consumer Reports,* qu'après avoir testé 86 suppléments nutritionnels – tant des suppléments multivitaminiques avec minéraux que des suppléments ne renfermant qu'un seul type d'ingrédient –, elle a pu constater qu'ils avaient presque tous donné des résultats concluants. Il faut préciser que la Consumers Union a utilisé pour ces tests de contrôle les standards de la US Pharmacopoeia (USP), organisme indépendant qui établit les standards pour la fabrication des vitamines et des minéraux: «À une exception près, toutes les multivitamines avec minéraux que nous avons testées contenaient, en règle générale, les quantités spécifiées sur les étiquettes et se désintégraient au cours d'une période de temps acceptable», en ont conclu les analystes. Les auteurs disent avoir constaté également que les suppléments les moins chers étaient aussi efficaces que les plus onéreux.

QUELQUES CONSEILS

- N'oubliez pas de vérifier régulièrement la date d'expiration sur l'étiquette: n'utilisez jamais un supplément après cette date.
- Conservez votre flacon de vitamines dans un endroit frais et sec, l'armoire de la cuisine par exemple.
- Pour une absorption maximale, prenez vos suppléments au moment des repas – jamais lorsque vous avez l'estomac vide.
- Les vitamines liposolubles, telles que les vitamines E, D, A et le bêta-carotène, seront mieux assimilées si, comme leur nom le suggère, vous leur fournissez en même temps que vous les consommez une source de lipides pour leur permettre de se dissoudre.
- Certains comprimés polyvitaminiques sont vendus en doses fractionnées, lesquelles contribuent à maintenir durant toute la journée à un niveau constant les concentrations sanguines en nutriments; ils constituent, de ce point de vue, un excellent choix.

Index

Accident vasculaire cérébral (AVC), 34, 59, 80, 81-82, 84, 94, 129, 140-141, 171, 204, 210-211, 220, 273-274, 276, 279, 309, 322, 350
Acide ascorbique, *voir* Vitamine C
Acide désoxyribonucléique, *voir* ADN
Acide folique, 14-15, 75, 89, 94-102, 178, 205-206, 212, 306-307, 324-326, 365, 368, 375
Acides aminés, 39, 51, 155, 227, 233
  arginine, 233
  glutamine, 157-159, 163, 165-166, 368
  homocystéine, 14, 94-96, 99-100, 102-103, 307-308, 321-327
  L-carnitine, 317-320, 369
Acides gras, 8, 144, 209, 217-218, 222, 224, 249-260, 312-313, 351-352, 363-364, 368
  EPA, 352, 368
  DHA, 352, 368
  monoinsaturés, 144, 209, 258-259, 313, 364
  oméga-3, 8, 144, 217-219, 222-225, 256-261, 312, 320, 363, 369
  oméga-6, 8, 218, 224, 249-251, 254, 257, 259, 312, 364
  polyinsaturés, 224, 249-251, 257, 312
  saturés, 250, 255
  trans, 8, 249, 251-254, 257, 260, 312
ADN, 12-13, 25, 28, 73-74, 97, 229, 242, 250, 316, 343
Ail, *voir* Légumes
Albumine, 120
Alcool, 199, 239, 271-277, 279-281, 313, 341, 347, 349, 353-354, 364
  bière, 114, 280, 347
  vin, 209, 212, 237, 239, 271, 277-281, 296-297, 313, 364
Alpha tocophérol, *voir* Vitamine E
Amines hétérocycliques (AHC), 264, 269
Amnésie, *voir* Mémoire
Anémie, 91-92, 100, 293
Angine de poitrine, 49
Angiogenèse, 228
Angioplastie, 219
Antiacides, 101
Antibiotiques, 41, 43, 101
Anticancéreux, 149, 209, 228, 347

Anticoagulants, 66, 225, 369
Anticorps, 92, 101, 118, 173, 197, 331
Anti-inflammatoires, 212, 222
Antioxydants, 7-8, 13, 17-18, 25, 27, 30-35, 40-41, 43, 46-48, 50-54, 61, 69, 76, 83-84, 121, 149, 151-152, 155, 157, 159, 161, 163, 165-167, 169, 171, 176, 178, 188, 191, 202, 205-210, 212, 215, 219, 228, 232, 237-240, 245, 261, 267-268, 277-279, 281, 286, 291, 301, 304-306, 308, 310-312, 317-318, 339, 344-347, 349-350, 355-357, 361, 363-364, 374-376
  bêta-carotène, 18, 31, 33, 41, 44, 46, 49-50, 53, 79-88, 121, 171, 184, 203-205, 208, 210-211, 213, 232, 268, 318, 331, 346-347, 350, 356-358, 365-366, 375-376, 378
  caroténoïdes, 53, 204, 206-209, 357
  catéchines, 238-239, 277-279
  coenzyme Q10, 33, 39, 51-52, 121, 169-179, 184, 219, 288, 311-312, 318-319, 367
  daidzéine, 228, 230, 234-235
  flavonoïdes, 188, 190, 208-209, 238, 240
  génistéine, 228-231, 234-235, 257
  glutathion, 8, 39, 69, 72-73, 85, 148, 155-167, 207, 209-210, 261, 268, 304, 313, 333, 368
  indoles, 207, 210
  lutéine, 204, 210-211, 357
  lycopène, 205-206, 213, 306, 308
  quercétine, 188, 210, 212, 238, 268
  sélénium, 33, 41, 50, 88, 121, 147-154, 157, 159, 165-166, 178, 184, 199, 219, 232, 268, 288, 318, 333, 347, 356-357, 366
  sulforaphane, 31, 159
  Voir aussi Thé - Vitamine C - Vitamine E
Anxiété, 152, 185, 196
Artères, 40, 56-58, 64, 69-72, 81, 84, 94-96, 102, 107, 109-112, 137, 140, 142, 150, 171-172, 184, 187, 193-196, 204, 212, 217-220, 230, 233, 240, 247, 250, 252, 255-256, 258, 276, 278, 293, 309-313, 321-323, 325, 327, 335, 337-338
  Voir aussi Athéromes – Athérosclérose - Maladies cardiovasculaires

Arthrite, 13, 25, 44, 46, 56, 63, 148, 156, 214, 217, 219, 256, 259, 263, 333
Arythmie, 137, 141-142, 182, 220, 317, 320, 367, 369
Aspirine, 66, 194, 218, 279
Asthme, 74, 183
Athéromes (plaques d'), 57-58, 81, 108, 255, 310, 337
Athérosclérose, 57-59, 74, 84, 110, 112, 150, 195, 209, 213, 219, 230, 233, 240, 255, 263, 309-312, 324, 337, 363-364
Attaque (d'apoplexie), *voir* Accident vasculaire cérébral
AVC, *voir* Accident vasculaire cérébral

BCG (vaccin), 48
Bêta-carotène, *voir* Antioxydants
Bronchite, 74, 217, 222, 272
Brûlures d'estomac, 77

Caillots sanguins, *voir* Coagulation du sang
Calciférol, *voir* Vitamine D
Calculs rénaux, 77, 214
Calories, 55, 65, 105-106, 109, 114, 122, 138, 215, 256, 283, 285-292, 364
Cancer, 13-14, 17-18, 24-25, 29, 39, 41-42, 44-46, 48, 50, 53, 55-56, 61-62, 67-70, 72, 76, 79-81, 85, 87-88, 91, 94, 96-99, 101, 107, 113, 118, 121, 129-132, 147-149, 152-153, 155, 159-160, 162, 178, 191-192, 197-199, 202-204, 209-215, 217, 219, 221-222, 228-232, 234-235, 237, 241-242, 250, 252-254, 256, 258-260, 263-267, 272-273, 276, 281, 283-284, 295-296, 329, 333, 343-347, 361, 363-366, 368, 375
  de la peau, 42, 48, 149
  de la prostate, 192, 229-232, 252, 254, 256, 347
  de la vessie, 48
  de l'endomètre, 204
  de l'estomac, 50, 192, 198, 211-212, 235, 281
  de l'œsophage, 50, 241, 347
  de l'ovaire, 214, 347
  des voies buccales, 62, 162, 272
  du cerveau, 266-267
  du col, 80, 97, 213
  du côlon, 62, 97, 129-130, 149, 192, 210-211, 214, 221, 256, 265-267, 296
  du pancréas, 203, 213, 241, 259
  du poumon, 50, 62, 80-81, 87-88, 97, 149, 203, 210, 254, 346
  du rectum, 347
  du sang (leucémie), 228, 266-267
  du sein, 81, 107, 131, 203, 211, 214, 222, 229-231, 252-253, 256, 258, 265, 267, 273, 347, 375
Cardiopathies, 13, 25, 39, 46, 58, 95, 107, 144, 148-149, 169, 217, 238, 253, 258, 283, 297, 368
  Voir aussi Maladies cardiovasculaires
Carie dentaire, 242
Caséine, 227
Cataracte, 42, 44, 46, 50, 56, 70, 75-76, 79, 211, 355-356, 358
Céréales, 54, 64, 103, 114, 123, 144-145, 153, 236, 249, 260, 268, 270, 296-297
  à grain entier, 103, 114, 144, 153, 268, 270
  avoine, 145, 225, 353
  blé, 64-65, 225, 236
Cerveau, 13, 15, 34, 56, 63, 89, 95, 98-99, 121, 152, 171, 175, 181-183, 185, 188-189, 191, 196-197, 206, 212, 248, 252, 266-267, 274, 277, 287, 304-308, 321, 323, 325, 327, 365, 368, 375
Chirurgicale (intervention), 66, 219
Cholestérol, 14, 57-58, 60, 64-65, 68, 71-72, 81, 84, 95, 107-109, 111-113, 130-131, 138, 150, 160, 171, 184, 191-193, 209-210, 212, 219, 233, 240, 249-250, 252, 254-255, 258, 261, 263, 276, 278, 285, 293-294, 310, 312-313, 316, 321, 336-338, 342
  HDL, 71, 109, 111-112, 138, 184, 212, 219, 233, 258, 276, 336, 338, 341
  LDL, 57-58, 64-65, 71-72, 84, 107, 109, 111, 150, 193-194, 212, 233, 240, 255, 258, 276, 278, 293, 310-313, 337-338, 342
  Lp(a), 71, 252
Cigarette, *voir* Tabagisme
Circulation sanguine, 63, 71, 107, 152, 156-157, 162, 181-183, 214, 308, 335, 368
  Voir aussi Accident vasculaire cérébral - Claudication intermittente - Maladies cardiovasculaires
Claudication intermittente, 187, 195
Coagulation du sang, 66, 140, 143, 190, 192, 369
Cobalamine, *voir* Vitamine B$_{12}$
Coenzyme Q10, *voir* Antioxydants
Cœur, *voir* Maladies cardiovasculaires
Concentration (manque de), 99
Confusion, 15, 185
Constipation, 135
Crise cardiaque, 14, 146
  Voir aussi Infarctus
Cuisson (modes de), 264, 268, 364
Dégénérescence maculaire, 121, 160, 207, 211, 356-357
Démence, 15, 91, 98, 185, 197-198, 283, 307

Dépression, 95, 98, 152, 185, 196, 206, 307, 323
Désordres cérébraux, *voir* Cerveau
DHA (DHEA), 110, 113, 352, 368
Diabète, 42, 46, 106-108, 110-111, 114, 137-138, 141-142, 156, 160, 163, 214, 217, 219, 221, 233, 259, 283, 335-338, 342
Diarrhée, 66, 77, 145-146, 200
Dolomite, 134
Douleurs thoraciques, 138
  Voir aussi Angine de poitrine
Dysfonctionnement cérébral, 307
  Voir aussi Cerveau

Emphysème, 74, 222
Environnement, 12, 25, 30, 43, 150, 343-344
Enzymes, 27-28, 31-33, 39, 51, 69, 95, 147, 197, 210, 212, 218, 229, 239, 248, 257, 260, 286, 294
  catalase, 197, 286, 304
  ECA, 194
  glutathion-peroxydase, 147, 197, 286
  glutathion-S-transférase, 260
  plasminogène (activateur du), 276, 337
  superoxyde-dismutase, 188, 286, 306
  thrombine, 230
Épices et herbes aromatiques, 31, 39, 341
  cannelle, 341
  clou de girofle, 341
  curcuma, 341
  laurier, 341
  moutarde, 86
  pourpier, 225
Estomac, 15, 33, 50, 70, 77, 80, 90, 92, 190, 192, 198, 200, 211-213, 235, 266, 274, 280-281, 378
Étourdissements, 185, 190
Exercice, 68, 175, 188, 304

Facteur intrinsèque, 90, 92
Facultés mentales, *voir* Cerveau
Fertilité, 70
Fibrillation ventriculaire, 220
Fibrinogène, 310
Fièvre, 26, 200
Foie, 88, 114, 116, 135, 148, 154, 158-159, 171, 177-178, 182, 192-193, 242, 256, 265, 272, 274, 278, 281, 295-296, 337-338
Fractures, 42, 126-127, 131, 137, 143, 374
Fruits, 18, 32-33, 53-54, 61, 68, 70, 76, 85-86, 162, 164-165, 188, 201-208, 213-214, 236, 240, 261, 268, 291, 299, 301, 303, 308, 310, 312-313, 318, 339, 346, 350-352, 357, 363, 366, 376
  abricot, 205

agrumes, 76, 100, 208-209
amandes, 145
ananas, 268
arachide, 178, 249, 251, 260
avelines, 145
baies, 209-210, 238
bleuets, 208-209, 312
canneberge, 209
cantaloup, 76, 86, 164
citrouille, 86, 145
faines, 225
fraises, 76, 164, 209-210, 268, 312
framboises, 209
kiwi, 76
mangue, 86
melon d'eau, 86, 164, 205, 308
noisettes, 259
noix (de Grenoble), 145, 164, 225, 259
noix cendrée, 225
noix de cajou, 145
noix du Brésil, 152, 154, 165-166
orange, 71, 73-74, 158, 164-165, 204, 208-209, 312, 350, 366
pacanes, 145
pamplemousse, 86, 164, 209
papaye, 76
pêche, 103, 123, 153, 164, 169
pruneaux, 103
raisin, 212, 238-239, 277, 279-280, 312, 352

Gastrite atrophique, 90-91, 93, 307
Gencives, 74, 242
Gènes, *voir* Génétique
Génétique, 12, 25, 27-30, 32, 70, 73, 78-79, 250, 255, 265, 286, 301, 340, 345
  Voir aussi ADN
Ginkgo (extrait de), 15, 51, 181-190, 306, 308, 368
Globules blancs, *voir* Leucocytes - Lymphocytes
Glucose, 106-111, 163, 210, 221, 230, 233, 285-287, 335-336, 338-342
  Voir aussi Diabète
Glutathion, *voir* Antioxydants
Glycémie, *voir* Glucose
Graines, 64, 123, 144-145, 153, 259
Graisses, 8, 28, 42, 55, 58, 86, 130, 147, 157, 160, 162-164, 166-167, 209, 212, 214, 217, 224, 235, 247-253, 255-261, 263, 265, 269, 281, 287, 296, 304, 312, 339, 347, 364, 368
  Voir aussi Acides gras - Lipides
Greffes, 183
Grippe, 331, 333
Grossesse, 375-376

Index 379

Hémochromatose, 78
Hémorragie, 66
Hémorragie cérébrale, 66
Homocystéine, *voir* Acides aminés
Hormones, 51, 203, 217, 255
   angiotensine, 194
   œstrogènes, 131, 203, 210-211, 214, 229-230, 273, 295
   thymuline, 14-15, 119-120
Huile, 31, 61, 64-65, 177-178, 208, 217-225, 235, 248-251, 254, 256-261, 312-313, 339, 351-352, 364, 368-369
   d'arachide, 251, 260
   d'olive, 61, 178, 250-251, 258-260, 313, 339, 364
   de canola (colza), 225, 251, 260, 339, 364
   de carthame, 31, 224, 249-251, 260, 312, 339
   de lin, 225, 251, 259
   de macadamia, 251, 259, 261, 364
   de maïs, 31, 64-65, 218, 222, 224, 248-251, 260, 312, 339
   de noix, 225, 251, 261
   de poisson, 217-222, 224-225, 256, 259-260, 351-352, 368-369
   de sésame, 251
   de soya, 64, 177, 225, 235, 251, 257, 260
   de tournesol, 64, 218, 224, 249, 251, 260, 339
   végétale hydrogénée, 254
   végétale partiellement hydrogénée, 254
Hyperinsulinémie, *voir* Insuline
Hypertension, 69, 71, 128-129, 132, 137, 141-142, 156, 172-173, 200, 204-205, 211, 213, 218, 256, 273-274, 317, 336, 338, 349-354
Hypoglycémie, 111
Hypocalorique (régime), 106, 284-289, 291-292

Immunité, *voir* Système immunitaire
Immunoglobuline, 173
Infarctus, 14, 41, 49, 56, 60, 64, 80-82, 84, 94, 102, 137, 140-141, 143, 171, 195-196, 198, 204, 211, 213, 220-221, 230, 255, 275-276, 279-280, 294-295, 309, 312, 322, 337
Infections, *voir* Maladies infectieuses
Insuffisance cardiaque, 129, 172, 174, 176, 179, 266, 274, 315, 317, 319, 367, 369
Insuffisance circulatoire cérébrale, 185-186
Insuline, 35, 106-113, 116, 137, 210, 233, 285-287, 335-342, 364
   Voir aussi Chrome - Diabète
Interféron, 112, 334
Interleukine 2 (IL 2), 102, 331-332

Jus de fruit et de légume, 202, 207

Lait et produits laitiers, 227
   Voir aussi Soya
Légumes, 53-54, 61, 64, 68, 70, 76, 85, 133, 159, 162, 164-165, 201-208, 211, 213-214, 236, 240, 261, 268, 270, 291, 303, 308, 310, 312-313, 318, 346, 350-352, 357-358, 363, 366, 376
   ail, 31, 153, 184, 191-200, 209, 212, 268, 306, 308, 313, 347, 352, 363, 369
   asperge, 313
   avocat, 43, 164, 209, 259, 313, 339
   bette à carde, 86
   betterave, 86
   brocoli, 31, 76, 86, 114, 132, 159, 164-165, 202-204, 208, 210-211, 260, 313
   carotte, 53, 79, 82, 86, 164, 203-204, 208, 210-211, 268
   céleri, 352
   champignons, 114
   chicorée, 86
   chou, 86, 100, 132-133, 165, 203, 207, 211, 357
   chou-fleur, 164-165, 203, 208
   chou vert, 86
   chou frisé, 86, 132-133, 207, 357
   courge, 86, 145, 164
   courgette, 164
   épinards, 14, 82, 86, 100, 164-165, 203, 206-208, 211-212, 357-358
   laitue, 86, 208
   navet, 86
   oignon, 164, 192, 212, 239
   okra, 164
   patate douce, 86, 103, 203, 208
   piment, 76
   poivron, 86, 268
   pomme de terre, 164, 253
   soya, 64, 103, 145, 177, 225, 227-236, 251, 257, 259-260, 269, 347, 352, 363
   tomate, 76, 86, 164-165, 205, 213, 268, 308
Légumineuses, 144, 206, 270
   haricots secs, 100, 236, 296-297
Lésions, 13, 23, 28-29, 34, 41, 44, 58, 71, 74, 80, 139, 161, 191, 203, 222, 224, 233, 274, 286, 304, 345, 373
   cellulaires, 13, 25, 28-29, 44, 57, 139, 147, 149, 159, 161, 165, 170, 191, 218-219, 222, 224, 250, 252, 256, 293, 316, 319, 341, 345, 356, 361, 363, 373
   cérébrales, 34, 39, 183, 188, 266, 274, 304-305, 323, 363
   précancéreuses, 80, 97, 129, 289, 344
Leucémie, 228, 267

Leucocytes, 61, 73-74, 310
Levure de bière, 114
Lipides, 25, 27-28, 56, 61, 79, 217-218, 248-250, 254, 257-258, 281, 304-305, 308, 311, 341, 378
　Voir aussi Acides gras - Matières grasses
Lipoprotéines, *voir* Cholestérol
Lymphocytes, 14-15, 72, 83, 101-102, 112, 117-120, 122, 150, 161, 197, 285, 329, 331-333

Maladie d'Alzheimer, 15, 25, 63, 91, 175, 185, 187, 197, 305
Maladie de Lou Gehrig, *voir* Sclérose latérale amyotrophique
Maladie de Parkinson, 13, 306
Maladie de Raynaud, 185
Maladies cardiovasculaires, 13, 18, 42, 44, 46, 53, 55, 68, 81, 95, 99, 114, 140, 149, 171-172, 178, 199, 203, 221, 237, 240, 253, 256, 258, 263, 265, 280, 311, 336, 338, 365, 367
Maladies chroniques, 12-13, 35, 40, 44-46, 61, 76, 113, 128, 155, 160, 162, 174, 203, 215, 217, 228, 237, 287, 294, 349, 365, 374
Maladies dégénératives, 13, 25-26, 45, 119, 121, 170, 175, 308, 363-364
Maladies de l'appareil respiratoire, 70
Maladies de l'œil, 355, 357
Maladies infectieuses, 14, 49, 101, 210, 215, 284, 331-332, 366
Maladies oculaires, 75, 160, 206
Malformations congénitales, 73-74, 275, 375
Margarine, 31, 61, 249, 251, 253-254, 259, 312, 364
　Voir aussi Graisses
Matières grasses, 64-65, 68, 72, 86, 122, 130-131, 133, 143, 155, 160, 162-163, 209, 215, 218, 221, 230, 236, 247, 249-251, 253, 255-256, 260-261, 263, 266, 277, 280, 310, 313, 339, 354, 364
Maux de tête, 66, 190
Mémoire, 15, 34-35, 91, 98, 103, 113, 175, 182, 185-187, 189, 196, 274, 285, 303-304, 308, 323
Menstruations, 295, 297
Métastases, 222, 229, 232, 343, 346
　Voir aussi Cancer
Micro-ondes, 208, 264, 268, 270
Minéraux et oligoéléments, 7, 14-15, 39-40, 42, 46-51, 61, 67, 75, 93, 121, 124, 142, 153, 184, 232, 248, 296, 318, 330-331, 333, 345-347, 358, 365, 373-377
　　Calcium, 42, 125-135, 139, 141-143, 234, 316, 349, 351-353, 366, 375

Chrome, 42, 105-116, 210, 285, 340, 366
Fer, 33, 77-78, 184, 215, 248, 255, 267, 293-297, 304, 365
Magnésium, 33, 137-146, 318, 352, 367
Potassium, 209, 351-353
Sélénium, 33, 41, 50, 88, 121, 147-154, 157, 159, 165-166, 178, 184, 199, 219, 232, 268, 288, 318, 333, 347, 356-357, 366
Sodium, 128-129, 266-267, 349, 351-353
Zinc, 15, 33, 48, 117-124, 331, 333, 356-357, 367
Mitochondries, 25-26, 139, 170-171, 175, 266, 315-319
Myocardiopathie, 172

Nitrosamines, 198, 213, 239, 266-268, 270
Noix, *voir* Fruits

Obésité, 340
Œdème, 63, 182
Oncogènes, 345
　Voir aussi Cancer
Os, 125-127, 134, 142, 375
Ostéoporose, 142-143, 214, 375
Oxydants, *voir* Radicaux libres
Oxydation, 26, 28, 34, 39, 47, 51, 56-58, 61, 64-65, 75, 81, 84, 150-151, 175, 188, 193-194, 206, 209, 212, 227, 233, 235, 239-240, 248-249, 258, 276, 278, 294, 297, 304, 310-313, 321, 337, 341, 365
Oxygène, 26-28, 31, 57, 79, 163, 170, 182, 187-188, 248-250, 255, 286, 304, 316, 355, 357

Pain, 133
Peau, 42, 48, 87, 131, 148-149, 212, 228, 261, 270, 277, 279
　Voir aussi Cancer de la peau
Pesticides, 42
Pissenlit (feuilles de), 86
Plantes médicinales, 182, 376
　Voir aussi Ginkgo
Poissons, 218, 224, 259, 363
Polluants atmosphériques, 27, 42
Pontage (aorto) coronarien, 58
Prostaglandines, 217, 256
Protéines végétales texturées, 269
Prozac, 196
Psoriasis, 217, 219, 256
Psychiques (fonctions), 186, 308, 368
Pyridoxine, *voir* Vitamine B$_6$

Rachitisme, 44, 46
Radiations, 27-28, 42
Radicaux libres, 7-8, 23-34, 39, 42-44, 46, 50, 52-57, 61, 63, 69-70, 72-75, 79, 83, 121,

137-139, 147, 149, 155, 160-163, 167, 169-170, 175, 183, 187-188, 193, 201, 205-207, 211, 218, 222, 224, 227, 238-239, 245, 247-250, 252, 254-256, 258, 260-261, 265, 267, 273, 281, 286-287, 290, 293-296, 301, 304-306, 308, 310-312, 315-317, 343-345, 349, 354-355, 357, 361-365, 367-368
  Voir aussi Antioxydants
Rayons ultraviolets, 27, 355
Respiration, 27
Rétinol (vitamine A), 88, 375
Rhume, 67, 333-334

Saignements, 66, 74, 225
Sclérose latérale amyotrophique, 25, 175, 305
Sel, 128, 131, 313, 351, 353-354
Sélénium, *voir* Minéraux et oligoéléments
Sénilité, 13, 41, 89, 91, 303-304, 308, 368, 374
Sérotonine, 183, 196
Shortening, 249, 251
Sida, 147, 151, 161, 366
Sodium, *voir* Minéraux et oligoéléments
Soleil, 131, 135-136, 250
  Voir aussi Rayons ultraviolets
Soya, *voir* Légumes
Spermatozoïdes, 70, 73-74, 252
Spina-bifida, 375
Stress, 30, 158, 165, 196, 315, 319, 368
Sucre, 107-109, 163, 339, 364
  Voir aussi Glucose
Syndrome d'alcoolisme fœtal, 275
Système immunitaire, 13-14, 40-41, 49, 55-56, 61-62, 64, 72, 92, 110, 117, 120, 122, 124, 149-150, 160-161, 173, 196-197, 225, 287, 329-334, 365, 367, 374
Système nerveux, 13, 91, 104, 196, 307, 338

Tabagisme, 68, 274, 288
  Voir aussi Cancer du poumon - Maladies de l'appareil respiratoire
Tension artérielle, *voir* Hypertension
Thé, 31, 73, 166, 190, 198, 200, 209, 212, 237-242, 253, 258, 268, 278, 296-297, 313, 347, 353, 363
Thoraciques (douleurs), 138
Thymus, 14-15, 117-120, 122-123, 333
Tisanes, 237, 347
Tocophérol, *voir* Vitamine E
Tolérance au glucose, *voir* Glucose
Triglycérides, 107-109, 113, 115, 138, 219, 233, 336-338

Tumeurs, *voir* Cancer
Ubiquinone-10, *voir* Coenzyme Q10
Valium, 196
Végétariens, 213-215, 228, 350
Vertiges, 185
Viande, 28, 61, 93, 122-123, 130, 153, 177, 213-214, 222, 233, 236, 239, 250, 254-255, 261, 263-265, 267-270, 294, 296, 312, 319-320, 347, 350, 364
Vin, *voir* Alcool
Virus, 70, 97, 147, 150-151, 161, 191, 252, 278, 329, 332-333
Vitamines, 11-15, 17-18, 35, 39-42, 44-51, 53, 57, 61, 65, 67, 69, 79, 84, 87-89, 91, 93, 95, 97, 101, 103, 121, 141, 143, 169, 178, 205, 221, 223, 267-268, 301, 303, 307, 310, 318, 321, 324-327, 330-331, 345, 355-356, 365, 368, 373-378
  A, 48, 79, 86-88, 157, 178, 268, 331, 365-366, 375
  Acide folique, 14-15, 75, 89, 94-102, 178, 205-206, 212, 306-307, 324-326, 365, 368, 375
  B, 14-15, 41, 45, 57, 59, 63, 65, 69-71, 73, 77-78, 94-95, 127, 129, 131, 133, 135, 206, 224, 312, 326
  B_6, 14, 48, 89, 95-96, 101-103, 306-307, 324-326, 332, 368
  B_{12}, 15, 89-91, 93-96, 100, 306-307, 324, 326
  C, 18, 31, 33, 39, 41, 43-46, 48-49, 53, 55-56, 63, 67-79, 83-85, 121, 157-158, 165, 176, 183-184, 205-206, 208-210, 232, 268, 288, 305-306, 311-312, 318, 332-333, 346-347, 350, 353, 356-358, 365-366, 376
  D, 42-43, 62-63, 74, 90, 125-127, 129, 131, 133, 135-136, 142-143, 206, 268, 307, 331, 367
  E, 31, 33, 39, 41, 44, 46, 48-50, 55-66, 69, 72, 75, 79, 82-85, 88, 121, 139, 150-152, 170-171, 176, 178, 183-184, 205, 224-225, 232-233, 258, 268, 278-279, 288, 305-306, 308, 311-312, 318, 331-332, 340-341, 346-347, 356-358, 365, 369, 376
  Q, *voir* Coenzyme Q10
  Voir aussi Bêta-carotène (provitamine A)

Yogourt, 132-133, 261, 334

Table des matières

Avertissement	9
Introduction	11
PREMIÈRE PARTIE • **Et si l'on pouvait reculer l'horloge biologique…**	21
DEUXIÈME PARTIE • **Des élixirs de longue vie**	37
1. La vitamine E: un petit extincteur qui fait merveille!	55
2. La vitamine C: gage de longévité	67
3. Le bêta-carotène: gardien de la cellule	79
4. Les vitamines du groupe B: le parfait antidote à la «sénilité»	89
5. Le chrome: régulateur et fortifiant	105
6. Le zinc: élément clé de l'immunité	117
7. Le calcium et la vitamine D: une connexion vitale	125
8. Le magnésium: un solide rempart contre les radicaux libres	137
9. Le sélénium: actif sur tous les fronts	147
10. Le glutathion: l'as des antioxydants	155
11. La coenzyme Q10: pour la santé du cœur	169
12. L'extrait de ginkgo biloba: le «nouveau» produit vedette pour améliorer la circulation sanguine	181
13. L'ail: un vieux médicament à redécouvrir	191
14. Des végétaux qui valent leur pesant d'or	201
15. L'huile de poisson: potion magique?	217
16. Le soya: secret de la longévité des Asiatiques	227
17. Le thé: des vertus légendaires	237

TROISIÈME PARTIE • **Les fauteurs de trouble**   243

  18. Les effets pernicieux des graisses   247
  19. La question épineuse des viandes   263
  20. L'alcool: source de jouvence ou de dégénérescence?   271
  21. Calories, calories…   283
  22. Les suppléments de fer: attention, danger!   293

QUATRIÈME PARTIE • **Les maladies de la vieillesse: fruits de la négligence ou destin inexorable?**   299

  23. «Sénile»? Qu'est-ce à dire?…   303
  24. Des artères à l'épreuve du temps   309
  25. Jeune de cœur   315
  26. L'homocystéine: un poison pour les artères et le cerveau   321
  27. L'affaiblissement du système immunitaire est-il irréversible?   329
  28. L'excès d'insuline: une bombe à retardement   335
  29. Le cancer: maladie du vieillissement?   343
  30. L'hypertension. *Mythes et réalités*   349
  31. Un nouveau regard sur les maladies de l'œil   355

CINQUIÈME PARTIE • **Stratégie globale pour freiner le vieillissement (Synthèse)**   359

Conclusion   370
Appendice   371
Index   376

Imprimerie gagné ltée

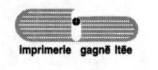

IMPRIMÉ AU CANADA